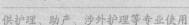

辽宁省"十四五"职业教育
全国高等卫生职业教育护理专业"十三

供护理、助产、涉外护理等专业使用

护理学导论

主　编　王星歌　龙亚香　刘玉华
副主编　曾　娟　段微秀　王　霞　魏　娜
编　者　（以姓氏笔画为序）
王　剑　锦州医科大学附属第一医院
王　霞　山西职工医学院
王星歌　辽宁医药职业学院
龙亚香　湖南环境生物职业技术学院
刘玉华　呼伦贝尔职业技术学院
李树青　湖南环境生物职业技术学院
张　鑫　盘锦辽油宝石花康复医院
段微秀　湖南环境生物职业技术学院
高林林　北京卫生职业学院
常丽霞　山西职工医学院
曾　娟　天门职业学院
魏　娜　大庆医学高等专科学校

华中科技大学出版社
http://press.hust.edu.cn
中国·武汉

内容简介

本书是全国高等卫生职业教育护理专业"十三五"规划教材。

本书共分为九章,内容包括:护理学基本概述、护士素质与行为规范、护士与患者、健康与疾病、护理相关理论及模式、护理程序、护理与法律、评判性思维和护理决策、医疗卫生服务体系。在内容的选择和篇幅的安排上始终贯彻"必需、够用、实用"原则。

本书供护理、助产、涉外护理等专业使用。

图书在版编目(CIP)数据

护理学导论/王星歌,龙亚香,刘玉华主编. —武汉:华中科技大学出版社,2017.8(2024.8重印)
全国高等卫生职业教育护理专业"十三五"规划教材
ISBN 978-7-5680-2968-1

Ⅰ.①护… Ⅱ.①王… ②龙… ③刘… Ⅲ.①护理学-高等职业教育-教材 Ⅳ.①R47

中国版本图书馆 CIP 数据核字(2017)第 127292 号

护理学导论　　　　　　　　　　　　　　　王星歌　龙亚香　刘玉华　主编
Hulixue Daolun

策划编辑:罗　伟
责任编辑:余　琼
封面设计:原色设计
责任校对:何　欢
责任监印:周治超

出版发行:华中科技大学出版社(中国·武汉)　　电话:(027)81321913
　　　　　武汉市东湖新技术开发区华工科技园　　邮编:430223
录　　排:华中科技大学惠友文印中心
印　　刷:武汉市籍缘印刷厂
开　　本:787mm×1092mm　1/16
印　　张:14.75
字　　数:382千字
版　　次:2024年8月第1版第4次印刷
定　　价:42.00元

本书若有印装质量问题,请向出版社营销中心调换
全国免费服务热线:400-6679-118　　竭诚为您服务
版权所有　侵权必究

全国高等卫生职业教育护理专业"十三五"规划教材编委会

委 员（按姓氏笔画排序）

于爱霞	周口职业技术学院	张　廷	呼伦贝尔职业技术学院
叶建中	荆楚理工学院	张红菱	武汉轻工大学
付晓东	周口职业技术学院	张国栋	湖北理工学院
冯　旗	天门职业学院	陈成林	呼伦贝尔职业技术学院
吕月桂	周口职业技术学院	武新雅	周口职业技术学院
闫天杰	周口市卫生和计划生育委员会	林建荣	湖北理工学院
刘　娟	宁夏医科大学	金庆跃	上海济光职业技术学院
刘　静	武汉民政职业学院	周一峰	上海济光职业技术学院
刘玉华	呼伦贝尔职业技术学院	周晓洁	新疆医科大学护理学院
孙治安	安阳职业技术学院	赵丽丽	北京城市学院
孙桂荣	北京卫生职业学院	赵其辉	湖南环境生物职业技术学院
阳　军	天门职业学院	姚水洪	衢州职业技术学院
李相中	安阳职业技术学院	桑末心	上海东海职业技术学院
肖少华	仙桃职业学院	喻格书	湖北理工学院
但　琼	武汉铁路职业技术学院	熊安锋	天门职业学院

总 序

随着我国经济的持续发展和教育体系、结构的重大调整,职业教育办学思想、培养目标随之发生了重大变化,人们对职业教育的认识也发生了本质性的转变。我国已将发展职业教育作为重要的国家战略之一,作为高等职业教育重要组成部分的高等卫生职业教育也取得了长足的发展,为国家输送了大批高素质技能型、应用型医疗卫生人才。

为了更好地顺应我国高等卫生职业教育教学与医疗卫生事业的新形势,贯彻落实《国家中长期教育改革和发展规划纲要(2010—2020年)》中"以服务为宗旨,以就业为导向"的思想精神,以及国家《职业教育与继续教育2017年工作要点》的要求,充分发挥教材建设在提高人才培养质量中的基础性作用,同时,也为了配合教育部"十三五"规划教材建设,进一步提高教材质量,在认真、细致调研的基础上,在教育部高职高专医学类及相关医学类专业教学指导委员会专家和部分高职高专示范院校领导的指导下,我们组织了全国近40所高职高专医药院校的近300位老师编写了这套以工作过程为导向的全国高等卫生职业教育护理专业"十三五"规划教材,并得到了参编院校的大力支持。

本套教材充分体现新一轮教学计划的特色,强调以就业为导向、以能力为本位、以岗位需求为标准的原则,按照技能型、服务型高素质劳动者的培养目标,坚持"五性"(思想性、科学性、先进性、启发性、适用性)和"三基"(基本理论、基本知识、基本技能)要求,着重突出以下编写特点:

(1)紧扣新专业目录、新教学计划和新教学大纲,科学、规范,具有鲜明的高等卫生职业教育特色。

(2)密切结合最新高等职业教育护理专业课程标准,紧密围绕执业资格标准和工作岗位需要,与护士执业资格考试相衔接。

(3)突出体现"工学结合"的人才培养模式,以及课程建设与教学改革的最新成果。

(4)基础课教材以"必需、够用"为原则,专业课程重点强调"针对性"和"适用性"。

(5)内容体系整体优化,注重相关教材内容的联系和衔接,避免遗漏和不必要的重复。

(6)探索案例式教学方法,倡导主动学习。

这套新一轮规划教材得到了各院校的大力支持和高度关注,它将为新时期高等卫生职业教育的发展作出贡献。我们衷心希望这套教材能在相关课程的教学中发挥积极作用,并得到读者的青睐。我们也相信这套教材在使用过程中,通过教学实践的检验和实际问题的解决,能不断得到改进、完善和提高。

全国高等卫生职业教育护理专业"十三五"规划教材编写委员会

Preface 前　言

"护理学导论"是护理专业的入门课程，引导学生明确护理学的基础理论及学科框架。通过学习这门课，学生可进一步认识护理学，了解护理专业，为提高学生的专业素质，培养学生独立思考、独立解决专业问题及创造性思维能力奠定良好的理论基础。

按照"全国高等卫生职业教育护理专业'十三五'规划教材"的编写思想和要求，本次教材编写力求反映高职高专护理教育的特点，与护理人才培养目标密切结合，充分考虑了国内外公众对护理人员的需求以及多数院校护理学导论课时相对较少等实际问题，在内容的选择和篇幅的安排上始终贯彻"必需、够用、实用"原则，文字简明易懂、详略得当，逻辑紧密、重点突出。

本书的特点：以案例为引导，启发学生独立思考，按照学习目标，主动收集资料，通过知识链接扩大学生视野，结合直通护考掌握护士执业资格考试的出题命脉。设立以上模块旨在培养学生主动思考、探究和思辨习惯，提高分析和解决问题的能力，为可持续教育和终身学习打下坚实基础。

全书共分为九章，内容包括：护理学基本概述、护士素质与行为规范、护士与患者、健康与疾病、护理相关理论及模式、护理程序、护理与法律、评判性思维和护理决策、医疗卫生服务体系。

在本书编写的过程中，得到了各位编者的鼎力相助，真诚合作，在此表示衷心的感谢！

由于编者的水平和能力有限，书中难免会有错误和疏漏之处，敬请使用本书的老师、同学、护理界同仁指正，以使本书日臻完善。

王星歌

目 录

第一章 护理学基本概述

第一节 护理学的发展史 /1
第二节 护理学的基本概念 /11
第三节 护理学的性质、范畴和工作方式 /19

第二章 护士素质与行为规范

第一节 护士素质 /25
第二节 护士的行为规范 /28

第三章 护士与患者

第一节 角色概述 /41
第二节 护士角色 /43
第三节 患者角色 /48
第四节 护患关系 /50

第四章 健康与疾病

第一节 健康 /57
第二节 疾病 /60
第三节 健康促进与疾病预防 /63
第四节 健康教育 /67

第五章 护理相关理论及模式

第一节 护理相关理论 /78
第二节 护理模式 /99

第六章　护理程序

第一节　概述　/112
第二节　护理评估　/115
第三节　护理诊断　/119
第四节　护理计划　/123
第五节　护理实施　/126
第六节　护理评价　/128
第七节　护理病历　/129

第七章　护理与法律

第一节　概述　/139
第二节　护理立法　/143
第三节　护理实践中的法律问题　/156

第八章　评判性思维和护理决策

第一节　评判性思维　/166
第二节　临床护理决策　/174
第三节　循证护理　/180

第九章　医疗卫生服务体系

第一节　我国医疗卫生服务体系　/187
第二节　医院与社区　/193

附录 A　/207
附录 B　/219
参考文献　/224

第一章　护理学基本概述

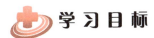

掌握：护理学的四个基本概念；现代护理学发展的三个阶段及每一阶段的特点。
熟悉：南丁格尔对护理的贡献；护理学的范畴和工作方式。
了解：护理学的发展史；护理学的发展趋势。

【案例引导】

案例：小张同学高考后接到了某医学院校护理专业的录取通知书兴奋不已，同学们在祝贺的同时，又提出了一些疑问，比如：护理专业都学什么呢？护理专业以后是不是只能在医院里打针发药呢？护理是不是从属于医疗呢？面对这些问题小张也有些茫然了⋯⋯

问题：1. 什么是护理？
　　　 2. 护理学的性质是什么？
　　　 3. 护理学的范畴有哪些？

护理学(nursing)是一门以多学科理论为基础，研究维护、促进、恢复人类身心健康的护理理论、知识、技术及其发展规律的综合性应用科学。护理学是在人类祖先的自我防护本能的基础上，通过长期的抗病害斗争和劳动实践而逐渐发展起来的，其中，现代护理的鼻祖及现代护理专业的创始人南丁格尔立下不朽功勋。本章将对护理学的发展史，护理学的基本概念，护理学的性质、范畴和工作方式进行阐述。

第一节　护理学的发展史

一、护理学的形成与发展

(一) 人类早期护理

1. 自我护理　生、老、病、死伴随着人类的生存与发展，原始的医疗和护理也应运而生，其照顾方式随着当时人们对形成疾病和伤害的原因以及他们对生命的看法不同而不同。在原始社会中,人类居住在山林和洞穴中,靠采集和渔猎为生。在恶劣的生存环境下,受伤或患病后,因不会救治,只能顺其自然,因而常受到死亡的威胁。人类为了谋求生存,在狩猎、械斗,与自然灾害做斗争的过程中,积累了丰富的生活和生产经验,如人们观察到动物疗伤的方法而加以效仿,用舌头舔伤口或用溪水冲掉血污,防止伤口恶化;人们发现吃了某些东西而致消化不良、腹部不适时,用手抚摸可减轻疼痛,便形成了原始的按摩疗法;他们还逐渐学会了用树枝或石块作为工具来获取食物。火的使用使人类结束了"茹毛饮血"的生活,缩短了消化过程,减少了胃肠道疾病,使人们开始认识到饮食与胃肠道疾病的关系;并发现将烧热的石块置于患处可减轻疼痛,即最原始而简单的热疗,逐渐形成了"自我保护式"的医疗照顾。

2. 家庭护理 为了在恶劣的环境中求生存,人类逐渐群居,并按血缘关系组成以家族为中心的部落。进入氏族社会后,在母系氏族社会的背景下,作为母亲所具有的慈爱本性和保护家人的责任,必然会去照顾家中老、幼、伤、病、残者,她们凭天赋之本能,借代代相传的经验,如同料理其他家务一样,形成了原始社会"家庭式"医疗照顾。当时,为了减轻伤病者的痛苦,促进康复,常用一些原始的治疗护理方法如伤口包扎、止血、热敷、按摩以及饮食调理等。这一时期的医疗和护理不分,并由自我护理进入家庭护理阶段。

3. 宗教护理 在原始社会中,医护照顾长期与宗教迷信联系在一起。由于当时人类对疾病还不能正确的认识,把天灾、人祸、疾病看作是灾难,是一种由神鬼所致的超自然的力量。因此,一些巫师出现,他们采用念咒、画符、祷告、捶打等方法去取悦或驱除鬼怪以减轻痛苦,治疗疾病。与此同时,也有人应用草药或一些治疗手段来治疗疾病。此时,迷信、宗教与医药混合在一起,医巫不分。

公元初年,基督教兴起后,开始了教会对医护一千多年的影响。教徒们宣扬"博爱""牺牲"等思想,神职人员在传播宗教信仰、广建修道院的同时,在基督教会的赞助下,建立了许多医院、救济院、孤儿院、老人院等慈善机构,开展了医病、济贫等慈善事业。最初是作为收容徒步朝圣者的休息站,后发展成为治疗精神病、麻风等疾病的医院及养老院。一些献身于宗教事业的妇女,在从事教会工作的同时,还参与对老、弱、病、残的护理,并使护理工作开始从家庭走向社会,她们去访视患者就像今天的家庭访视护士一样。护理工作带有很强的宗教色彩,主要是以基督教会的宗教意识来安排和组织护理活动。当时从事护理工作的主要是修女,她们虽未受过专门训练,但工作认真、服务热诚,有献身精神,受到社会的赞誉和欢迎,是早期护理工作的雏形,对以后护理事业的发展有着良好的影响。

(二)中世纪的护理

中世纪的护理主要以宗教和战争为主题。13世纪到14世纪罗马天主教皇掌握了欧洲许多国家的宗教大权,在各地修建教堂和修道院,并在修道院内修建医院收治患者。但大多数医院条件很差,管理混乱,患者和医务人员的交叉感染率和死亡率很高。受宗教思想的影响,担任护理工作的主要是修女,她们以良好的道德品质为患者提供一些生活照顾和精神安慰。但由于没有受过正规的专业训练和教育,又没有足够的护理设备,护理工作仅限于简单的生活照顾。教会式的医疗机构都遵循一定的护理原则,按照患者的病情轻重,将患者安排在不同的病房。当时的护理重点是改变医疗环境,包括改变采光、通风及空间的大小等。

中世纪由于罗马帝国的分裂,欧罗巴帝国处于群雄割据的混乱状态。人们被疾病、战争和天灾所困扰,开始了民族大迁徙。医学和护理学的发展极为落后。

中世纪后期,西欧基督教和穆斯林教为了争夺耶路撒冷发动了十字军东征,战争长达200

年之久。由于连年战争,伤病员大量增加,一些信徒组成救护团,男团员负责运送伤员、患者和难民,女团员负责护理,开始有男性从事护理工作。除了护理伤兵,平时还对居民进行家庭护理及救护工作的宣传,被视为军队护理之始。

(三) 文艺复兴时期的护理

文艺复兴时期,西方国家称之为科学新发现时代。由于欧洲新兴资产阶级对新旧文化知识的研究产生了兴趣,促进了文学、艺术、科学包括医学等领域的发展。在此期间,人们破除了对疾病的神话和迷信,对疾病治疗有了新的依据,出现了一批医学科学家。1493—1541 年的瑞士医生帕拉塞尔苏斯(Paracelsus)首次把医学和化学结合起来,主张寻找各种疾病的有针对性的药物,反对滥用复方,主张医生"必须有丰富的经验";1515—1564 年的比利时医生安德烈·维萨里(Andreas Vesaliua)完成了按骨骼、肌腱、神经等几大系统描述的巨著《人体机构》,从而使解剖学步入了正轨;1578—1657 年的英国医生威廉·哈维发现了血液循环的规律,奠定了近代生理科学发展的基础。从此,近代医学开始朝着科学的方向发展,并逐渐演变成一门独立的专业。为了适应医疗的需要,在法国、英国、美国等国家出现了一些护士组织,为贫困患者服务。但 1517 年发生的宗教改革使社会结构和妇女地位发生了变化,由于重男轻女使妇女不能得到良好的教育,医院中的修女也不能留在医院或其他医疗场所继续照顾患者,护理工作由新招聘的贫困人家的出来谋生的妇女担任。同时,工业革命虽促进了经济的繁荣,但增强了人们的拜金意识,削弱了其爱心、奉献及自我牺牲精神。护理人员既无经验又没接受过护理训练,缺乏工作热情,爱慕钱财,服务态度恶劣,护理质量大大下降。

直到 1576 年,法国的天主教神父圣·文森保罗(St. Vincent De Paul)在巴黎成立慈善姊妹会,成员不一定是教会的神职人员,她们经过一定时间的培训后,深入群众,为病弱者提供护理服务,深受人们的欢迎,也使护理逐渐摆脱教会的束缚,而成为一种独立的职业。

(四) 现代护理与南丁格尔

19 世纪,随着社会、科学和医学的发展与进步,社会对护理的需求日益增加,护理工作的地位有所提高。1836 年,德国牧师西奥多·弗里德尔(Theodor Fliedner)在凯撒斯威斯城建立医院和女执事训练所,招收年满 18 岁、身体健康、品德优良的妇女给予护理训练,这是国际上最早的具系统化、较为正规的护理训练班。弗洛伦斯·南丁格尔(Florence Nightingale,1820—1910 年,图 1-1)曾在此接受护理训练。

南丁格尔是历史上最负盛名的护士,她对护理的贡献非常深远,被尊为现代护理的创始人,19 世纪中叶,她首创了科学的护理事业,护理学理论才逐渐形成和发展。国际上称这个时期为"南丁格尔时代",这是护理工作的转折点,也是护理专业化的开始。

1. 南丁格尔的生平 弗洛伦斯·南丁格尔,1820 年 5 月 12 日出生于父母的旅行地——意大利的佛罗伦萨城,她的家庭是英国一个名门富有的贵族之家,家境优裕。南丁格尔自幼受到良好教育,谙熟数学、统计,精通英、法、德、意四门语言,除古典文学外,还精于自然科学、历史和哲学,擅长音乐与绘画。她从小就有爱心,乐于助人。年轻时代的南丁格尔由于常协助父亲的老友(一位医生)精心护

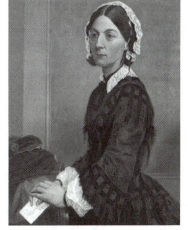

图 1-1 弗洛伦斯·南丁格尔

理患者,逐渐对护理工作发生了兴趣。她不顾家人的反对,去帮助周围的穷人。她不怕肮脏和吃苦,把越来越多的时间用在患者的茅屋中。在当时英国人的观念中,与各式各样的患者打交道,是非常肮脏而危险的。人们对于"医院""护理"这样的字眼一向避而不谈,因为都认为是一些很可怕、很丢脸的事情。由于医疗水平落后,加上国力衰微,战争频繁,在1844年以后的英国,医院几乎就是不幸、堕落、混乱的代名词。由于缺少必要的管理,它有时简直就像疯人院。在弗洛伦斯·南丁格尔看来,最让人难以接受的事,还不是上述可怕的医疗条件,而是医院中"护士"的不佳的名声和她们那低下的素质。她自学有关护理知识,积极参加讨论医学社团关于社会福利、儿童教育和医院设施的改善等问题,坚定立志于从事护理事业的决心。1850年,她力排众议,说服父母,毅然前往德国的凯撒斯威斯城接受了为期4个月的护理训练。还曾到德国、法国、希腊等地考察这些国家的医院和慈善机构,充实阅历。1853年,她又去法国学习护理组织工作。回国后,在慈善委员会的帮助下,她在英国伦敦成立了看护所。从此,开始了她的护理生涯。

1854年3月,英、法等国与俄国进行了克里米亚战争。英军的医疗设备及条件非常落后,战地医院只有一些毫无医疗护理知识的老兵护理伤病员,使当时在战场上浴血奋战的士兵受伤后得不到合理的救护而大批地死亡,伤病员的死亡率高达42%。这种状况被新闻媒体披露后,引起了极大的震动和舆论的哗然。南丁格尔得知后,立即致函当时的英国陆军大臣,要求自愿率领护士奔赴前线救护伤员。1854年10月,南丁格尔被任命为"驻土耳其英国总医院妇女护士团团长",她率领38名护士克服重重困难,抵达战地医院。她顶着医院工作人员的抵制,投入忙碌的抢救工作。她率领护士改善医院环境,为患者清洗伤口、消毒物品、消除虫害;改善伤员膳食,增加营养;建立阅览室和游艺室,调节伤员情绪;重整军中邮务,使士兵与家人保持联系,满足伤员身心两方面的要求。每个夜晚,她都手执风灯巡视病房,伤病员们亲切地称她为"提灯女神""克里米亚天使"。有伤病员写道:"灯光摇曳着飘过来了,寒夜似乎也充满了温暖……我们几百个伤员躺在那,当她来临时,我们挣扎着亲吻她那浮动在墙壁上的修长身影,然后再满足地躺回枕头上。"这就是所谓的"壁影之吻"。由于她的科学管理和精心护理,仅仅半年左右的时间伤病员的死亡率就由42%下降到2.2%。南丁格尔的护理成效受到广泛重视,改变了英国朝野对护士的看法。战争结束后,南丁格尔回到英国,被人们推崇为民族英雄。

克里米亚战场的护理实践,使南丁格尔更加坚信护理是科学的事业,护士必须接受严格的护理训练。1860年,南丁格尔用政府奖励的4400英镑在英国的圣托马斯医院内创建了世界上第一所正规的护士学校——南丁格尔护士训练学校,使护理由学徒式的教导成为一种正规的学校教育,为护理教育奠定了基础。随后,她又创办了助产士及经济贫困的医院护士培训班,被人们誉为现代护理教育的奠基人。1907年,南丁格尔获得英国伊丽莎白女王授予的最高国民荣誉勋章,成为英国历史上第一个接受这一最高荣誉的妇女,其后还发起、组织了国际红十字会。1908年,南丁格尔被授予伦敦城自由奖。南丁格尔终身未婚,将自己的一生都奉献给了护理事业。

2. 南丁格尔对护理的贡献

(1)为护理向职业化方向发展奠定了基础:南丁格尔在克里米亚战争中的护理成效,彻底改变了人们对护理的看法,使人们充分认识到了护理的重要性。为了减轻人们的痛苦,提高人们的生存质量,护理工作必须由具有专业知识和专业技能,并且富有爱心、同情心、细心、责任心的人员来担当。与此同时也提高了妇女的地位,为妇女开辟和创建了一个崭新的、崇高的职业。

(2)为护理教育走向正规化奠定了基础:南丁格尔创办了世界上第一所护士学校,采用了新的教育体制和方法来培养护士,为正规的护理教育奠定了基础。其办学模式、课程设置及组织管理模式为欧亚大陆的许多护士学校的建立奠定了基础,促进了护理教育的迅速发展。从1860年到1890年,南丁格尔护士训练学校共培养学生1005名,她们在各地创建护士学校,弘扬南丁格尔精神,使护理教育逐步走向正规,有了崭新的面貌。

(3)创建了一整套医疗护理管理制度:南丁格尔一生写了大量的笔记、书信、报告和论著,对当时甚至现在的医院和护理管理都有非常重要的指导意义。其中撰写的《医院札记》和《护理札记》两本书被认为是护理教育和医院管理的重要文献,在《医院札记》中,她阐述了自己对改革医院管理和建筑方面的构思、意见和建议。在《护理札记》中,她阐述了环境、个人卫生、饮食等对患者的影响。她首先提出护理要采用系统化的管理方式,强调在设立医院时必须先确定相应的政策,使护理人员担负起护理患者的责任,并要适当授权,以充分发挥每位护理人员的潜能。要求护理人员必须受过专门的训练,每个医院必须设立护理部,并由护理部主任来管理护理工作,使护理管理体制逐步完善。

(4)其他方面:南丁格尔还支持地区家庭护理工作,首创了近代公共卫生和地区家庭护理,在她的影响下,瑞士银行家邓楠于1864年在日内瓦成立了国际红十字会,以救治当时欧洲战场上的伤病员。1863年时,英国的疾病命名与分类混淆不清,各地医院各自为政。南丁格尔制定了医疗统计标准模式,被英国各医院相继采用,被公认为是一项非常了不起的贡献。

3. 南丁格尔的社会效应

(1)她的理念:"担负保护人们健康的职责以及护理患者使其处于最佳状态"的护理理念传遍世界,每所护士学校会以她的事迹为授课内容。

(2)她的生日:国际护士会将南丁格尔的生日——5月12日,确立为国际护士节。

(3)她的名字:1907年,国际红十字会决定设立"南丁格尔奖章",作为各国优秀护士的最高荣誉奖,每两年颁发一次。1912年,国际护士节会建立了"南丁格尔国际基金",向各国优秀护士颁发奖学金供进修学习之用。

(4)她的形象:爱和美的化身,在伦敦、圣托马斯医院、印度、佛罗伦萨等地都有她的塑像。在10英镑纸币的背面印有她的半身像。

最大效应是越来越多的护士会以南丁格尔为榜样,以"爱心、耐心、细心、责任心"对待每一位患者,搞好治病救人工作。

(五)现代护理学的发展

自南丁格尔首创科学的护理专业以来,护理学科发生了巨大的变化,逐渐形成了自己的理论和实践体系,发展成为医学科学领域中一门独立的学科。从护理实践和理论研究来看,现代护理学的发展概括性地分为以下三个阶段。

1. 以疾病为中心的阶段 这一阶段出现在现代护理学发展的早期(从19世纪60年代到20世纪40年代),持续时间最长。当时医学科学的发展逐渐摆脱了宗教和神学的影响,各种科学学说纷纷建立,生物医学模式形成。在解释科学与疾病的关系上,人们认为,疾病是由于细菌感染或外伤引起的机体损伤和功能异常,"健康就是没有疾病,有病就是不健康"。一切医疗行为都围绕着疾病进行,以消除病灶为最终目标,从而形成了"以疾病为中心"的医学指导思想。

在这种指导思想的影响下,此期的护理特点如下。

(1)护理已成为一种专门的职业,护士从业前必须经过专业的培训。

(2) 护理从属于医疗，护士是医生的助手，以消除疾病为目的。

(3) 护理的工作内容是执行医嘱和各项护理技术操作。

(4) 护理教育类同于医学教育，未突出护理内容。

"以疾病为中心"的护理是现代护理学发展初期的必然产物，为护理学的进一步发展奠定了基础。但此期的护理只注重局部病灶，不关注人的身心需求，忽视了人的整体性，可谓"只顾病，不顾人"。因此，护理没有自己的理论体系，工作缺乏独立性，护理教育的课程设置没有护理特色，护理研究领域非常局限，束缚了护理专业的发展。

2. 以患者为中心的阶段 随着人类社会的进步和发展，20世纪40年代，许多有影响的理论和学说相继被提出，如系统论、需要理论、人和环境的相互关系学说等，为护理学的进一步发展奠定了理论基础。世界卫生组织（World Health Organization，WHO）在1948年提出了新的健康观，"健康，不仅仅是没有躯体疾病，还要有完整的生理、心理状态和良好的社会适应能力"。1955年，美国护理学者莉迪亚·海尔（Lydia Hall）首次提出"护理程序"，使护理有了科学的工作方法。1977年，美国医学家恩格尔（Engel）提出了"生物-心理-社会"这一新的医学模式。在这些理论的指导下，护理的指导思想发生了根本的变化，从"以疾病为中心"转向了"以患者为中心"的阶段。

此期的护理特点如下。

(1) 强调护理是一个专业，逐步建立了护理专业理论基础。

(2) 护士和医生是合作伙伴关系，共同为患者的健康服务。

(3) 护士不再机械地、被动地执行医嘱，而是主动地、全面地、系统地解决患者的健康问题，满足患者的身心需要。

(4) 护理教育突出护理特色：护理教育已经开始摆脱高等医学教育的课程设置模式，构建了以患者为中心的护理教育框架。

"以患者为中心"的护理虽然改变了护理工作的内容和方法，但护理的研究内容仍局限于患者的治疗和康复，护理的工作场所仅限于医院，服务对象还是局限于患者，未涉及全民健康服务。

3. 以人的健康为中心的阶段 20世纪70年代，随着科学技术的飞速发展，环境污染加剧，人类疾病谱发生了很大的变化。过去危害人类的感染性疾病得到了控制，而受环境的影响及与人的行为和生活方式相关的疾病，如心脑血管疾病、恶性肿瘤、意外伤害、性病和精神心理疾病则成为危害人类健康的主要问题。同时，随着社会经济的发展，人们的健康需求也发生了巨大的变化，局限于医院患者的医疗护理服务已很难满足广大人民群众对卫生保健的需求，加之1977年世界卫生组织（WHO）提出"2000年人人享有卫生保健"的战略目标，成为各国卫生保健人员工作的中心和努力的方向，护理也进入了"以人的健康为中心"的阶段。

此期护理的特点如下。

(1) 护理学已成为现代科学体系中一门综合了自然科学和人文社会科学知识的、独立的、为人类健康服务的应用科学。

(2) 护理工作范畴从对患者的护理扩展到对人的生命全过程的护理，护理对象由个体扩展到群体。

(3) 护理的工作场所从医院扩展到家庭、社区。

(4) 护士角色多元化，使护士不仅是医生的合作伙伴，还是护理计划制订者、照顾者、教育者等。

(5)护理教育有完善的体制,开始重视继续教育和高等护理教育。

二、我国护理学的发展概况

(一)中国古代医学与护理的关系

祖国医学历史悠久,医、药、护一体,十分重视调养,其所强调的"三分治七分养"的"养"就包括了护理思想。如在我国最早的一部医学经典著作《黄帝内经》中,阐述了许多生理、病理现象,治疗和护理的原则,强调了疾病与饮食调节、心理因素、环境和气候改变的关系,如"肾病勿食盐";"病热少愈,食肉则复,多食则遗,此其禁也";"怒伤肝、喜伤心、思伤脾、悲伤肺、恐伤肾";并提出要"扶正祛邪",即要加强自身防御和"圣人不治已病治未病"的预防观点。春秋时代的名医扁鹊提出"切脉、望色、听声、写形,言病之所在",这不仅为创立脉学做出了重大贡献,而且说明了病情观察的方法和意义。东汉末年名医张仲景总结自己和前人的经验,著有《伤寒杂病论》,发明了猪胆汁灌肠术、人工呼吸和舌下给药法。三国时期的外科鼻祖华佗在医治疾病的同时,竭力宣传体育锻炼,他模仿虎、鹿、熊、猿、鸟五种动物的动作姿态,创造出一套"五禽戏",以活动头、腰、四肢和各关节,增强体质,抵御疾病。晋朝葛洪的《肘后方》中有筒吹导尿术的记载,"小便不通,土瓜捣汁,人少水解之,筒吹人下部"。其中,筒是导尿工具。唐代杰出医药家孙思邈所著的《备急千金要方》中宣传了隔离知识,"凡衣服、巾、栉、枕、镜不宜与人同之"。他还改进了前人的筒吹导尿术,采用细葱管进行导尿。宋朝名医陈自明的《妇女大全良方》中对妇女产前、产后护理提供了很多资料。明、清时期,瘟疫流行,先后出现了不少研究传染病防治的医学家,他们在治病用药的同时,十分重视护理,如胡正心提出用蒸汽消毒法处理传染病患者的衣物,当时还流行用燃烧艾叶、喷洒雄黄酒消毒空气和环境。

祖国医学是中国几千年历史文化的灿烂瑰宝,孕育其中的中医护理虽然没有形成独立的学科,但却为我国护理学的产生与发展奠定了丰富的理论与技术基础。

(二)我国近代护理学的发展

中国近代护理学的形成和发展,在很大程度上受西方护理的影响。随着西方医学的传入,中国近代的护理专业开始萌芽,出现了许多著名的护理专家、学者,为新中国成立后的护理事业的发展奠定了基础。但由于受西方影响较大,当时医院的环境、护士的服装、护理操作规程、教科书和护理的思想宗旨都带有浓厚的西方文化色彩,教育中强调牺牲、恩赐的观点,早期护理的领导人也多由外国人担任。

近代护理的历史是同国家命运相联系的。鸦片战争前后,由于清政府与西方国家签订了许多不平等条约,外国人可自由出入中国。我国近代护理工作就是随着各国的军队、宗教和医学进入中国而开始的。那时,各国的传教士到中国开设教堂宣传宗教,开设西医院和学校,逐步建立了护理教育和护理工作体系。

1835年,英国传教士巴克尔(P. Parker)在广东开设了第一所西医院,两年后以短训班的形式开始培养护士。

1887年,第一位来华的美国教会的护士麦克奇尼(Mckechnie)在上海妇孺医院推行了"南丁格尔护理制度"。

1888年,美国的约翰逊女士(Jshnson)在福州医院创办了我国第一所护士学校。

1900年以后,中国各大城市建立了许多教会医院,并先后在这些医院里开设护士学校,逐渐形成了我国的护理专业队伍。

1909年,中国护理界的群众性学术团体——中华护士会(1936年改名为中华护士学会,1964年改名为中华护理学会)在江西牯岭成立。

1912年,中华护士会成立护士教育委员会,并对全国护校进行注册。

1920年,由中华护士会主办的中国第一本综合性的护理刊物《护士季报》创刊。

1921年,北京协和医学院开办高等护理教育,学制4~5年,五年制的学生毕业后被授予护理学士学位。

1922年,我国加入国际护士会,成为国际护士会第11个会员国。

1934年,教育部成立护理教育专门委员会,将护理教育改为高等护士执业教育,招收高中毕业生,护理教育被纳入国家正式教育系统。

1941年,在延安成立了"中华护士学会延安分会",毛泽东同志曾两次亲笔题词"护士工作有很大的政治重要性""尊重护士,爱护护士"。

(三)我国现代护理学的发展

新中国成立后,随着卫生事业的发展,我国的护理工作进入了一个崭新的时期,特别是党的十一届三中全会以来,改革开放政策进一步推动了护理事业的迅速发展。

1. 护理教育体制逐步完善

(1)学历教育:1950年8月,在北京召开了全国第一届卫生工作会议,对护理专业的发展进行了统一规划,将护理专业教育定为中等专业教育之一,并规定了护士学校的招生条件,成立了教材编写委员会,统一编写护理教材。

1961年,北京第二医学院再次开办高等护理教育。

1979年,卫生部(现更名为国家卫生和计划生育委员会,简称为国家卫计委)先后发出《关于加强护理工作的意见》和《关于加强护理教育工作的意见》的通知,大力扶持护理工作和护理教育事业。首先恢复了中专护理教育,接着恢复和发展了高等护理教育。

1980年,南京医学院率先开办了高级护理专修班,学制3年,获大专学历。

1983年,天津医学院率先在国内开设了5年制本科护理专业,学生毕业后获学士学位。

1984年,卫生部和教育部召开了全国高等护理专业教育座谈会,明确要建立多层次、多规格的护理教育体系。

1992年,北京医科大学开始招收护理硕士研究生,并逐渐在全国建立了数个硕士学位授权点。

2003年,第二军医大学护理系被批准为护理学博士学位授权点,次年招收护理博士研究生2名。

现在的护理教育,已经形成了中专、大专、本科、研究生的多层次、多渠道的护理学历教育体系。

(2)岗位教育和继续教育:自1979年以来,各医疗单位陆续对护士进行了岗位教育,教育手段主要采用邀请国内外护理专家讲课、选派护理骨干到国内外先进的医院进修学习及组织编写有关材料供广大护理人员学习。

自1987年以来,国家教育委员会、国家科学技术委员会、国家经济委员会、劳动人事部、财政部及中国科学技术协会联合发布了《关于开展大学后继续教育的暂行规定》,此后人事部又颁发了相应的文件,规定了继续教育的要求。

1996年,卫生部继续医学教育委员会正式成立。

1997年,卫生部继续教育委员会护理学组成立,标志着我国护理学继续教育正式纳入国家规范化的管理。同年,中华护理学会在无锡召开了继续教育座谈会,规定了护理继续教育的规章制度和学分授予办法,使护理继续教育更加规范化、制度化和标准化。

护理继续教育形式有函大、夜大、电大和自学考试等。

2. 护理管理体制逐步健全

(1)建立健全护理指挥系统:为了加强对护理工作的管理,1982年卫生部正式成立了护理处,负责统筹全国护理工作,制定有关的政策、法规。各省、市、自治区、直辖市卫生厅(局)在医政处下设有专职护理管理干部,负责管理、协调各辖区内的护理工作。1986年,卫生部召开了全国首届护理工作会议,对各级医院护理部的设置做了明确而具体的规定,同时规定了护理部的职权范围。300张床位以上的医院设立护理部,实行"护理部主任—科护士长—病区护士长"三级管理;300张床位以下的医院由总护士长负责,实行"总护士长—病区护士长"二级管理。

(2)建立护理晋升考核制度:1979年,国务院批准卫生部颁发了《卫生技术人员职称及晋升条例(试行)》,明确规定了护士的技术职称有初级(护士、护师)、中级(主管护师)、高级(副主任护师、主任护师)。各省、市、自治区、直辖市根据这一条例,制订了护士晋升、考核的具体内容和方法。

(3)制定全国护士执业考试与执业注册制度:1993年,卫生部颁发了新中国成立以来第一个关于护士的执业和注册的部长令和《中华人民共和国护士管理办法》。

1995年6月,举行全国首次护士执业考试,考试合格获执业证书方可申请注册。

2008年1月,国务院通过并颁布了新的《护士条例》,旨在维护护士的合法权益,规范护理行为,促进护理事业的发展,已于2008年5月12日起执行。

(4)护理科研能力不断提高:随着高等护理教育的恢复和发展以及护理工作内容和范围的不断扩大,护理人员的专业水平、学术水平及科研能力有了不断提高,护理科研在选题的先进性、方法的科学性、结果的准确性和讨论的逻辑性上均有较大发展。一些高等护理教育机构或医院设立了护理研究中心,为开展护理研究提供了必要条件,所进行的研究课题及研究的成果对指导护理工作起到了积极的作用,促进了护理质量的提高,护理人员的形象和地位得到不断提升。

1993年,中华护理学会第21届理事会在北京召开了首届护理科技进步奖颁奖及成果报告会,并宣布了护理科技进步奖的评选标准及每两年评选一次的决定。这标志着我国护理科研正迈向快速发展的科学轨道。

(5)护理学术活动日益繁荣:1950年以后,中华护士会积极组织国内的学术交流。

1954年,创刊的《护理杂志》复刊(1981年更名为《中华护理杂志》)。并陆续发行了《国外医学护理学分册》《实用护理学杂志》《解放军报护理杂志》《护理进修杂志》《护理研究杂志》等20多种护理学术刊物。

1977年以来,中华护理学会和各地分会多次召开护理学术交流会,举办各种不同类型的专题学习班、研讨会等。中华护理学会及各地护理学会成立了学术委员会和各护理专科委员会,以促进学术交流,提高临床护理质量。

1980年以后,随着改革开放的不断深入,国际学术交流日益增多,中华护理学会及各地护理学会多次举办国际学术会议、研讨会等,并与美国、加拿大、日本、新加坡等多个国家开展互访活动及学术交流。

1985年,卫生部护理中心在北京成立,以加强对护理工作的领导、监督和指导,进一步取得了世界卫生组织对我国护理学科发展的支持。各医学院校积极参与国际学术交流,选派一批护理骨干和师资出国深造或短期进修,获得硕士学位或博士学位后回国工作。通过国际学术交流,开阔了视野,活跃了学术氛围,带给中国护理事业以新的发展契机。

三、护理学发展的趋势展望

(一)护理实践专科化

随着社会的变迁和医学护理事业的发展,更多的高素质护理人才从事更多样复杂的护理实践工作,国际高级护理实践活动也推动了我国护理专科化的研究与实践,护理专业性会越来越强,分科会越来越细,对高、新技术的应用会越来越多,专科化发展将是我国发展的重要方向。

(二)护理专业标准化

护理专业标准化主要包括两个方面,即护理教育标准化和护理实践标准化。

高等教育的国际化推动了国际医学教育标准化行动,西方发达国家相继颁布了本国的医学和护理学教育标准。我国已初步建立了本科护理学教育标准,专科层次(含高职)教育教学标准也已启动制定。这将对开展护理学专业教育的院校起到推动专业基本建设、规范办学行为、保证教育质量的重要作用。

2011 年,卫生部和解放军总后勤部卫生部联合分布了《临床护理实践指南(2011 版)》,对我国临床护理工作的规范性和护理质量的提高发挥重要的作用。近年来,全国护理大赛的举行也促进了护理教学的改进,在一定意义上实现与临床护理实践接轨。

(三)护理工作社会化

随着国家卫生保健体制改革的进一步深入,护士的流动和分布将由社会需求来调节,护理服务的内容和范畴也将根据社会需求的变化而变化。此外,由于人们物质生活水平的提高、人口老龄化的到来,慢性病及不良行为与不良生活方式相关的疾病增多,人们对保健的需求趋于多元化,对健康保健服务便捷化的要求日益强烈,社区将成为护理工作最广阔、最重要的领域。在这种形势下,越来越多的护士走进社区、家庭,广泛开展预防保健工作,提高全民健康水平。

(四)护理工作国际化

护理工作国际化主要包括专业目标国际化、专业标准国际化、管理国际化、职能范围国际化、人才流动国际化、教育国际化。此外,跨国护理援助和护理合作也日益增多。跨文化护理、外语以及计算机的普遍应用将成为这一时期护理工作的主要特点。

随着全球化进程的加快,知识与人才的跨国交流日趋频繁,面对这种国际化的发展趋势,21 世纪的护理人才应具有国际意识、国际交往能力、国际竞争能力和相应知识与技能。

(五)护理人员高学历化

护理学作为一门多学科交叉的科学,护理的服务对象是人,护理工作可以充分体现技术与艺术的完美结合,这给护理学提出了更高的要求和更广阔的发展空间。随着人们对享有高质量的卫生保健需求的提高,社会对高层次护理人才的需求也随之增加。此外,在护理专业向国际化迈进和市场竞争日益激烈的情况下,护理人员必须不断地学习新的知识和技能来提高自己的能力和水平。

今后,我国护士的基本学历将从中专为主转向大专、本科为主,护理学硕士、博士人数将越来越多，护理队伍的整体素质将明显提高。

> **知识链接**
>
> **护理专业**
>
> 护理学是一门技术性的职业，还是一门具有独特理论体系的专业，是国内外医学界及护理界长期争议的问题。由于社会的不断发展、科学的日新月异，人们对健康及护理专业的要求越来越高，使护理专业不断地向深度及广度发展，成为一门独立的学科及专业，并具有很强的科学性、社会性及服务性。
>
> 护理学家 L. Curtin 认为护理专业具有下列特征。
>
> 1. 全力投入工作　护理是一种助人的事业，需要人们专心致志、全身心投入这项服务。
> 2. 重视人际关系　在进行护理服务时，需要与服务对象及其家属建立起良好的专业性人际关系，也需要与医疗保健机构中的其他医务人员保持良好的人际关系，从而增进彼此的合作。
> 3. 具有专门的知识和技能　护士的知识和技能是护理能力的重要组成部分，只有具备了必需的知识和技能，才能胜任护理工作。
> 4. 有伦理规则　伦理规则是护理人员在进行工作时应遵守的行为准则。
> 5. 重视自律　在进行专业服务时，要做到慎独，遵纪守法，切实维护患者和自身利益。
> 6. 有自己的专业团体　专业团体可以保护专业人员和服务对象的权益，并能促进专业的健康发展。

第二节　护理学的基本概念

现代护理学包含四个最基本的概念——人、环境、健康和护理。这四个概念影响并决定着护理实践的方向与发展，对这四个概念的理解和认识水平直接影响护理学的研究领域、护理工作的范畴和内容、护士的角色功能和专业行为。

一、人的概念

人是护理服务的对象，也是护理学研究的对象之一，自然成为护理专业中最受关注的因素，对人的认识是护理理论和实践的核心和基础，直接影响护理概念的发展，并决定护理工作的任务和性质。因此，人是四个概念的核心概念，护士必须正确认识人的实质，把握人的整体特征和基本需求，了解人的成长与发展，这对今后提供优质护理服务是非常必要的。

（一）人是一个统一的整体

整体是指按一定方式与目的有序排列的各要素的有机集合体。包含两层意思：第一，组成整体的各要素相互作用、相互影响。任何一个要素发生变化,都将引发其他要素发生相应变化。第二,整体的功能大于各要素单独行为的简单相加。整体中各要素功能的正常发挥,有助于其整体功能的发挥。

人是一个由生理、心理和社会三方面要素组成的统一整体。人是一个由细胞、组织、器官、系统构成的生物人,同时又是一个拥有思维、意识、情感,富有创造力和人际交往能力的社会人。人的生理、心理、精神和文化等方面相互作用,互为影响,任何一方的功能失调都会在一定程度上引起其他方面的功能变化,从而对整体造成影响;而人各方面功能的正常运转,又能促进人体整体功能的发挥,从而使人获得最佳健康状态。如身体的不适会影响情绪、心理、生活和工作;而长期的心理压力过大除了容易产生消极悲观的不良情绪,还可能导致身体出现各种疾病,如高血压、消化系统疾病、内分泌系统功能紊乱甚至肿瘤等。因此,在护理实践中,不仅要满足患者生理的需要,还要注意满足其心理、社会的需求,注重其整体性。

(二)人是一个开放的系统

开放系统是指不断与周围环境相互作用,进行物质、能量和信息交换的系统。人在生长发育和新陈代谢活动中,不但身体内部各个器官、系统之间互相联系,不停地进行着物质和能量的交换,而且人作为整体,又无时无刻不与周围复杂的环境进行着物质、能量和信息的交换。如机体从外界摄取食物、氧气、水分,又向外界环境排出代谢产物如二氧化碳等;又如机体从外界获取各种信息,与人交流和沟通,又把个人的思想、观点、立场向外界表达出来等。这些都说明人是一个开放的系统。

随着护理学科的发展和人类需求的不断增加,护理专业的研究范畴与服务内容都在不断地扩展,服务对象从患者已扩大到全人类,包括个体、家庭、社区、社会四个层面。因此,强调人是开放系统,旨在指导护理工作不仅要着眼于疾病本身,而且还要更多地考虑到环境、家庭、社区乃至社会的各种因素对机体的影响,护理工作不仅要维持和促进个人健康的恢复,更重要的是还要面向家庭和社区,最终提高整个社会人群的健康水平,使人的整体功能更好的发挥和运转。

(三)人有不同层次的基本需要

人的基本需要是指个体为了维持身心平衡并得以生存、成长与发展,在生理和心理上最低限度的需要。个体从出生到死亡的不同生长发育阶段都有不同的需求,人类的基本需要大致相同,如阳光、空气、食物、休息、睡眠、学习和认知、情感表达与交流、自我价值的实现等。因个人的期望、文化背景、基本健康状况、经济条件等不同,每个人需要的重要性因人而异。美国著名心理学家马斯洛(Abraham Maslow)将人的基本需要按其重要性和发生的先后次序排列成五个层次,形成人类基本需要层次理论(见本书第五章)。一个人只有当其基本需要满足时,才能维持生命,处于相对平衡的健康状态;当基本需要无法满足时,反而会陷入紧张、焦虑、愤怒等情绪中,影响身心健康,甚至出现疾病。在个体患病后,护士有责任和义务帮助服务对象满足其基本需要,维持或恢复身心健康。

(四)人的成长与发展

护理的对象涉及各个年龄组的人,每个人在生命的不同发展阶段都有不同的特点。因此,护士应掌握人的成长与发展规律和影响因素,以便提供适当的、个体所需要的护理服务。

1. 成长与发展的概念 成长(growth)指由于细胞的增殖与变化而产生的生理上的量的改变,主要表现是人体形体的增长与变化。常用的测量性生长指标包括身高、体重、头围、胸围、骨密度等。发展(development)是个体随年龄增长及与环境间的互动而产生的身心变化过程,这是一种有顺序的、可预测的改变,也是学习的结果和成熟的象征。成熟(maturation)指生理上的成长与发展潜能得以充分发挥的过程。广义的成熟还包括心理-社会方面,即个体不仅获得了生理方面的全面发展,还应表现出成熟的行为。

2. 成长与发展的内容

(1)生理方面:主要指体格的生长和各系统功能的增强和成熟。

(2)认知方面:包括感知觉、记忆、思维、语言等。

(3)情感方面:指人对客观事物的一种主观的态度体验,如喜、怒、哀、乐等。

(4)精神方面:是个人对生命的意义、生存价值的认识。

(5)道德方面:指人的是非观念等道德信念的形成,并以此规范自己的言行。

(6)社会方面:指个体与他人、群体间相互作用,完成个体社会化的过程。

除生理方面外,以上其他五部分都属于心理-社会领域,各部分彼此相互关联,是个统一的整体。

(五)人的自我概念

1. 定义 自我概念即一个人对自己的看法,指人们通过对自己内在、外在特征以及他人对其反应的感知与体验形成的对自己的认识与评价。自我概念不是人天生所具有的属性,是随着个体的成长、与社会的不断互动,所形成的对个人的认同感。自我概念的形成与个人的成长环境、天赋、所受的教育、认知能力、个人价值观、信仰与追求、自身形象和外在吸引力、经济条件、社会地位等多种因素有关。

2. 自我概念的组成 北美护理诊断协会(NANDA)认为,自我概念由身体心象、自我特征、角色表现和自尊四个部分组成。

(1)身体心象:指个人对自己身体的感觉和看法。个体的形象千差万别,每个人都能通过认识自己的外表、身体结构和身体功能对个体身体心象形成不同的认识,产生不同的感觉。良好的身体心象对建立积极的自我概念有极大的促进作用,并由此对护士树立良好的职业形象产生重要的影响。

(2)自我特征:指个人对其个体性与独特性的认识。自我特征是区别个人和他人的特征。一个人的身份和特征通常以姓名、性别、年龄、种族、职业、婚姻状况及教育背景等来衡量。此外还包括个人的信念、价值观、性格、兴趣与爱好等。

(3)角色表现:指对于一个人在特定的社会系统中一个特定位置的行为要求和行为期待。一个人在一生中扮演着许许多多不同的角色。护士不光是护理工作的执行者,同时也是帮助人群减少危害因素、预防疾病的咨询者,更是所有人类健康的照顾者。护士应形成正确、积极的自我概念,努力完成多个角色所赋予的不同任务。

(4)自尊:指个人对自我的评价。在个体与环境的互动中,通过自我评价产生和形成的一种对自己的认识及受到他人尊重的心理需求,是个体对其社会角色进行自我评价的结果。与比自己强的人比较可能会产生嫉妒、挫折等消极情绪,而与比自己差的人比较则会产生优越、满足等积极情绪。总之,每个人对自己应有正确的认识和评价,能正视他人对自己的评价,做到自重、自爱、自我尊重,从而形成积极的或正性的自我概念。

3. 良好的自我概念的重要性 自我概念是保持个人身心健康的必要因素,它对个体的思想、行为产生影响。拥有良好自我概念不但能对自身的能力、天赋、健康等拥有的一切充满自信和信心,也有助于建立良好的人际关系。假若一个人的自我概念是消极的,那么可能只关注到自身不足,而看不到自己的优点,甚至把优点当作缺点,也就降低了个人幸福感和生活质量。因此,良好的自我概念对促进个人的成长和发展,使之达到最佳的健康水平是非常必要而重要的。

(六)人的主观能动性与自我护理能力

1. 人的主观能动性 主观能动性亦称意识能动性,是人类特有的行为特征。人的主观能动性指人类所特有的能动地反映世界和改造世界的能力与作用,包括人类认识世界、改造世界的能力和活动以及在认识世界和改造世界活动中所具有的精神状态。人只有发挥主观能动性,通过积极主动的行动,充分利用规律和条件才能改造世界,创造美好的生活。因此,护士应充分调动人的主观能动性,树立起生活的信心,让更多的人拥有自我保健意识,更加积极地追求健康,参与维护健康的过程。

2. 自我护理能力 自我护理能力是个体实施自我护理活动的能力。人是一个具有生理、心理和社会特征的有机整体,拥有认知、行动能力,能采取措施进行自我护理和照顾他人。自我护理能力的高低与年龄、发展水平、健康状况、社会背景等多种因素有关。自理能力可以通过后天的不断学习和生活实践得到提高和发展。

作为护士,正确发挥患者主观能动性和自我护理能力对于满足患者的个体需求,帮助其树立起恢复健康的信心,减轻心理压力和躯体痛苦,得到应有的尊严,提高生命的质量,具有非常重要的作用。

二、健康的概念

健康是人的基本权利,是人类生命存在的正常状态,也是人类追求的永恒目标。健康包括个体的独立感、乐观性、心理安宁感和生理、心理、社会及精神的安适。随着社会的发展与进步,受不同的历史条件、文化背景、个体价值观及科技发展等多方面因素的影响,健康的概念也随之发生着变化。古代健康观、近代健康观、现代健康观的具体内容会在本书第四章详细阐述。

1946 年,WHO 把健康定义为健康是不仅没有疾病和身体缺陷,还要有完整的生理、心理状态和良好的社会适应能力。这一定义揭示了健康的本质,指出了健康所涉及的若干方面,它是医学模式转变的必然结果。

1989 年,WHO 又提出有关健康的新概念,即健康不仅是没有疾病,而且包括躯体健康、心理健康、社会适应良好和道德健康,并强调健康是人的基本需要和基本人权,达到尽可能高的健康水平是世界范围内的一项重要的社会性目标。

这一定义体现了现代健康观的如下特点。

(1)指出健康不仅仅是没有疾病,个体健康除了生理健康,还有心理健康和社会良好的适应力,符合生物-心理-社会医学模式的理念。

(2)将健康与自然环境和社会环境联系起来,个体的健康状态与所处的周围环境息息相关。

(3)指出健康含有精神和身体两个方面,为护理实践开拓新的思路和领域提供依据。

(4)将人类健康与社会发展联系起来,全民健康不仅是医务工作者的目标,而且也是国家和社会的责任。

WHO 明确和深化了现代健康观的内涵:生理健康包括机体结构完整和躯体功能良好的状态以及良好的健康行为和习惯;生理健康涵盖情绪、理智和心灵的健康;社会健康指能有效适应不同环境和承担各种社会角色;道德健康表现为思想高尚、有理想、有道德、守纪律,强调通过提升社会公共道德来维护人类的健康,不仅要为自己的健康承担责任,更要对社会群体的健康承担社会责任。WHO对健康做出的定义,考虑了影响健康的生物学、心理学、社会学等多个因素,揭示了人类健康的本质,体现了人类对健康更高水平的追求,是目前应用最普遍的、认可度最高的健康概念。

三、环境的概念

环境为人类提供生命活动的物质基础,人类的生存与发展也离不开环境,环境与人类的健康密切相关。良好的环境能促进人的健康,恶劣的环境则会给人带来许多危害。在护理工作中,对环境的调控、改善是护理活动的重要内容和护理研究的主要范畴,护士应掌握有关环境与健康的知识,充分利用环境中对人群健康的有利因素,消除和改善不利因素,为患者创造和维持良好的环境,以帮助其早日恢复健康或促进健康的发展。

(一)环境的概念

环境(environment)指人类生存的空间及其中影响人类生活和发展的各种自然因素、社会因素的总和。不同的护理学家对环境有不同的认识。护理理论家罗伊(Roy)认为环境是围绕和影响个人或集体行为和发展的所有因素的总和;韩德森(Henderson)则认为环境是影响机体生命与发展的所有外在因素的总和。总之,所有生命有机体的环境包括内环境和外环境,两者进行着物质、能量和信息的交换,相互影响,保持动态平衡。

(二)人的内、外环境

内环境由生理环境和心理环境组成;外环境是影响机体生命和生长的全部外界因素的总和,由自然环境和社会环境组成。

1. 内环境 人的内环境是指影响生命和成长的机体内部因素,包括人的生理、心理、思维、思想等多个方面,如酸碱度、体液、血压、氧气等。大量研究表明内环境依靠机体的各种调节机制(如神经系统和内分泌系统的调节),在无意识地控制下,以自我调整的方式来控制和维持内环境处于相对稳定的状态。

2. 外环境 外环境指影响机体生命和成长的全部外界因素的总和,由自然环境、社会环境、治疗性环境组成。

(1)自然环境:自然环境亦称生态环境,指自然界中存在于人类周围的各种因素的总和,是人类赖以生存和发展的物质基础,包含有理化环境(如阳光、空气、水、土壤、矿物资源等)和生物环境(如动植物环境、微生物环境等)两个方面。近年来,随着科技发展和人们生活水平的迅速提高与改善,由此而带来的环境污染问题也越来越严重,如温室效应、雾霾天气、各种自然灾害、噪声污染,各种工业、生活及医疗垃圾对环境的污染等,都给人类的健康带来极大的威胁。作为护士就有责任、有义务通过各种渠道,运用各种方式去宣传和影响护理对象,使人们增强环境保护意识,自觉地保护人类赖以生存的环境。

(2)社会环境:社会环境指人们为提高物质和文化生活水平而创造的环境,包括政治制度、社会经济、文化教育、风俗习惯、宗教文化、生活方式、人际关系与法律法规等。社会中出现的社会环境的质量是人类物质文明建设和精神文明建设的标志之一,良好的社会环境会促进全民的健康发展,而像经济和教育落后、人际关系不协调、缺乏完善的医疗保健服务体系等不良社会环境也会对人类健康产生诸多危害。

(3) 治疗性环境：治疗性环境也称医疗护理环境，是指专业人员在以治疗为目的的前提下创造的一种适合患者恢复身心健康的环境。每个人在生命历程中都有机会接触医疗环境，环境的优劣不仅可影响患者的生理和心理的健康，也会对疾病的恢复程度与进程造成严重影响。因此个体在生命过程中都有机会接触医疗环境，而医疗环境是否强调为患者提供治疗性设施与服务，不仅会影响患者在就医期间的心理感受，还会影响个体疾病恢复的程度与进程。因此，为患者提供一个安全、舒适、优美的治疗环境是十分必要且重要的。在治疗性环境的维护方面要考虑以下两方面因素。

①安全：保证患者的安全是基本要求。需要医院在建筑设计、安全保障设施配置、制度建立等方面树立安全意识，严防意外发生。如应设置紧急通道、病区应配有安全辅助用具或设施如拐杖、轮椅、床栏、带扶手的走廊等，并使一切治疗设备随时处于完好状态；医疗护理活动严格遵守操作规范和工作流程，确保安全用药；有院内感染控制部门制订措施来防止院内感染的发生，保障患者就医安全等。

②舒适：一是维持医院良好的物理环境，如病房有适宜的温、湿度和光线，安静、清洁、干净的病区环境。二是营造良好的社会环境，包括护士和蔼可亲的态度、轻柔娴熟的操作技能以及对患者无微不至的关心与体贴。通过提高护理工作的质量与内涵来增加患者心理的舒适感。

(三) 人、健康与环境的关系

1. 人类与环境相互依赖、相互影响　自然环境是人类生存、繁衍的物质基础。在人类社会发展的漫长过程中，人类与环境形成了一种既相互对立、相互制约，又相互依赖、相互作用的辩证统一关系。人类为了生存发展，需要通过自身的调节不断地适应环境；为了提高生活质量和满足自身需求，又需要通过自身的生产活动不断改造大自然，改善自己的生存与生活环境，达到人与环境相和谐。因此，人与环境是一个不可分割的统一体。

2. 人的健康与环境息息相关　环境对人类健康的影响日益受到人们的关注和重视。现代社会通过增强环境保护意识、提倡维持生态平衡、保护自然资源、治理环境污染、改善生活和工作条件、开展全民健身运动等多项措施来改善生存和生活环境，以此来提高人的健康水平。适宜的环境将改善人的生存条件，促进人类的健康长寿；恶劣的环境不但严重破坏生态平衡，还会威胁到人类健康。因此，这就要求人们在改造自然的同时，要自觉地保护人类的生存环境。保护环境，正确处理环境与健康的关系必将是人类生存和发展中重要的、永恒的主题。护理实践是以人的健康为中心的活动，护理的任务之一就是创造良好的环境，帮助护理对象适应环境，从而达到最佳健康状态。

四、护理的概念

护理即 nursing，由拉丁文"nutricius"演绎而来，意含抚育、照顾、保护、使之强壮等意思。护理的概念和内涵一直随着护理专业的形成和发展、时代的变迁和社会的需要被不断丰富与完善。护士应首先对护理及护理专业有一个正确、清晰的认识，才能不断培养自己的专业素质和技能，更好地为人类的健康事业服务，完成历史所赋予的责任。

(一) 护理的概念

护理意指护理活动和护理行为。在不同历史时期，各国护理学者（或组织）提出了有关护理概念(或定义)的许多不同观点。

现代护理学创始人南丁格尔认为:护理既是艺术,又是科学。她提出护理的独特功能在于协助患者置身于自然而良好的环境下,恢复身心健康。1885年,她又指出护理的主要功能在于维护人们良好的状态,协助他们免于疾病,达到他们最高可能的健康水平。

1966年,美国护理学家韩德森认为:护理是帮助健康人或患者进行保持健康、恢复健康或安宁死亡的活动。这些活动在个人拥有体力、意愿与知识时,是可以独立完成的,护理也就是协助个人尽早不必依靠他人来执行这些活动。

1970年,美国护理学家罗杰斯指出:护理是一种人文方面的艺术和科学,它直接服务于整体的人。护理要适应、支持或改善人的生命过程,促进个体适应内、外环境,使人的生命潜能得到发挥。

1980年,美国护士学会(American Nurses Association,ANA)将护理定义为护理是诊断和处理人类对存在的或潜在的健康问题的反应。

2003年,ANA更新的护理(nursing)的定义为护理是通过诊断和处理人类的反应来保护、促进、优化健康的能力,预防疾病和损伤,减轻痛苦,并为受照护的个体、家庭、社区及特定人群代言。这一定义较好地表达了护理学的科学性和独立性,也阐明了护理与健康的关系,目前被大多数国家的护理学家认同和采用。

20世纪后叶,许多护理理论家都阐述了个人对护理的观点,总的来说,都表达了以下共同观点:①护理是照护;②护理是一种艺术;③护理是一门科学;④护理以患者为中心;⑤护理是整体的;⑥护理是适应;⑦护理关心的是健康促进、健康维持和健康恢复;⑧护理是一种帮助性专业。

(二)护理的内涵

从南丁格尔时代至今,尽管护理的定义不断被不同护理学家赋予新的内涵,但其所具有的一些基本内涵,即护理的核心却从未改变。

1. 照顾 照顾也称关怀,照顾是护理永恒的主题。护理是一种照顾的专业,无论是在什么年代,无论用什么样的方式提供护理,照顾服务对象永远是护理的核心。护士应该以良好的职业道德、扎实的专业知识和娴熟的护理技术去满足服务对象不同层次的需求,积极给予人性化的关怀与照料。

2. 人道 在护理工作中提倡人道,要求护士把每一个服务对象都视为具有人性特征的个体,积极履行救死扶伤的职责,处处为患者着想,创造舒适、安全、有利于健康的就医环境,一视同仁,始终关注着人的生命,为生命解除疾病和痛苦,维护生命的权利和尊严,体现出护理专业以对生命的关怀照顾为己任的人道主义精神。关爱生命、尊重生命、以人为本的护理工作精神更是推动护理学不断发展的原动力,并为构建和谐的人性化护患关系奠定良好的基础。

3. 帮助性关系 帮助是护士用来与服务对象互动以促进健康的手段。护士与患者的关系是帮助与被帮助、服务与被服务的关系。这是一种专业性的互动关系,一种相互依赖的关系,要求护理人员竭尽所能为护理对象提供帮助与服务,建立良好的帮助性关系。护士作为帮助者,对患者的帮助一般是发生在患者无法满足自己的基本需要的时候,作为帮助者的护士是处于主导地位的,这就意味着护士有责任根据护理对象的需求,帮助患者解决困难,帮助患者恢复健康,使护理工作起到积极的、建设性的效果,在帮助患者的同时,护士也从患者身上积累了工作经验,提升了护理水平。因此,这种帮助性关系是双向共赢的。

(三)整体护理

1. 整体护理的概念　整体护理是以人为中心,以现代护理观为指导,以护理程序为基本框架,并把护理程序系统化地运用到临床护理和护理管理中去的指导思想。整体护理概念的提出标志着当代护理思想与观念的重大改革,极大地丰富和完善了护理学的理论体系。

2. 整体护理的内涵　整体护理确立了以人为中心的现代护理观,其思想内涵体现在以下几个方面。

(1)把人看作是一个整体:整体护理把护理对象看作是具有生物属性和社会属性的整体的人。护理对象为生物、心理、社会多因素构成的开放性有机整体,人由细胞、组织、器官、系统构成,人具有思维、认识,人与社会的发展息息相关。护理服务对象时应强调从人整体性的角度多方面、多角度考虑问题,提供适合护理对象需要的最佳照顾。

(2)护理应对人的整个生命过程提供照顾:每个人从出生到死亡,在生命过程的各个不同阶段都有着不同的护理需求。护理应服务于人类生命的全过程,贯穿于人成长和发展的各个阶段。

(3)护理应对所有人群提供护理服务:伴随医学模式的改变和护理理念的不断更新,护理服务对象已从患者扩大到健康人,不仅要对护理对象个体给予帮助和照顾,更重要的是将护理场所扩展到家庭、社区、整个社会,提高人群整体的健康水平。

3. 整体护理实践的特征

(1)以现代护理观为指导:现代护理观认为护理应以人的健康为中心,护理对象不仅是患者,也包括健康人。除了在医院提供护理服务,护理人员还应深入到家庭和社区,为健康人员提供基本的保健工作。

(2)以护理程序为核心:护理程序包括护理评估、护理诊断、护理计划、护理措施的实施、护理效果的评价与反馈。整体护理以护理程序为基本思维和工作框架,是护士科学地认识问题、发现和解决问题的工作方法。

(3)以独立地为护理对象解决健康问题为目标:整体护理是护士工作方式转变的一个指导思想,让护士能独立地、积极主动地评估和了解患者的健康问题,学会从护理角度独立思考和解决人群的健康问题,能将护理理论运用于服务对象身上,帮助他们恢复健康或促进健康的发展,这些充分显示出护理专业的独立性和护士的工作价值。

(4)注重护患合作:整体护理要求考虑到服务对象的家庭和所处的社会环境对个体的影响,因此强调重视护患合作,通过健康教育方法来提高服务对象及其家人的健康意识和维护健康水平的能力。

人、健康、环境和护理四个基本概念是密切相关的,构成了护理学的基本要素和总体理论框架,这四个基本概念缺少其中任何一个概念,都使护理不能成为一门独立的学科,不能成为一个专业。人是护理实践的核心,对人的正确认识是形成护理理论和从事护理实践的基础,它影响整个护理概念的发展,由人的概念可以引出其他三个概念。

总之,护理工作的服务对象是人,人处于环境之中并与之互相影响。护理研究需要注意人与自然、社会之间的整体性,把人、人的健康、环境看作统一体。护士运用护理程序的方法,以人的健康为中心,努力创造良好的环境,使人与环境保持平衡,帮助人们恢复健康或达到最佳健康状态,以此来实现促进健康、预防疾病、恢复健康、减轻痛苦的重要工作目标。

第三节 护理学的性质、范畴和工作方式

一、护理学的性质

护理学是一门研究有关预防保健、疾病治疗及康复过程中的护理理论、知识、技能及发展规律的综合性应用科学。随着社会的进步,科学技术的迅猛发展,人民生活水平的提高以及对健康需求的增加,护理学已由简单的医学辅助学科逐渐发展为健康科学领域中的一门独立学科。有其专业本身的知识体系及理论框架,独特性及科学性。它不仅是一门科学,也是一门艺术。

二、护理学的范畴

护理学的范畴是随着护理实践的不断深入和护理理论框架的建立而逐渐发展的,它包含理论与实践两大体系。

(一)护理学的理论范畴

1. 护理学研究的对象　护理学研究的对象随着学科的发展而不断变化,从研究局部病灶、单纯的生物的人,到研究整体的人、社会的人,在一定的历史条件下具有相对的稳定性。

2. 护理学与社会发展的关系　纵观护理学的发展史,社会对护理学的发展起着巨大的促进和推动作用。随着社会的发展,护理的服务对象、服务范围以及目标均发生了巨大的变化,如由于社会、医学科学的发展,老年人口增多,慢性病患者增加,使社区护理迅速发展,护理学从一门从属性学科成为医学科学领域中一门独立的学科。计算机的使用,使护理工作的效率得到提高,使护理管理自动化,护理专业网络化。

3. 护理专业知识体系与理论架构　护理学科经过一百多年的发展已逐渐形成了相对稳定的知识体系,除了护理学的专业知识外还吸收其他学科如医学、心理学、社会学、伦理学、美学等的知识,构成了自己的知识体系,并且会随着护理科研的发展和科学技术的进步而不断调整、丰富和完善。

自20世纪60年代后,护理界开始致力于发展护理理论和概念模式,护理理论体系日臻完善。目前应用较为广泛的有奥瑞姆的自理模式、罗伊的适应模式、纽曼的健康系统模式等,指导护理人员在护理实践中不断探索和验证,对提高护理质量,改善护理服务起到了积极的作用。

4. 护理学的交叉学科和分支学科　自从护理学成为一门独立的学科后,随着现代科学的高度分化和广泛综合,护理学与自然科学、社会科学、人文科学等多学科进一步渗透和分化,在理论上相互促进,在方法上相互启迪,在技术上相互借用,形成了许多新的综合型、边缘型的交叉学科和分支学科。如护理心理学、护理伦理学、护理教育学、护理管理学、护理美学、老年护理学、社区护理学、急救护理学、口腔护理学、五官科护理学等,这就在更大的范围内促进了护理学的发展,大大推动了护理学科体系的构建和完善。

(二)护理学的实践范畴

1. 临床护理 临床护理服务的对象主要是患者,其内容包括基础护理和专科护理。

(1)基础护理:内、外、妇、儿等各临床专科护理工作的基础,是应用护理学的基本理论知识、基本实践技能和方法,结合患者的生理、心理特点和治疗康复的需求,来满足患者的基本需要。如饮食护理、排泄护理、病情观察、临终关怀、清洁护理等,为疾病的诊断和治疗及时提供病情变化的动态信息,有效地配合并参加治疗、检查和抢救,以积极、安全的护理措施,使患者处于最佳身心状态。

(2)专科护理:以护理学及相关学科理论为基础,结合各临床专科患者的特点及诊疗要求,为患者提供身心整体护理。如内、外、妇、儿各专科疾病的护理、急救护理、康复护理等以及特殊专科护理技能操作(如呼吸机的使用、各种引流管的护理、心脏除颤术、透析技术、器官移植的护理、烧伤护理、重症监护、显微外科等)。随着科学技术和医学的发展,各专科的护理水平日趋提高,需要大量具有深厚专业知识和熟练操作技能的临床护理专业人员来胜任。

2. 社区护理 借助有组织的社会力量,将公共卫生学和护理学的知识和技能相结合,以社区人群为服务对象,结合社区的特点,对个人、家庭和社区开展预防疾病、妇幼保健、家庭护理、健康教育、健康咨询、预防接种、防疫灭菌等工作,正确引导人们的健康认知,改善人们对健康的态度,帮助人们实现健康的生活方式,最大限度地发挥机体的潜能,提高社区人群的健康水平,进而促进全民健康水平的提高。现代社会老龄人口增多,慢性病患者增加以及妇女、儿童特殊健康需求的增加,促进了社区护理的发展。

3. 护理教育 以护理学和教育学理论为基础,贯彻教育和卫生工作的方针,研究护理人才培养的规律、方式及模式,不断提高护理教育质量,改善护理人员的知识结构,培养德、智、体、美全方面的护理人才。护理教育一般分为基础护理教育、毕业后教育和继续教育三大类。基础护理教育分为中专教育、大专教育、本科教育;毕业后护理教育包含岗位培训教育及研究生教育(硕士、博士学位教育);继续护理教育是向已经完成基础护理教育或毕业后护理教育,并正在从事实际工作的护理人员提供的以学习新理论、新知识、新技术和新方法为目标的终身性的在职教育。

4. 护理管理 运用现代管理学的理论和方法,对护理工作中的"人、财、物、时间、信息"五个基本要素进行科学的计划、组织、指挥、协调和控制,以提供及时、准确、高效、完善的护理服务,提高护理工作质量和效率。随着先进的管理思想和管理方法的渗透和引入,我国的护理管理逐渐由经验管理走向科学管理,促进了护理工作效率和质量的提高,推动了护理学和医学科学的发展。

5. 护理科研 用科学的方法反复地探索、回答和解决护理领域的问题,指导护理实践的过程。护理研究多以人为研究对象,研究与人的健康密切相关的问题,如护理理论的构建,护理理论与护理实践的结合结果,护理技术、护理方法的改进,护理设施、设备的维护,护理管理模式的建立等,运用观察、实验、调查研究等方法研究护理学的内在规律,促进护理理论、知识、技能的创新和发展,推动护理学的不断发展。

三、护理的工作方式

随着医学模式的转变,护理模式也发生了相应的转变,对患者的护理由单纯地、机械地执行医嘱,转变为根据患者的健康问题,采取各种护理方式,以满足患者生理、心理、精神、社会、文化等方面的需要。目前临床护理常用的工作方式有以下五种。

(一)个案护理(case nursing)

个案护理又称专人护理或特别护理,是一种一对一的护理方式。由专人负责实施个体化护理,一名护理人员负责一位患者全部护理的护理工作方式。适用于病情严重、病情变化较快,需要24 h监护的患者,如重症监护病房(ICU)、冠心病监护病房(CCU)、新生儿重症监护病房(NICU)的患者及某些特殊患者(如器官移植、多器官功能障碍、大手术后的患者),也适用于临床教学需要。

1. 优点

(1)护士责任明确,可对患者实施全面周到的护理,满足其各种需要。

(2)可体现护士个人的才能,满足其成就感。

2. 缺点

(1)耗费人力。

(2)护士只能做到在班负责,无法保障护理的连续性。

(3)需要很多护士,且费用昂贵。

(二)功能制护理(functional nursing)

功能制护理是指以工作为导向,将患者所需的护理活动,按工作性质分配给护理人员的一种护理方式,一般1~2名护理人员负责其中一项护理工作,各司其职。护士被分为"生活护理护士""治疗护士""办公室护士"等,他们只需对自己所分配的工作负责,各班护士相互配合完成患者所需的全部护理任务。

1. 优点

(1)它是一种流水作业的工作方法,能有效、经济地达到各种既定目标。

(2)护士分工明确,易于组织管理,且技术操作熟练。

(3)节省人力。

2. 缺点

(1)工作机械,容易倦怠,使工作满意度下降。

(2)缺少与患者的交流机会,较少考虑患者的心理-社会需求,较难掌握患者的全面情况。

(三)小组制护理(team nursing)

小组制护理是以分组护理的方式对患者进行整体护理。将护理人员分成若干组,每组3~5位护士,分管10~15位患者。小组成员由不同级别的护理人员组成,由一位管理能力和业务能力较强的护士任组长。小组成员在小组长的指导下,各司其职的同时又相互合作,共同完成患者的护理。

1. 优点

(1)小组成员彼此相互合作,分享护理成果,工作氛围良好,工作满意度高。

(2)能发挥各级护理人员的优势和作用,人尽其才。

(3)能较好了解患者需要,因人施护。

2. 缺点

(1)小组长的领导能力和技巧会影响小组的护理质量。

(2)小组成员共同对患者负责,个人责任感降低。

(四)责任制护理(primary nursing)

责任制护理是由责任护士和辅助护士按护理程序对患者进行全面、系统和连续的整体护理的一种护理方式。其结构是以患者为中心,要求从患者入院到出院均由责任护士对患者实行 8 h 在岗、24 h 负责制。由责任护士评估患者情况、制订护理计划,其他辅助护士按照责任护士的护理计划为患者提供护理。

1. 优点

(1)责任护士的责任明确,易于管理,责任感较强。

(2)能较全面地了解患者情况,患者满意度也高。

2. 缺点

(1)难以实现对患者 24 h 负责。

(2)对责任护士的要求太高,压力太大。

(3)文字记录书写任务较多,人员需要也较多。

(五)综合护理(holistic nursing)

综合护理是一种通过最有效地利用人力资源,最恰当地选择并综合应用上述几种工作方式,为服务对象提供既节约成本,又高效率、高质量的护理服务。综合护理以护理程序为核心,将护理程序系统化,在护理哲理,护士的职责与评价,标准化的护理计划,患者教育计划、患者出院计划的制订,各种护理表格的填写,护理质量的控制等方面都以护理程序为框架,环环相扣,整体协调一致,以确保护理服务的水平及质量。临床常用的综合护理是将责任制护理及小组制护理、功能制护理三者相结合。

1. 优点

(1)患者获得连续的、全面的整体护理,对护理的满意度较高。

(2)护士的责任感、求知感和成就感增加,工作的主动性和独立性加强,工作满意度较高。

(3)加强了与患者、家属及其他医务人员的沟通,合作性增加。

(4)促进小组成员间的有效沟通,提高了护理服务质量。

(5)辅助护士参与制订护理计划,工作兴趣与满意度增高。

2. 缺点

(1)由于护理人员缺编,夜班人员力量相对薄弱。

(2)护理工作节奏加快,护士工作压力较大。

以上几种护理工作方式,在护理学的发展历程中都起着重要作用。各种护理工作方式是有继承性的,新的工作方法是在原有基础上的改进和提高。

> **知识链接**
>
> **临床护理主要工作内容**
>
> 由于护理的实践范畴很多,其工作内容不能一一列举,绝大多数的护理工作还是医院的临床护理。因此,特将临床的护理工作内容介绍如下。
>
> (1)执行基础、专科护理常规,护理技术操作规程及相关规章制度。有娴熟的护理操作技术,做到稳、准、轻、快、敏捷。操作时不能强迫、恐吓,以消除患者的恐惧感,使患者保持愉快的情绪,能使患者积极配合治疗,收到良好的治疗效果。
>
> (2)执行口服、注射、其他途径给药治疗及采集检验标本;注意巡视、观察病情及输液情况,发现异常及时报告医生;协助新入、手术、急、危重患者的处理;负责备血、取血,护送危重患者外出检查。

(3)协助医生做好对患者及其家属的咨询、辅导、接诊和治疗工作。对患者要有高度的同情心,体贴爱护,主动热情,表情亲切,说话温和,工作耐心细致,有问必答,绝不与患者或其家属争吵。

(4)加强基础和业务知识的学习,重点学习本科室的相关知识,如本科室常见病的发病原因、病理、生理机制、治疗、预防及护理,多看本科室每个患者的病历、治疗经过、疗效及各项化验指标,对本科室每个患者的病情和用药治疗情况了如指掌,在进行治疗护理查对时,做到心中有数。一旦出错,能早期发现,准确判断。

(5)经常性地深入病房和患者交流,以获得有关患者病情的信息,了解患者本人的疑虑,及时解决患者存在的问题,向家属和患者解释病症的原因、治疗原则、注意事项并进行饮食生活指导、健康教育指导。

(6)负责医疗文件和物品管理,做好物品清点交接。工作结束后,做好清洁卫生及次日工作的预先准备,保持工作环境的整洁、美观。及时汇报,反映患者对医院服务的意见及要求,并做好记录。

直通护考

一、单项选择题

1. 在克里米亚战争中,南丁格尔使伤病员的死亡率的变化为(   )。
   A. 由50%下降到1.8%   B. 由50%下降到2.2%
   C. 由40%下降到3%   D. 由40%下降到4%
   E. 由30%下降到5%

2. 国际护士节是(   )。
   A. 5月10日   B. 5月12日   C. 6月10日   D. 6月12日   E. 7月12日

3. 我国首次举行全国护士执业考试是在(   )。
   A. 1993年   B. 1996年   C. 1995年   D. 1997年   E. 1998年

4. 南丁格尔的主要贡献中下列错误的是(   )。
   A. 撰写了《护理札记》   B. 创办了世界上第一所护士学校
   C. 撰写了《医院札记》   D. 创建了新的护理工作方法:护理程序
   E. 使护理走上了专业化的道路

5. "以疾病为中心的阶段"的护理特点描述正确的是(   )。
   A. 护理从属于医疗,以消除疾病为目的   B. 满足患者的健康需求
   C. 协助医生诊断和治疗疾病   D. 强调护理程序
   E. 护理走上了专业化的道路独立为患者服务

6. 关于"以患者为中心的阶段"的护理特点描述错误的是(   )。
   A. 强调护理是一个专业   B. 护士是单纯被动地执行医嘱
   C. 护理人员是健康保健队伍中的专业人员   D. 护理的工作场所限于医院内
   E. 护士和医生是合作伙伴

7. 1888年,美籍约翰逊女士在何地创办了中国第一所护士学校?(   )
   A. 上海   B. 北京   C. 广州   D. 福州   E. 天津

8. 护理学中四个基本概念的核心概念是（　　）。

　　A. 人　　　　B. 健康　　　C. 疾病　　　D. 环境　　　E. 护理

9. "环境"的概念下列描述错误的是（　　）。

　　A. 环境分为内环境和外环境，两者相互依存、相互作用

　　B. 心理环境一般指人的心理状态

　　C. 环境是指人类生存的空间及其中影响人类生活与发展的各种自然因素和社会因素的总体

　　D. 良好的自然环境是人类生存和发展的物质基础

　　E. 社会环境的改变不会直接影响人的身心健康

10. 一矿石厂的多名矿工出现了咳嗽、呼吸困难等症状，被诊断为"尘肺"。影响矿工健康的主要因素是（　　）。

　　A. 生活因素　　B. 遗传因素　　C. 心理因素　　D. 环境因素　　E. 医疗保健服务体系

11. 护理学的性质是（　　）。

　　A. 生命科学中不可缺少的学科

　　B. 研究基础护理和专科护理的学科

　　C. 研究护理管理和护理教育的学科

　　D. 临床护理和社区护理综合应用的学科

　　E. 一门生命科学，综合自然、社会及人文科学的应用学科

12. 护理工作的范畴不包括（　　）。

　　A. 护理管理　　B. 临床护理　　C. 护理教育　　D. 护理科研　　E. 护理方式

二、思考题

1. 护理的工作方式有哪些？描述一下各自的优缺点。

2. 整体护理的概念及内涵是什么？

（王星歌）

第二章 护士素质与行为规范

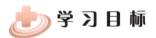

掌握：护士素质的概念及基本内容。
熟悉：护士的各种行为规范及要求。
了解：护士素质的形成、发展与提高。

【案例引导】

案例：实习护生小王轮转到ICU实习，面对ICU的危重患者，需要做生活护理的项目繁多。在带教李老师安排小王去给患者翻身叩背时，小王发现患者大都处于昏迷状态，就草草做了几次叩背，敷衍了事，根本没有达到促进排痰的效果。李老师见此情况，严肃地批评了小王。

问题：1. 护士素质是指什么？
2. 护士素质的内容是什么？
3. 护士的行为规范有哪些要求？

随着现代医学技术的不断发展，医学模式的转变以及人们生活水平的提高，对护理质量的要求不断提升，对护士素质的要求也越来越高。护士在仪表与举止方面、语言与非语言方面、行为规范方面都要遵循严格的规范要求，以便为患者进行更好地服务。

第一节 护士素质

一、素质的概念

素质是指人在先天遗传的基础上，受后天的社会环境和教育等因素的影响，结合自身认识和实践而形成和发展起来的身心方面比较稳定的基本品质。

护士素质是在一般素质的基础上，结合护理专业特点，对护理工作者提出的特殊的素质要求，它不仅体现在护士的言谈举止、仪表风范等外在形象上，还体现在护士的道德品质、业务能力等内在素养上。护士必须具备良好的综合素质，这样既能顺应社会和护理工作的需要，又能充分实现个人的人生价值。

二、护士素质的基本内容

护士具有良好的职业素质，才能应对工作的各种需求，才有利于护理质量的提高，有利于护理学科的发展。护士素质基本内容包括思想品德素质、科学文化素质、专业素质、身心素质四个方面。

（一）思想品德素质

思想品德素质包括政治思想素质及职业道德素质。思想品德素质是做人的基础素质，是护士素质的核心。政治思想素质是人的综合素质的核心，政治思想素质的高低是社会政治文明发展水平的重要标志。职业道德素质包括职业作风、职业纪律、职业习惯。具有良好的思想品德素质是护士从事护理工作的基本条件，主要表现在以下几方面。

1. 热爱护理事业 护士需具有高尚的道德情操及正确的人生观、价值观；能自尊、自爱、自强、自律；具有崇高的护理道德，有为人类健康服务的奉献精神。护理工作是阳光下最神圣的职业。一个人从出生到死亡要经过不同的生长和发展阶段，要经过生、老、病、死不同的时期，每一个阶段、每一时期都离不开护理工作。护士应坚信护理事业是人类最崇高的事业，能战胜各种困难，为护理事业的发展做出自己的贡献。

2. 热爱患者 护士面对的是各种患有疾病，需要关爱和照顾的人。护理人员要对患者有高度的责任心、同情心和爱心，待患者似亲人，尊重患者人格，保护患者的权益，帮助他们满足需要。护士应兢兢业业，忠于职守，全心全意为患者的健康服务，为增进健康、减轻痛苦、预防各种疾病而努力做好本职工作。

3. 具有诚实慎独品行 慎独，即独处无人注意时，凭着高度的自觉，按照一定的道德规范行动，而不做任何有违道德信念、做人原则之事。诚实的品格和较高的慎独修养是护士重要的道德修养之一。护理行为常在患者不知情或失去知觉时进行，而且往往是一人独自工作，缺乏外界监督。因此，护士在道德上必须具有自觉性、一贯性和坚定性。自觉性是指护理行为必须建立在高度自觉的基础上；一贯性是指无论困难或顺利、白天或夜晚、有无他人监督、患者态度的好坏、领导表扬或批评，工作态度都始终如一、尽心尽责；坚定性是指在工作中坚持原则，不为任何利益所影响，保持正直无邪的高尚人格，忠实地维护患者的健康利益。

（二）科学文化素质

随着多元化护理概念的提出，人们对护理工作的要求越来越高，赋予了护士多重的角色功能，要求护士具备多方面的知识。

1. 基础文化知识 现代护理学要求护士具有一定的文化素养，外语和计算机应用能力，以便更好地适应护理学科发展的需要，更快地接受现代科学发展的新理论和新技术，为终身学习打下良好基础。

2. 人文科学和社会科学知识 与传统护理实践相比，现代护理学的最大特点之一就是在护理过程中更加尊重"人"、尊重"生命"、尊重人的需要。医学模式与护理模式的转变，已将护理学科的定位从纯医学范畴转变到自然科学与社会科学相互结合的领域。作为独立学科，护理学无论是在理论的完善与提高，还是工作内容、范围的转变与扩大中，都需要人文科学与社会科学知识，如心理学、伦理学、哲学、美学、政治经济学、社会学、法学、统计学知识等。因此，不断拓宽自己的知识面，对于及时掌握患者的心理状态及情绪变化、最大限度地满足患者的健康需求是十分必要的。

(三)专业素质

护士的专业素质是决定一个护士能否胜任护理工作的基本条件之一，主要包括专业知识与专业能力两个方面。

1. 护士的专业知识构建 科学的知识体系对护士来说是十分重要的。作为现代护理工作者，除应具备扎实的基础文化知识及人文社会科学知识外，还应掌握坚实的基础医学知识、临床医学知识、护理专业知识和护理实践技能，只有这样才能为患者的身心健康提供良好的服务。

2. 护士的专业能力

(1)规范的操作技能：护理技术操作是临床护理工作中十分重要的组成部分。护理操作通常直接或间接作用于人体，丝毫差错都有可能对患者造成严重损伤，因此各种操作应做到规范、熟练、应变能力强。

(2)敏锐的观察能力：在护理实践中，患者的病情及心理状态是复杂多变的，有时患者身体或心理微小的变化恰是某些严重疾病的先兆。护士只有具备敏锐的观察能力，才能首先发现这些变化，做到及时发现问题、果断处理。

(3)较强的综合分析问题和解决问题的能力：护理学是应用性很强的科学，十分注重应用护理程序的工作方法解决患者现存或潜在的健康问题。这就要求在整个护理过程中，护士有较强的综合分析问题和解决问题的能力。

(4)机智灵活的应变能力：护理的服务对象是人，而每个人的心理活动与个性特征是千差万别的，同样的护理方法、同样的护理语言与态度不一定适合所有的患者。因此，在护理工作中应做到灵活机智、针对性强，最大限度地满足患者的需求。

(5)获取新知识的意识和创新能力：为适应现代医学模式的转变，护士要不断关注学科的新发展、新变化；及时补充自己知识体系中的欠缺与不足；善于发现工作中的问题并能设法解决这些问题，使自己跟上学科发展的步伐并有所创新。

(四)身心素质

1. 心理素质 心理素质是一个人行为的内在驱动力。辩证唯物主义认为：心理是客观现实在人脑中的主观反映。因此，护士的心理过程和所有心理素质的形成与发展，都是客观现实在护士头脑中的反映。护士对患者要有耐心、爱心、责任心、诚意和善意，尊重患者人格，做到慎言守密。同仁间相互尊重友爱、团结协作，建立良好的人际关系。

2. 身体素质 身体素质是人体活动的一种能力，指人体在运动、劳动、工作与活动中所表现出来的力量、速度、耐力、灵敏度及柔韧性等能力。护士特定的生活环境及工作特点决定了护士的身体素质要全面发展，做到体质健康、耐受力强、反应敏捷、精力充沛。只有具备了良好的身体素质，才能更好地为患者服务。

三、护士素质的形成、发展与提高

素质既有先天禀赋，又在后天教育的影响下形成和发展。推行素质教育对护士素质的形成起重要作用。护士素质的教育应贯穿于各门课程中，政治教育、文化教育、专业教育中均应重视护士素质的培养。在日常生活管理中注重点滴教育，养成良好的行为习惯，培养他们成为德、智、体、美全面发展的合格人才。在专业课的教学中应注重训练护士素质的养成，职业素养的全面提升。

此外,护士素质的提高在于强调自我修养、自我完善。每个护士都必须明确护士必备素质的内容、目标、要求,并在实践中积极学习、主动锻炼,经常对照检查,找出差距和薄弱环节,在实际工作中不断加以提高和完善,努力使自己成为一个素质优良的合格护士。

知识链接

慎 独

慎独是儒家的一个重要概念,慎独讲究个人道德水平的修养,看重个人品行的操守,是个人风范的最高境界。慎独出自《大学》《中庸》,对于其含义,东汉郑玄注《中庸》"慎独"云:"慎其家居之所为。"慎独是一种品行,一种修养,一般理解为在独处无人注意时,自己的行为也要谨慎不苟,不做任何有违道德信念、做人原则之事。这是进行个人道德修养的重要方法,也是评定一个人道德水准的关键环节。

慎独修养是护理道德中一项特殊的职业道德和社会意识,在护理实践中,护理人员要养成良好的慎独修养,不断提高,完善自我,使自己的道德和技术水平达到更高境界,这对促进护理事业的发展,保证护理质量和患者安全,具有很重要的作用。

第二节 护士的行为规范

一、护士的仪表与仪容规范

仪表是指人的衣着服饰、仪容和姿态。对于一名护士而言,仪表虽然不能代替高尚的医德、娴熟的技术,但在一定程度上可以反映其内心世界及情趣。

(一)护士的着装

着装服饰是文明社会的产物,是仪表的重要组成部分。莎士比亚曾说,服饰往往可以体现人格。在人际交往中,服饰是主要的视觉对象之一,在很大程度上反映了一个人的身份、职业、爱好及社会地位,甚至反映了一个人的文化素养、个性与审美品位。

知识链接

着装的 TPO 原则

服饰的穿着要考虑时间(time)、地点(place)和场合(occasion)这三个因素,这样才能获得和谐、得体的穿着效果,这一原则简称 TPO 原则。

(1)时间原则:穿衣服要考虑时间因素,即不同时代、时期以及一年中四季的变化和每天早、中、晚的不同。如夏天穿轻薄凉爽的衣裙,冬天则要厚实保暖。

(2)地点原则:着装要与环境相协调,如护士穿着工作装逛街购物、上食堂等都是极不适宜的。

(3)场合原则:服饰要与穿着场合及该场合的气氛相协调。在交际应酬中有上班、社交与休闲三种场合。护士上班时应穿着工作服,整洁、大方、美观;出席学术会议时,则应穿较为正式的职业装。

1. 护士着装要求

1)护士服　护士服是护士工作的专用服装,是护士群体精神面貌和组织形象的直接反映,也是护士区别于其他医务人员的重要标志。护士服大多是连衣裙式,色彩以素雅清淡为主。

(1)护士上班着装:护士上班时着护士服是护理工作的基本要求,非上班场合不宜穿护士服,以示严谨。护士身着醒目的护士服既是护理工作的需要,也易使护士产生职业责任感与自豪感。

(2)佩戴工作牌:护士身着护士服时应同时佩戴标明自己姓名、职称、职务的工作牌,以便于服务对象辨认、询问与监督。也可促使护士更积极主动地为服务对象服务,认真约束自己的言行。工作牌应端正地佩戴在左胸上方,当有损坏或模糊不清时应及时更换。

(3)整齐清洁:护士服应保持清洁、平整,忌脏、皱、破、乱等。护士服的清洁与整齐体现了护士严肃的工作态度和严谨的工作作风,也显示出护士职业的特殊品质。

(4)力求简约端庄:护士服的样式以简洁、美观、穿着得体及活动自如为原则。护士服的大小、长短、松紧应适宜,腰带平整、面料挺括、衣扣扣齐,内衣不外漏。

2)护士帽　护士帽有两种,即燕帽和圆帽。燕帽是护士职业的象征,佩戴时要戴正戴稳,高低适中(距前额发际4~5 cm),用白色发卡固定于帽后;长发要梳理整齐盘于脑后,发饰应素雅庄重。佩戴圆帽时前达眉睫,后遮发际,头发全部塞在帽子里面,边缝应置于脑后,边缘整齐。

知识链接

燕尾帽的来历

1920年,Lavinia Dock 在《护理的短暂历史》里写道,护士的帽子来自于圣保罗的奇怪禁令,女性必须将头部覆盖起来或者剪短头发。克里米亚战争后,南丁格尔护士学校在圣托玛斯医院成立,同样对护士的着装做了严格要求,实习生必须戴上由南丁格尔辅助设计的短方形帽子。

1928年,第九届全国护士代表大会时,毕业于北平协和高级护士学校的林斯馨女士首先提出统一全国护士服装的建议,得到与会者的重视与响应,当即组成护士服装研究委员会,专门进行研究,其标准为简单、易洗、雅观、舒适、庄重并改变了袖口过大等缺点,使护士动作更为敏捷。该委员会将重新设计的服装样式刊登在护士季报上,要求全国护士统一制作,此举为统一中国护士服装起了很大的推动作用。在这次会议上正式将护士帽命名为"白色燕尾护士帽"。

燕尾帽,是护理职业的象征,它洁白、坚挺,像一道圣洁的光环,衬托着白衣天使崇高的使命。

3)护士鞋和袜　护士鞋要求样式简洁,以软底、防滑、平跟或坡跟为宜,注意颜色与服装的协调,以白色为主。护士鞋应舒适、干净,并与整体装束协调。袜子应为单色,以肉色或浅色为佳,如果穿裙装,应配长筒袜或裤袜,袜口不能露在裙摆或裤脚的外面。

此外，护士工作时不宜佩戴过多饰物，如戒指、手镯等，因为饰物不仅会妨碍工作，影响护士的职业形象，更有可能会成为医院传染的媒介。同时，护士要经常修剪指甲，不宜留长指甲，更不能涂指甲油，否则也会严重影响护士的职业形象。

(二)护士的仪容

仪容，是指人的外观和容貌。良好的仪容是护士职业素养的基本要求，它既体现护士尊重患者、自我尊重的品德，又体现护士的敬业精神，还反映一个医院的精神风貌。护士的仪容整体要求干净、整洁、卫生，面部仪容自然、清新、高雅、和谐，可适度淡妆，但不可浓妆艳抹。

1. 仪容修饰的基本原则

(1)整洁的原则：仪容修饰的前提。仪容的整洁是一个人仪容美最基本的条件，一个人尽管五官俊美，但蓬头垢面，在外观上仍会使人不堪入目，感觉不良。

(2)美观的原则：漂亮、美丽、端庄的仪容是形成良好形象的基本要素。要使仪容达到美观的效果，首先应了解自己的特点，对孰优孰劣要心中有数；其次要进行淡妆修饰，做到扬长避短，变拙陋为俏丽。

(3)自然的原则：美化仪容要依赖正确的技巧、合适的化妆技巧；要一丝不苟，井井有条。要讲究过渡，体现层次；要点面到位，浓淡适宜，各部位的修饰要与整体协调一致，通过修饰达到"含而不露"的自然美。

(4)协调的原则：仪容修饰的协调原则包括：①妆容要浓淡协调；②与五官轮廓协调；③要与发型、服饰协调，力求取得完美的整体效果；④与身份、角色协调，作为职业人员，应注意仪容修饰要体现端庄、稳重的气质；⑤与年龄协调；⑥与场合协调，不同的场合应进行不同的修饰。

> **知识链接**
>
> **护士的职业仪容**
>
> 调查显示，人与人的交往的第一印象，58%是通过视觉来传递的，也就是说通过你的外表，35%是通过听觉来实现的，也就是通过你的声音、声调等举手投足间来传递你的气质、修养，而只有7%才是通过我们的语言本身，这项调查进一步说明了一个人的仪容修饰的重要作用。
>
> 得体自然的妆容不仅能美化护士容颜，使人精力充沛，也可激发患者对美好生活的渴望之情。护士妆以淡雅为宜。粉底尽量选用接近肤色的颜色；眉毛的修饰以自然为宜，尽量贴合自己的眉形；腮红的颜色不宜过深或过艳；眼线、眼影可适当选用棕色色系。口红的颜色以接近唇色为宜。好的护士妆是一种让人看不出的艺术塑造。在医院这个特殊的环境中，不但女士应适度妆饰，男士也应保持头面修饰整洁，不蓄胡须，不剃光头，也不留长发。护理工作者应保持得体、大方的仪容，以体现一种奉公敬业、救死扶伤、朴实高雅的医学职业精神。

二、护士的语言行为规范

(一)护士用语的基本要求

1. 语言的规范性

(1)精确通俗的内容：只有当接收的信息与发出的信息相同时，沟通才是有效的。因此，护理人员在与患者交谈时，应选用患者易懂的语言和文字，尽量口语化，少用或不用医学术语和

医院常用的省略语。同时也要尽可能地掌握当地方言,否则易引起护患之间的隔阂,降低其对护理人员的信任,甚至产生矛盾。比如:

护理人员:"你有无尿路刺激症状?"

患者:"什么叫尿路刺激症状?"

护理人员:"就是尿频、尿急、尿痛嘛!"

患者:"什么叫尿频?"

护理人员:"就是次数多。"

患者:"多少次算次数多?"(仍然不解)

(2)清晰柔和的表达:要做到正确传递信息,准确把握语调和语速是关键。我们说话内容的表达在一定程度上借助于说话的方式,即控制语调的强弱、轻重、高低,语速的快、慢。这些语言中的声和调统称为"副语言"。说话者的副语言会影响信息的含义。同一句话,采用不同的副语言,就可以有不同的含义。如"你好"采用不同的副语言,可以是一种真诚的问候,也可以是挖苦或讽刺。由此可见,即使是一个简单问题的陈述,凭借语调、语速可以表达热情、关心和愤怒等复杂的情感。

2. 语言的治疗性　古希腊名医希波克拉底曾说过,医生有两种东西能用于治病,一是药,一是语言。由此可见语言的治疗性。护理人员语言的治疗性体现在能使患者得到心理的慰藉,能使患者保持轻松、愉快的心情,对患者的健康恢复起积极作用。当然,我们也应认识到,护理人员不恰当的语言会对患者造成不良的刺激,以致引起患者的不愉快、不满,甚至愤怒、恐惧、忧郁,这些负性情绪对健康的恢复会产生消极影响,甚至会导致病情加重。由此可见,护理人员的语言既可治病,又可致病。因此,护理人员在与患者交谈时,应认识到语言具有的暗示和治疗功能,想方设法提高语言的治疗作用。

3. 语言的原则性　护理人员与患者谈话的内容与方式,既要根据不同对象、不同情境,有一定的灵活性,又要严格把握相对的原则性。包括平等待人、尊重患者、不非议他人的原则;讲真话、守诺言、对人诚信的原则;既要使患者感到温暖,又要保持一定严肃性的原则等。遵守这些原则对于加强护患之间沟通,促进有效的相互合作是必要的。然而,在护理人员与患者的交往中,不是什么都可以原原本本地讲给患者听的,有时为了暂时稳定患者心理,护士的语言须注意一定的保密性。因此,语言的原则性又存在着相对性。

4. 语言的礼貌性　礼貌用语是尊重他人的具体表现,是护患关系的敲门砖。多用礼貌用语,不仅有利于双方气氛融洽,而且有益于沟通。护士在工作中要注意做到:"您好"不离口,见到交往对象均可用"您好"来问候;"请"字放前头,凡需患者做的,均在祈使句前加"请"字;"谢谢"跟后头,对于他人所给予的帮助和支持,无论是大是小,都要说声"谢谢";"对不起"时时有,无论何时何地何事打扰别人,都必须说声"对不起"。

5. 语言的审慎性　语言的魅力无可阻挡。就个人来说,语言可以系之于荣辱,或因一言受人敬重,或因一言身遭凌辱。因此在人际沟通中要做到不该说的少说或不说,该说的要慎说;一个人患病后除了心理变得脆弱,还会对周围的人和事表现出特别的敏感、多疑。为了尊重和保护患者的权利,避免给患者带来精神压力,护士应注意选择说话的场合、时机,把握言谈的委婉、含蓄程度,区分谈话内容,以便充分显示护理工作的周密性与谨慎性,保证患者健康和生命安全。

6. 语言的知识性　护士的语言应以丰富的学识为根基,只有专业知识丰富,才能言辞意达。患者生病后非常需要护士用专业知识给予健康指导和解释说明,如只给一些空洞的安慰和劝说,将是苍白无力的。因此护士要勤于思索,刻苦学习专业理论,避免在交谈时言之无物。

7. 语言的情感性 "言为心声",语言出于情感是很有道理的。护士的语言不仅是专业信息的传递,更是职业情感的流露。交谈技巧与沟通关系向来是密不可分的。只有在语言修养和技巧中注入对患者的情感,才能有效地发挥交谈技巧的作用。

(二)语言交谈的层次

1. 一般性交谈 一般性交谈多适合在彼此关系较生疏时作为开口语使用,有助于打开局面和建立人际关系。如"你好,忙啊",在这个层次的交谈不需要周密的思考,无须担心说错话,因为它一般都是社交应酬式、寒暄式交谈,话题表浅。护患之间的初次沟通开始阶段或平时见面时的打招呼就属于这个层次。

2. 陈述事实 这是一种只罗列客观事实的谈话方式,不加入个人意见、观点和感情,对陈述的事实本身不做任何评价,也不涉及人与人的关系。人际交往中,在交谈双方无信任感时,一般停留在只陈述事实、不发表意见的层次。护理工作中,护士交班报告及患者的主诉就属此层次,如"昨天5床在手术中发生意外""今天我仍然感到腹胀"等。这种沟通方式对护理人员了解病情是非常重要的,应注意倾听,以便获得一些重要的信息。

3. 交流看法 当交谈双方有了一定信任感的基础时,往往会将自己的想法和判断说出来,并希望得到对方的认可、同情或与对方分享,引起共鸣。此时,已进入到比陈述事实高一层次的交谈。在此阶段,患者可能会向护理人员提出某种要求和意见,如"我入院已经7天了,尿糖还是那么高,会不会是医生开的药有问题?"等。作为护理人员要充分让对方说出自己的看法,不能流露出反对的情绪,更不可指责或嘲笑,否则对方将会隐瞒自己的真实看法,不利于互相了解。

4. 分享感觉 这是交流过程的最高层次。要进入这个层次的交流只有在相互信任、彼此无戒心、有了安全感的基础上才能进行。这时双方认为与对方交流对自己有好处,告诉对方自己内心深处的想法不会有害处,因此很愿意告诉对方自己的信念以及对过去或现在一些事情的反应,彼此分享感觉,这种分享有利于身心健康。因此护理人员应热情接待患者,善于理解患者,使患者产生信任感和亲切感,愿意把心里话讲出来。可以看出,沟通层次的深入主要取决于沟通双方彼此的信任程度,而沟通层次的选择取决于沟通的预期目的。在护士人际交往中,沟通的各种层次都可出现,在与患者沟通的过程中,应让对方自如地选择他所希望采取的交流方式,不要强求进入更高层次的沟通。护理人员要经常评估自己与患者或周围人的沟通层次,是否与所有人都只能进行一般性交谈?有无因自己的语言行为不妥而导致患者不愿意与自己进行高层次交流的现象发生?

(三)护士的语言沟通常用技巧

交谈作为护理人员为患者服务以及与同行沟通的一种重要手段和基本功,其成功的条件,除了护患之间或同行之间良好的关系之外,还取决于恰当地运用各种交谈技巧。

1. 准备 无论是评估性交谈还是治疗性交谈,都是一种有目的的交谈。为了使交谈达到目的,护理人员在交谈前应做充分的准备。具体内容如下。

1)护理人员的准备 护理人员在交谈前须考虑以下几方面的问题。

(1)熟悉资料。通过阅读病历或询问其他医务人员,了解和掌握患者的有关情况。

(2)选择时间。根据病情、入院时间、拟谈时间、护理人员工作安排等,选择护患双方均感方便的时间进行。

(3)明确目的。即为什么要进行交谈,要完成的任务是什么,再根据交谈的性质和目的制订交谈计划,必要时列出交谈提纲,使护患双方的交谈都能集中在主要问题上。

2)患者的准备　确认患者的身体状况,如有无不适,是否口渴,是否需要上厕所等。

3)环境的准备　当进行较为正式的评估性交谈或治疗性交谈时,首先要保证环境安静,减少环境中容易造成患者注意力分散的因素,如关掉收音机或电视机;其次要为患者提供环境上的"隐秘性",如关上门或挡好床旁屏风,可能的话,最好要求其他的人离开交谈的地方;同时,交谈期间应避免进行治疗和护理活动,同时也要谢绝会客。

2. 开场技巧　开场技巧运用如何直接关系到患者对护理人员的第一印象好坏,而患者对护理人员的第一印象将深深地影响护患关系及护患交谈的结果。

(1)开场语的内容:首先,护理人员应有礼貌地称呼对方,介绍自己。此外,应向患者说明本次交谈的目的和大致需要的时间,告诉患者交谈中收集资料的目的是为了制订护理计划。

(2)开场的方式:要想很自然地开始交谈,可根据不同情况采取下列不同的方式:①问候式,如"您今天感觉怎样?""昨晚睡得好吗?"等;②关心式,如"这两天来冷空气了,添点衣服,别着凉了""您想起床活动吗？等会儿我扶您走走"等;③夸赞式,如"你今天气色真不错""你看上去比前两天好多了"等,对儿童可多用夸赞式;④言他式,如"这束花真漂亮,是你爱人刚送来的吧""你在看什么书?"等。

这些开场白的技巧既可以使患者感受到护理人员的关心爱护,又可使患者自然放松,消除紧张戒备的心理,以便能自然地转入主题。相反,如护理人员一见面就说"你看上去没什么病似的,怎么来医院的？说说,你哪儿不好?"这样的开场白可能给患者以不良刺激。

3. 提问技巧　善于提问是护理人员的基本功。提问的有效性将决定收集资料的可靠性及全面性。

(1)封闭式提问:又称限制式提问,这是一种将患者的应答限制在特定范围之内的提问,患者回答问题的选择性很小,甚至有时只要求回答"是"或"不是"。如"你今天头痛吗?""你咳嗽吗？痰中带血吗?""您的家庭成员中有冠心病吗?"等。这种提问方式的优点是患者能直接坦率地做出回答,使医护人员能够在短时间内获得需要的信息,如患者的年龄、职业、文化程度、婚姻状况、过去是否住院或做手术等,时间效率高。缺点是在使用这种提问方式时,回答问题比较死板机械。患者处于被动地位,不能充分解释自己的想法和情感,缺乏自主性。医护人员也难以得到提问范围以外的其他信息。

(2)开放式提问:提问的问题范围较广,不限制患者的回答,可引导其开阔思路,鼓励其说出自己的意见、想法和感觉。如"您对手术有什么想法?""您这几天的感觉怎样?""您有什么事需要我们帮助吗?"等。开放式提问的优点是没有暗示性,有利于患者开启心扉,发泄和表达被抑制的情感,谈出更真实的情况。患者自己选择讲话的方式及内容,有较多的自主权,医护人员可获得较多有关患者的信息。缺点是需要较长的交谈时间。

护患双方互通信息的交谈,特别是收集患者资料,如采集病史和获取其他诊断信息等时,两种提问方式常交替使用。

4. 提问引导时应注意的问题

(1)避免提连续性的问题:每次提问一般仅限于一个问题,待回答后再提第二个问题。如果一次提好几个问题,会使患者感到困惑,不知该回答哪个问题好,甚至感到紧张有压力,不利于交谈的展开。

(2)避免提双重性问题:如"你是想吃面条,还是想吃蛋糕",也许患者两者都不想吃,只想喝白粥。

(3) 避免提"为什么"之类的问题：如"你肝脏不好,为什么要喝酒？"这一类问题将迫使患者对自己的行为及生活状态做出解释,而许多人对自己的行为很难解释。而且这类问题往往隐含责备之意,容易使患者反感或紧张。

(四)护士的基本日常用语

1. 招呼用语 首先应做到称呼得体。可按照性别或年龄区别称呼,如"李先生""王老师"等,决不能用床号代替患者的姓名,更要避免直呼其名。向患者打招呼时,应做到热情自然,和蔼亲切,有分寸。

2. 介绍用语 患者入病区时,护士要热情接待,主动介绍,以增加患者的安全感和对护士的信任。例如："您好,我是您的责任护士,我姓李,您叫我小李就好了,我负责您的日常护理,您有事可以随时叫我。现在,请允许我为您介绍……"。

3. 安慰用语 患者在病痛中都渴望得到安慰。安慰患者,不仅是护士的职责,更是应尽的义务。安慰性语言能引起患者情感上的共鸣,稳定患者情绪,减轻心中的痛苦。护士在使用安慰用语时,态度要诚恳,要充满关心和同情,设身处地为患者着想,不要做作或言不由衷。安慰患者时,需要先了解患者的情况,对症下药,不同的患者要采取不同的安慰方法。如给患儿打针时,护士可以跟患儿这样说："阿姨打针一点也不疼,阿姨用最细的针,轻轻的打一下就好了,你看好不好？"

4. 劝说用语 护理工作中常会碰到要求患者做某事而患者一时又不愿接受的情况,如患者对治疗、检查、护理、饮食不理解,会出现不合作或拒绝,需要护士耐心地进行解释和劝说。

5. 暗示性语言 护士在工作中要学会运用积极的暗示语言来影响患者,使护理效果达到预期目的。有时患者会因家庭、经济、工作、治疗等因素的影响,产生消极情绪,护士应给予积极的暗示。如一位贫血的患者,经过一段时间的治疗后,感觉病情没有好转,产生了悲观情绪,护士发现后,及时暗示患者："我刚看到您的检查单,血细胞升高了不少,看您今天的气色也好多了,脸色也红润了。"患者听到这样的话,会得到鼓励,增强信心。

(五)护士的操作用语

在临床护理实践中,护士应尊重患者的知情同意权,在进行任何护理操作时,均应向患者解释清楚,从而得到患者的理解和配合,减少操作时的不适。护理操作解释用语分三部分,即操作前解释、操作中指导、操作后嘱咐。

1. 操作前解释 在操作前护士应认真核对患者的床号、姓名,并简单介绍本次操作的目的,患者须准备的工作,操作的方法及患者在操作中可能产生的感觉。如住院患者,第二天清晨需要留尿化验,护士应以礼貌关切的方式给患者解释方法、目的及注意事项。

2. 操作中指导 操作中护士要技术娴熟,动作轻稳,护士要一边操作一边亲切地指导患者配合,并不时地用安慰性语言转移患者的注意力,使用鼓励性语言增强其信心,这样既可减轻患者的痛苦,又可降低操作难度,提高工作质量和效率。如护士对患者进行排痰指导,在拍背的过程中要不时与患者进行沟通指导。

3. 操作后嘱咐 护理操作后不但应对患者的配合致以诚挚的谢意,还要根据病情给予患者安慰,这不仅是出于礼貌,也是护理操作的一项必要的程序。嘱咐是指操作后再次进行核对,询问患者的感受,观察、了解是否达到预期效果,交代相关的注意事项等。安慰则是对操作给患者造成的不适和顾虑给予合理的解释、鼓励等。

三、护士的非语言行为规范

人与人之间除了借助语言进行信息交流外,还存在着大量的非语言形式,在沟通中可以起到支持、修饰、替代或否定语言行为的作用,具有较强的表现力和吸引力,可跨越语言不通的障碍,往往比语言信息更丰富、更有感染力。在某些情况下,可以通过非语言形式表达难以用语言表达的情感、情绪及感觉。在人们日常交流中,约65%是非语言沟通方式。

在医疗护理工作中,非语言沟通有时显得更为重要。例如:使用呼吸机的患者、婴幼儿等,不能用语言与医护人员沟通,只能依靠表情姿势的变化来表达自己的感受。护士应了解不同的非语言行为的含义,有助于把握在交谈过程中自己的非语言行为对患者的影响,扬长避短;同时应明了患者的非语言行为所传达的信息,从而深入了解患者的思想、情感、行为等,更好地为患者提供所需的服务。

(一)护士非语言沟通的主要形式

1. 倾听　交谈是双向交流的过程,言语和倾听是不可分割的两个部分。倾听是指全神贯注地接受交谈双方在交谈时发出的全部信息。在倾听过程中,要集中精力,用心倾听,保持目光接触,带着鼓励的眼神,尊重对方。避免随意打断对方及妄加评论。可在谈话中加入一些简短的语言,如"对""您说得对""是这样"等,或点头、微笑表示理解和给予反馈,鼓励对方继续说下去,引起共鸣。

2. 面部表情　表情是人类面部的感情,是人类情绪、情感的生理性表露。人的表情一般是随意的,但有时被自我意识控制,具有变化快、易察觉、可控制的特点。因此,在护患交流时,要善于运用和控制自己的表情,以取得良好的沟通效果。表情的主要因素包括目光和微笑。

(1)目光:目光可以表达和传递感情,也可显示自身的心理活动,还能影响他人的行为,是传递信息十分有效的途径和方式。目光接触是一种最常见的沟通方式,可以表达喜爱、信任、怀疑、关心等多种情绪。护士应善于从目光接触来判断患者的心态。护士在交流中运用目光接触技巧时,必须符合医护人员的职业要求,应体现宁静、坦诚、友善、亲切。同时,要注意注视的部位和注视的时间。护士与患者目光交流是有一定技巧的。注视角度一般与患者最好平视;护士与患者目光接触的时间不少于全部谈话时间的30%,不超过谈话时间的60%;异性患者每次目光对视时间应不超过10 s。一般来说,目光大体在对方的头顶、嘴、脸颊的两侧这个范围活动较好,给对方一种恰当的很有礼貌的感觉,并且表情要自然。与患者目光接触时,注视对方的时间要长短适宜。在交谈中,听的一方通常应多注视说的一方以表示友好和重视。作为护士,应善于运用目光表达不同的情感和意义,如护士温和的眼神能使患者得到力量与支持。

(2)微笑:微笑是面部表情中最能直接、准确、迅速传递信息的体态语。微笑自然大方、真诚友善,表现出充满自信、善待他人的良好心境。在与患者沟通中,护士的微笑往往容易获得患者的信任与好感,使患者感到亲切、温暖、理解和尊重,营造出和谐的气氛,缓解患者紧张与不安的情绪。护士运用微笑要自然、得体,把握好场合和分寸。

3. 触摸　触摸是非语言沟通的一种特殊形式,包括抚摸、握手、搀扶、拥抱等。在护理工作中,护士可以采取触摸方式对患者的健康状况进行评估,可以用来表达关心、理解、体贴,给予患者无声的安慰和心理支持,也可以将抚触疗法作为辅助治疗手段,起到一定的保健和辅助治疗的作用。但是,由于文化背景的影响,人们对触摸的理解、适应和反应程度是有差异的,因此,在采用触摸方式时,应考虑文化背景、沟通场景、双方关系以及被触摸对象的性别、年龄、被触摸的部位等诸多因素。护士在运用触摸方式时,应保持敏感和谨慎的态度,注意观察对方的反应并及时进行调整。

4. 人际距离 人际距离是指人与人之间的空间距离。在人际交往中,处于不同的空间距离,体现出不同的双方关系,从而会有不同的感觉,产生出不同的反应,因为人际距离传递出了不同的信息。尊重人们这种对空间距离的要求,有利于缓解心理压力、提高沟通的有效性和舒适感。美国心理学家爱德华·霍尔提出,人际距离分为以下四个类型。

(1)亲密距离:沟通双方的距离在 0.45 m 以内,在此距离上,双方均可感受到对方的气味、呼吸、体温等,通常存在于最亲密的人,如父母与子女,恋人之间。在临床护理工作中,某些护理操作如体格检查、口腔护理等须进入此距离,护士在操作前应先做好沟通解释工作。

(2)个人距离:沟通双方的距离在 0.45～1.2 m,这是人际间隔上稍有分寸感的距离,通常朋友间的交谈为此距离。护士常在这个距离内对患者进行健康教育、心理咨询等,是护士与患者进行沟通交流的理想距离。

(3)社交距离:沟通双方的距离在 1.2～3.5 m,用于具有公开关系而不是私人关系的个体之间。如上下级关系,顾客与售货员之间等。在护理工作中,对敏感患者或异性患者可采用此距离,也可用于护理查房等。

(4)公众距离:沟通双方的距离在 3.5 m 以上,用于进行正式交往的个体之间或陌生人之间,这时的沟通往往是单向的。在专题讲座、学术报告、座谈会等常采用此距离。

人际距离是相对动态和静止的,护士和患者交谈时,随着话题内容或情绪的改变,彼此间距离也会随之改变,因此,护士应正确把握和患者的人际距离。

(二)护士非语言沟通的基本要求

1. 尊重患者 将患者放在与护士平等的位置上,不因疾病受到歧视,维护心理平衡,维护人的尊严。即使是精神病患者也同样应该受到尊重。

2. 适度得体 在护患沟通过程中,护士的姿态要落落大方,笑容要适度自然,举止要礼貌热情。护士的举止、表情、外表等常常直接影响患者对护士的信任程度,影响护患之间良好人际关系的建立。

3. 因人而异 护士应根据患者的不同特点,采用不同的非语言沟通方式,以保证沟通的效果。

四、护士的姿态规范

姿态是指人的姿势与体态,姿态不仅是个人外在的行为表现,也是个人内在文化修养的体现。

(一)基本姿态

1. 站姿 站姿是最基本的姿态,也是其他姿态的基础,优美的站姿能显示一个人的自信,女性的站姿应"亭亭玉立",男性的站姿应"站立如松"。站立时,头正颈直,下颌微内收,双目平视前方,两肩放松外展,挺胸收腹,立腰提臀,两臂自然下垂于身体两侧。手指自然弯曲,也可两手互握置于腹前。两腿并拢,两脚后跟错步成"丁"字,或后跟并拢成"V"形(图2-1)。

2. 坐姿 在站姿的基础上,右脚后移半步,待右腿接触座位后,单手或双手由上向下将后方衣裙下端捋平,轻轻落座于椅面的前 1/2 或 1/3 处,不可坐满椅面。入座后,上半身挺直,背部与大腿呈直角。双膝并拢,小腿稍微后收或侧置,两手互握,置于腹前或腿上。坐姿要求坐如钟,即坐时的姿态像钟般端直,给人以自然大方,文雅稳重的美感(图2-2)。

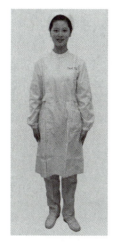
图 2-1　站姿

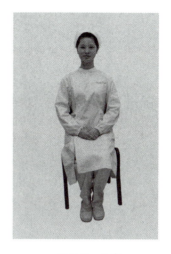
图 2-2　坐姿

3. 行姿　行姿是站姿的延续。良好的行姿应轻盈、敏捷,体现护士从容、平稳的动态之美。行走时,上半身挺直,两眼平视前方,步履轻盈自然,面带微笑。以胸带步,两脚沿一直线两旁小步行进;两臂前后自然摆动,摆动幅度在 30°左右为宜(图 2-3)。

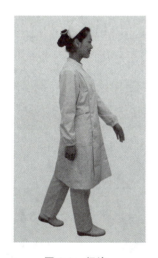
图 2-3　行姿

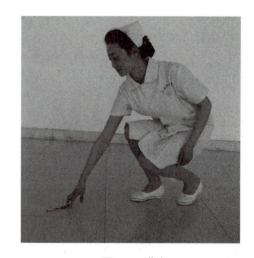
图 2-4　蹲姿

4. 蹲姿　在站姿的基础上,一脚后退约半步,使一脚往前,一脚在后,单手或双手捋平裙摆下端后屈膝下蹲(图 2-4)。注意避免弯上身和翘起臀部,也不可面向或背对他人下蹲,不可双腿平行叉开下蹲。

(二)护理工作中的常用姿态

1. 推治疗车　护士站立于治疗车后,双手扶于治疗车缘两侧,两臂均匀用力,把握方向,躯干稍向前倾,抬头、挺胸、直背,步伐均匀,速度适中,推行平稳(图 2-5)。推治疗车行进中,如与患者迎面相遇,应推治疗车至一侧,让患者先行。推治疗车进出门,应先开门,然后推治疗车进入,不可用治疗车将门撞开。

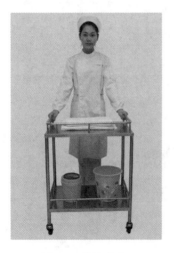
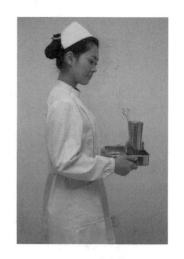

图 2-5　推治疗车　　　　　　　　　图 2-6　端治疗盘

2. 端治疗盘　在站姿或行姿的基础上，两上臂贴近躯干，肘关节弯曲呈 90°，双手拇指置于治疗盘的两侧边缘中部或近端 1/3 处，不可触及治疗盘的内面，其余四指和手掌托住两侧盘底，盘的内缘距离躯干 2~3 cm，不可触及护士服（图 2-6）。行走时保持治疗盘平稳，端盘进出门时可用后背、肩部或肘部轻轻将门推开再进去，不可用脚踹门或用治疗盘将门顶开。

3. 持病历夹　持病历夹行走时两肩自然放松，一手臂自然下垂于身体一侧，另一手臂的肘部弯曲，手握病历夹的对侧边缘于一侧胸前，病历夹正面向内，病历夹的下端在髂棘上，病历夹的外端稍向外展，夹面与身体纵向呈 45°（图 2-7）。阅读或书写病历时，一手持病历夹前缘，将病历夹平放于前臂上，上臂稍外展，另一手翻阅或书写。

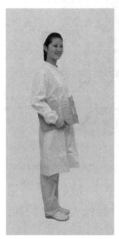
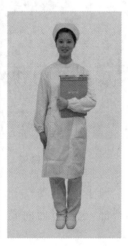
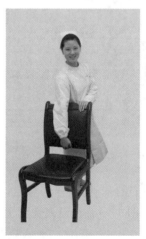

图 2-7　持病历夹　　　　　　　　　图 2-8　搬放椅子

4. 搬放椅子　护士侧站于椅子的后面，双脚前后分开，两腿屈膝，一手握于椅子背，将椅背夹于手臂与身体之间，另一手扶持椅背上端，站立起身行进，搬移椅子，动作轻柔（图 2-8）。

直通护考

一、单项选择题

1. 护士素质的内容不包括(　　)。
   A. 思想品德素质　　　　　　　　B. 科学文化素质
   C. 较高的学习能力　　　　　　　D. 专业技能素质
   E. 身体和心理素质

2. 护士的专业技能素质主要是指(　　)。
   A. 具备基础文化知识　　　　　　B. 具备专业知识与能力
   C. 具备人文知识　　　　　　　　D. 具备较强的身体素质
   E. 具备较强的心理素质

3. 慎独修养是指(　　)。
   A. 护士在独处时,自己的行为也要一丝不苟
   B. 护士的行为可以按照自己的意愿去进行
   C. 护士独自一人时,可以放松警惕
   D. 护士独自一人时,自己小心些就可以了
   E. 护士最好不要一个人独处

4. 着装的TPO原则中,O代表的是(　　)。
   A. 时间原则　　　　　　　　　　B. 地点原则
   C. 场合原则　　　　　　　　　　D. 华丽原则
   E. 攀比原则

5. 关于护士帽的佩戴及头发要求,以下正确的是(　　)。
   A. 护士帽距前额发髻5～8 cm　　B. 前不遮眉,后不过肩
   C. 两侧可以遮耳　　　　　　　　D. 可以在后面扎马尾
   E. 戴圆帽时可以有部分头发露在外面

6. 下列哪项不属于仪容修饰的基本原则?(　　)
   A. 整洁的原则　　　　　　　　　B. 美观的原则
   C. 协调的原则　　　　　　　　　D. 时尚的原则
   E. 自然的原则

7. 语言交谈的层次不包括下列哪项?(　　)
   A. 一般性交谈　　　　　　　　　B. 陈述事实
   C. 交流看法　　　　　　　　　　D. 分享感觉
   E. 增进感情

8. 语言的审慎性指的是(　　)。
   A. 护士应该有丰富的学识为基础
   B. 护士在与患者沟通时应加入自己的情感
   C. 护士与患者沟通时应注意说话的场合、时机,把握言谈的委婉性
   D. 护士与患者沟通时应使用礼貌用语
   E. 护士与患者沟通时要保持一定的严肃性的原则

9. 开放式提问指的是（   ）。

A. 将患者的答案限制在特定的范围之内

B. 提问的问题范围广,不限制答案

C. "你今天头疼吗?"属于开放性提问

D. 患者回答问题的选择性很小

E. 回答"是"或"不是"就可以了

10. 亲密距离是指双方的距离在（   ）。

A. 小于 0.45 m
B. 0.45～1.2 m
C. 1.2～3.5 m
D. 2.8～3.5 m
E. 大于 4.5 m

二、思考题

1. 什么是护士素质?护士素质的内容有哪些?
2. 护士跟患者交谈时应注意哪些语言修养?
3. 护士非语言沟通的主要形式有哪些?

（高林林）

第三章　护士与患者

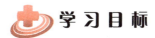

掌握：护士的角色功能；护士的权利与义务；患者的权利与义务；护患关系的基本类型。
熟悉：患者角色适应不良的表现；护患关系的特点。
了解：角色的特征；影响患者角色适应的因素。

【案例引导】

案例：护士小王工作不久，面对患者对病情的提问她总是推给医生或者其他护理人员。患者逐渐开始拒绝小王的护理服务，她很是不解。
问题：1. 小王在处理护患关系时出现了什么问题？
　　　　2. 如果你是她，你该如何面对患者提出的自己不熟悉的问题？

护理工作是护士与患者为达到护理这个共同目标而产生的互动过程。在这个互动过程中，护士可帮助患者维持、促进及恢复健康。要达到这一目的，必须依赖于有效的护患间沟通和理解。每个人都在社会中承担着某种或多种角色，不同的社会角色具有不同的权利和义务。护理人员与护理对象具有不同的社会文化背景、人格特征和角色特征，在相互接触过程中，由于角色差异，会在很大程度上影响双方的沟通，甚至影响护理工作的开展。因此，护理人员必须了解护士与患者的角色，建立良好的护患关系，给患者必要的帮助，以利其全面康复。

第一节　角色概述

一、角色概念

角色（role）是戏剧中的一个专有名词，指处于一定社会地位的个体或群体，在实现与这种地位相联系的权利与义务中，所表现出的符合社会期望的模式化的行为。

在社会关系中,个体扮演的角色不止一种,而是多重角色的统一体。例如,女性一生大多要经历女儿、妻子、母亲等家庭角色,同时还有学生、职业人等社会角色。个体在社会中取得的某种角色,就会依照这个角色的性质、特征显现出一定的模式化行为,如教师让人联想起爱护学生、教书育人,领导者则统领全局、精明强干等。每个人的行为都是与其特定的角色相联系的,社会要求每个人必须履行自己的角色功能并按照角色行为要求行事,否则就会被视为异常。

二、角色特征

(一)客观性

角色的产生和存在是客观的,脱离社会客观需要而由人们头脑中想象出来的"角色"在现实的社会生活中是不存在的;任何一种社会角色的产生都是一定社会文化、历史积淀的结果,是社会生产和生活发展的产物。

(二)对应性

每个角色在社会中都不是孤立存在的,每个个体要完成某种角色,必须要有一个互补的角色存在。社会学把这些相互对应而存在的社会角色称为"角色伴侣"。如学生的角色,就必须有其角色伴侣——教师;妻子的角色,就必须有其角色伴侣——丈夫等。

(三)单一性

单一性是指在社会生活中,不存在角色权利、角色义务和角色规范完全相同的两种不同的角色;同样,在一个社会中,也不可能存在对同一社会角色会有不同的社会期望和行为规范。有些社会角色,由于文化习惯不同,会有不同的语言表达方式,但不同的语言表达所指的都是同一个社会角色。

(四)职能性

角色乃是社会对个人职能的划分,它指出个人在社会活动中的地位,在社会关系中的位置,以及在人际交往中的身份。所有的角色不是由个人决定的,而是社会客观赋予的。每个社会角色都代表着一套有关行为的社会标准。

(五)扮演性

每个个体都必须在社会活动中扮演一系列角色,这并不意味着人们故意在那里装腔作势,也不是说人们必然要产生某种行为。在很大程度上,人们的行为只能由其所处的背景和地位来决定,这就是社会标准。

(六)多重性

个体在不同的时间和空间里,会扮演许多不同的角色。在不同的角色关系中,会因其对象不同,而扮演不同的角色、承担不同的责任、表现不同的功能。例如,一位女医生,在家里对丈夫来说她是妻子,对儿子来说她是母亲,对母亲来说她是女儿;在医院里她可能还同时承担着内科医生、科主任、先进工作者、党员等多种角色;在日常生活中,在商店里她是顾客,在公共汽车上她是乘客等,社会赋予她多重角色,在她身上得到了完整的统一。

(七)固定性

社会角色通过社会位置来具体表现。所谓社会位置是指在群体结构或社会关系中的某个地位,每一角色都有其对应的角色位置,对号入座。

三、角色转换

在社会生活过程中,一个人会经常变换自己的角色,比如说下班回家,就要从职业角色变换为家庭成员角色。这种经常性的变换即为角色转换。从事职业(或中心任务)的变化,职务的升迁,家庭成员的增减等,都会产生新旧角色的转换,然而过程中必然伴随着新旧角色的冲突。不过,可以通过角色协调使得角色冲突尽可能降至最低程度。协调新旧角色冲突的有效方法是了解社会对该角色的期望,并通过不断的学习和实践,即通过观念培养和角色学习,以提高角色扮演的能力,使自己的情感、行为逐步符合社会对角色行为的期望。

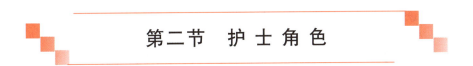

第二节 护士角色

随着医学模式的转变和现代护理学的发展,每位护士都在医疗、护理等领域扮演着专业角色,承担相应的职责和义务。护士角色是社会所期望的适合护士的行为,护士角色是社会结构中的一部分,它与患者角色、医生角色相互依存、互补并应用护士的行为规范来约束自己的行为。

一、护士的角色功能

护士角色(nursing role)是指护士应具有的与护理职业相适应的社会行为模式,这种模式起源于职业要求,并随着社会的变迁而变化。护士作为一种社会角色,应根据社会对护士角色的期望而努力塑造自我,逐步完善自身,以满足社会对护士的角色期待。护士角色的发展经历了漫长的时期,不同时期护士角色的形象、期望、职责都有所不同,其形成、发展与护理学学科的产生和成熟、护理的执业范围、护士群体的整体素质等密切相关。

(一)历史上的护士角色功能

1. 母亲形象 在历史发展过程中,护理工作起源很早,但是,独立的护士角色出现较晚。最初的民间护士形象是"母亲代理人"。护士像母亲哺育儿女一样给患病受伤者以关怀,照顾老、弱、病、幼的日常生活,满足他们的生活需要,虽没有专业医护知识,但他们在人们心目中以"温柔、慈祥"的角色人格特质给社会留下了美好的职业形象。

2. 宗教形象 后来西方社会的医院在宗教的影响下,教会认为照顾伤残弱者与拯救人的灵魂是同等重要的,认为护理患者是基督教徒的责任,很多修女、基督教徒从事着医疗护理工作,视护理患者为己任。虽然当时没有正规的学习培训,但教会倡导"护士应奉行独身,长居修道院,超尘脱俗,严守纪律"等观念,修女本着对贫苦大众纯洁无私的爱照护患者,甘愿奉献牺牲,表明了护理是爱的体现。这一时期护士角色带有浓厚的宗教色彩。

3. 仆人形象 发生在16—19世纪,这是护理历史上的黑暗时期。在这一时期,疾病被认为是对罪恶的一种惩罚,对患者的照料、救护,也被看作是"非仁慈的、卑贱的",所以没有人愿意去照顾这些"罪人"。护士往往由出身低微、道德不好的妇女甚至酒鬼、罪犯来担任,因而护士被看作为"仆人"。

(二)南丁格尔塑造的护士角色功能

现代护士角色形象是从南丁格尔开始建立的,1860年南丁格尔创立了世界上第一所正规的护士学校,护理人才的培养有了明确的目标,护士的角色形象才逐渐清晰。

1. 南丁格尔塑造的早期形象 在南丁格尔首创科学的护理专业之前,护士的传统形象曾被人们认为:只要有现有女性的天赋和才能即可胜任工作。南丁格尔塑造的护士具有崭新的角色形象,其角色特征归纳为护士应具有高尚品格和一定的心理学知识,能够满足患者需求,并属于专门学科的人才。

2. 继承南丁格尔的扩展形象 19世纪末到20世纪40年代,是护理学进一步形成自己的研究和活动领域,初步具备了学科雏形,学科得以迅速发展的阶段。护士在继承南丁格尔式护士角色形象的基础上,又扩展出"技艺"的、"医生的助手"的角色形象。

南丁格尔倡导,从事护理工作要有高尚的品格、相当的专业知识、专门的操作技能等条件。南丁格尔对现代护理学及护理教育发展的卓越贡献,使得这一时期塑造了护士的崭新形象,因此,护理工作逐步赢得了人们的理解和尊重,护士被人们喻为"白衣天使"。

(三)当代护士的角色功能

随着护理专业的不断发展,护士的社会形象发生了根本变化,角色范围不断扩展,被赋予了多元化角色功能,专业护士的角色范围也在不断地扩展。

1. 健康照顾者(care-giver) 这是护士最基本又最重要的角色。当人们因疾病等原因不能自行满足基本需要时,护士应通过专业知识及技能为服务对象提供护理服务,以满足其生理、心理、社会、文化、精神情感等各方面的需要,帮助其最大限度地减轻痛苦、恢复健康及促进健康。如保持良好的环境、促进患者舒适、指导合理的饮食、预防交叉感染、给予药物、疏导心理等,直到其恢复自我护理能力为止。但护理工作绝对不能简单到纯技术和知识的范围,传统的保持个人尊严和母性照料活动就包含了护士关怀和安抚的角色。关怀是大多数护理措施的核心,也是一个专业护士必备的技艺,这个角色的任务是护士传达对患者的理解和提供支持,护士通过态度和行为来表达对患者利益的关心,把患者作为一个人,而不是机器去对待。关怀和照顾包括知道患者需要什么、困难在哪里,这些都要注意观察。

2. 护理计划者(planner) 为有效地满足患者的需要,解决患者的健康问题,护士需要运用护理程序而科学地安排护理活动的工作方法,结合自己扎实的专业理论、知识和技能,敏锐的观察判断能力,全面评估者的健康状况,收集患者生理、心理、社会等方面的资料,明确护理诊断,为服务对象做出符合需要及特征的护理计划,执行计划并对护理效果进行评价。因此护士是一切护理活动的计划者,使其有组织、有系统地满足患者各方面需要。

3. 护理管理者及协调者(manager and coordinator) 每位护士都有执行管理及协调的职责。作为护理管理者,要合理调配护理人力资源,计划资金和物资的使用,制订本单位、本科室的工作计划和发展方向,并引导所管理的团队朝着这个目标共同努力;作为普通护士,要管理及组织服务对象护理的全过程,并注意协调护理过程中与患者、家属及其他医务人员之间的关系,维持一个有效的沟通网,使诊断、治疗、救助等得以互相配合,使护理对象得到优质服务,因此护士也是一个基层管理者。

4. 健康教育者及咨询者(teacher and counselor) 护士可以在医院、家庭和社区等各种场所执行这一角色。在医院,一方面护士应恰当运用自己的专业知识和技能,根据患者的具体情况,对患者及其家属实施健康教育或提供相关咨询,以帮助患者获得健康知识、提高保健技能、减轻病痛及恢复健康,达到最大限度地自理,尽量减少疾病对生活的不利影响等;另一方面,护士有责任向下一级护士传授实践经验,参与临床带教,对护理实习生进行规范化培训,帮助他们进入护理工作领域发展其护理专长。在社区,护士需要向居民宣传预防疾病、促进健康、避免意外伤害及救护知识和技能;同时通过解答护理对象的疑难问题,提供相关资料与信息,给予其心理支持和健康指导,解除其对疾病与健康相关问题的疑惑,使之正确认识自己的健康状况,并以积极有效的方法去应对和处理问题,寻求满足生理、心理、社会需要的最适宜的方法。因此,护士既是教育者,又是咨询者。

5. 健康促进者(promoter) 健康教育是健康促进的先导,而健康促进对健康教育起着维护和推动作用,两者相互依赖、不可分割。护士可以通过医学、护理专业知识及技能等各种有效的手段,干预对患者和社会人群健康有害的生活方式、行为和环境,指导患者及社会人群进行自我保健、讲求营养、参与锻炼、保护和改善生活环境、讲求心理卫生等,从而有效地培养健康行为,终止不健康行为的存在与发展,以逐步提高患者生命质量及社会人群健康水平。因此,护士良好的精神面貌能唤起患者乐观饱满的情绪,增强患者与疾病斗争的信心。

6. 代言人及保护者(spokesperson and protector) 护士有保护患者权利、利益不受侵害的责任。护士应为患者提供一个安全的环境,采取各种预防措施以保护其免受伤害及威胁。护士是患者权益的维护者,尤其是对那些没有能力分辨或无法表达自己意愿的患者,如婴幼儿、老年人、昏迷患者、危重患者、心理与精神病患者、无法与他人沟通者等。护士还具有向政府部门、有关机构提供健康报告和建议的责任、权利和义务。当护士发现有损害患者利益或安全的因素存在时,或者发现有任何不道德、不合法或不符合患者意愿的事情时,应毫不犹豫、挺身而出,维护患者的安全及利益。

7. 护理研究者(researcher) 科研是护理专业发展不可缺少的活动,用科学研究的方法解决护理实践、护理教育、护理管理、护理伦理等各领域的问题是每个护士的责任。如通过研究来验证、扩展与完善护理理论,发展护理新技术,并将研究结果推广应用,改进护理服务内容与方式,发展护理新技术,提高护理质量,进一步丰富护理理论及专业基础知识。同时,在专业期刊上发表论文、出版著作,发展现代护理理论,这样护理专业才能不断发展和提高。

8. 权威者(authority) 在临床护理实践中,作为受过良好教育又具有丰富临床经验的护理人员能够以患者为中心,提供患者所需的身心需求和社会安宁照顾,严格执行医疗护理活动,不仅能熟练应用护理新技术、新知识,而且能胜任诊断与处理人类现存或潜在的健康问题的反应,能够应用多种护理模式来针对不同的个体实施优质的护理。因此,在护理领域中,护士能自主地实施各种护理功能,具有权威性。

9. 社会工作者(social worker) 社会工作者,即促进康复者,护士将面向广阔的天地,不仅仅是在医院,而是在社会的各个角落都应有护士的身影,护理工作将变封闭式的医院服务为开放式的社会服务。中国加入WTO后,多国家、多民族、多元文化服务要求越来越高,护士随时准备做多需求的护理服务。随着护理学的发展,还会出现开业护士、护士医院。护士将真正成为保障人类健康的社会生力军。

以上所述的这些专业角色适用于任何护理实践场所,而且它们是相互关联的。虽然对其分别进行了描述,以澄清各种角色的意义,但在实际工作中护士的多种角色常常是相互重叠、不易区分的。当今社会对护士角色的要求越来越高,因此,护士角色的承担者必须根据社会对护士的角色期望,努力塑造自我,加强角色学习,逐步完善自我,以更好地完成角色功能。然而目前护理岗位的变化与发展迅速，如在医院工作的护士、在社区工作的护士、在学校工作的护士、在养老机构工作的护士、在旅游机构工作的护士、在社会机构工作的护士、在政府工作的护士等，这样就会有更多工作岗位所要求的角色出现。

> **知识链接**
>
> **护士角色的扩展**
>
> 1. 开业护士（nurse practitioner，NP） 能独立开处方，并对常见疾病及损伤进行诊断及治疗。主要在自己单独开业的护理诊所、医院、老人院、私人医生诊所等机构，为服务对象提供各种卫生及预防保健服务。
>
> 2. 临床护理专家（clinical nurse specialist，CNS） 主要在医院、私人医生诊所、老人院、社区卫生服务机构，为服务对象提供各种身心保健护理服务。同时也从事咨询、研究、教育及管理工作。
>
> 3. 专科证书护理助产士（certified nurse specialist，CNM） 主要在医院、分娩中心及家庭为妇女提供妇科保健及为危险性较低的产妇提供助产服务。
>
> 4. 专科注册护士（RN，CS） C 指证书（certificate），S 指专业领域（special areas）。高级专科护士可以是独立开业者或临床护理专家，主要在多领域的护理专科如妇产科、儿科等场所开展护理工作。
>
> 5. 持证注册护理麻醉师（certified registered nurse anesthetists，CRNA） 主要从事各种手术的麻醉及其他麻醉护理。美国每年有65%以上的手术麻醉由持证注册护理麻醉师实施。
>
> 6. 护理教育者（nurse educator） 不仅拥有理论知识，而且要有丰富的临床实践经验。主要工作在高等医学院校、护理继续教育培训机构、健康教育服务部等场所。从事护理教育、科研及管理等工作。
>
> 7. 护理行政管理者（nurse administrator） 主要指专门从事护理管理的人员。在各种健康相关机构和场所、学校等部门，行使护理行政管理职责。包括财务预算、人员招聘，机构工作计划的安排和制订，参与卫生保健方针政策的制定，促进医疗保健制度的改革。

二、护士的角色准备

将要从事护理工作的人员为了更好地适应新角色，必须做好充分的准备，即对新角色知识的学习，尽可能完全地达到角色认知，表现出规范的角色行为，完成护士角色的转变。角色学习是个人学习和把握社会赋予的角色期望，明确角色规范，并通过实践完成角色功能的全过程。护士角色学习也必须将系统的学习和不断的实践相结合。这种学习和实践必须不断贯穿于基础护理学教育、毕业后护理学教育和继续护理学教育之中。

护士职业角色化是指从事护士职业的个体所应具备的角色人格和职业行为的模式，包含职业态度的形成、角色人格的发展、角色行为的适应等内容，是护士职业得以发展和完善的手段，它实现得是否顺利直接影响着护理质量的好坏。

三、护士的权利与义务

(一)护士的权利

1. 护士有获取劳动报酬的权利 护士从事护理工作,付出了劳动,理应按照国家规定享受工资报酬、福利待遇、参加社会保险等合法权益。任何组织和个人不得克扣护士应得的待遇、报酬。

2. 护士有质疑医嘱的权利 护士在执行医嘱时应注意查对,如发现有疑问的地方要及时与医生沟通、核实,待医生确认无误后方可执行。如果护士发现医嘱违反法律、法规、规章或者诊疗技术规范规定的,应当及时向开具医嘱的医师提出;必要时,应当向该医师所在科室的负责人或者医疗卫生机构负责医疗服务管理的人员报告。

3. 护士有享受医疗保健、职业保护及获得相应赔偿的权利 护士执业,有获得与其从事的护理工作相适应的卫生防护、医疗保健服务的权利。从事直接接触有毒有害物质、有感染传染病危险工作的护士,有依照有关法律、行政法规的规定接受职业健康监护的权利;患职业病的护士,有依照有关法律、行政法规的规定获得赔偿的权利。

4. 护士有要求进修、学习的权利 护士有按照国家有关规定获得与本人业务能力和学术水平相应的专业技术职务、职称的权利;有参加专业培训、从事学术研究和交流、参加行业协会和专业学术团体的权利。

5. 护士有对特殊患者干涉的权利 护士有权对某些传染病患者和发作期精神病患者实施隔离,以免对他人造成人身伤害。同时,护士还可以对某些特殊患者进行干涉。如昏迷或躁动的患者,为了保证患者的治疗有效或患者的生命安全,护士可以对此类患者采用强制手段。当然,在患者清醒、理智的情况下,在经验丰富的医生认可后,患者有权拒绝。

6. 护士有获取护理相关信息的权利 护士有获取疾病诊疗、护理相关信息的权利和其他与履行护理职责相关的权利,可以对医疗卫生机构和卫生主管部门的工作提出意见和建议。

(二)护士的义务

1. 护士有遵守法律法规的义务 护士应遵守国家对医护人员的法律、法规、规章和诊疗技术规范的规定。

2. 护士有为患者保密的义务 护士应当尊重、关心、爱护患者,保护患者的隐私,不得随意泄露与患者疾病有关的信息。

3. 护士有为患者解除痛苦的义务 患者的痛苦包括生理和心理两个方面,护士在护理患者时应注意观察患者的生理和心理需要,及时提供专业的技术或药物减轻患者的生理痛苦,与患者耐心交流、关心患者,及时做好心理疏导工作,使患者早日康复。

4. 护士有参与公共卫生和疾病预防工作的义务 护士有义务参与公共卫生和疾病预防控制的工作,如传染病的预防控制、新生儿预防接种、社区健康教育等,护士作为专业的技术人员,有责任、有义务参与此类工作。

5. 护士有参与突发事件抢救工作的义务 发生自然灾害、公共卫生事件等严重威胁公众卫生健康的突发事件,护士应当服从县级以上人民政府卫生主管部门或者所在医疗卫生机构的安排,参加医疗救护。

第三节 患者角色

患者（patient）主要是指患有疾病或处于病痛之中的人。根据就医行为可分为"具有求医行为"和"无求医行为"两种。有些人患病后需要寻求医疗帮助，但也有部分人生病后未寻求医疗帮助，但他的健康确实出现了问题。患者角色（patient role）是指社会对一个人患病时的权利、义务和行为所做的规范。随着医学模式的转变，护理服务范围的扩大，如今患者角色一词往往被护理对象一词所替代，这就意味着这一部分人群不仅仅是患有疾病的人，还包含享有保健服务的人。

一、患者角色的转变

患者角色不是与生俱来的，任何一位患者在患病前都是一个健康人，在社会中扮演着各种不同的角色。从社会角色到患者角色的转变过程中，需要患者在生理、心理、社会等多方面进行适应，在此过程中可能会出现一系列的问题。

（一）角色适应（role adaptation）

角色适应是指患者现有的行为已经与患者角色的"指定行为"相符合。角色适应是一种最好的结果，有利于患者的康复。

（二）患者角色适应不良

任何一位患者在患病前都是一个健康的人，有自己的社会角色。当人们从其他角色过渡到患者角色或从患者角色过渡到其他角色时，可能在角色适应上出现某些心理和行为上的改变。通常患者角色适应中的问题主要分为以下几种。

1. 患者角色行为冲突 表现为意识到自己有病，但不能接受患者的角色，且有愤怒、焦虑、烦躁、茫然或悲伤等情绪反应，实质是挫折的心理表现。通常男性、A型性格的人容易出现这种角色适应问题。

2. 患者角色行为强化 患者角色适应中的一种变态现象，即当一个人由患者角色向常态角色转变时，仍然安于患者角色，产生退缩和依赖心理，表现为依赖性增强，害怕出院，害怕离开医务人员，对正常的生活缺乏信心等。如空巢老人回家后缺少陪伴，出院前反复强调或夸大其病痛。

3. 患者角色行为缺如 患者没有进入角色，不愿意承认自己的患病事实。属于心理防御的表现，发生于由健康角色转向患者角色及疾病突然加重或恶化时。多数人在初次诊断预后不良疾病（如肿瘤、癌症等）时，都会出现这种防御性心理反应。另外，精神病患者多否认自己患病。

4. 患者角色行为异常 久病不愈的患者或重病患者对患者角色出现悲观、厌倦甚至自杀等行为表现。

5. 患者角色行为消退 由于某种原因，使已经适应患者角色的患者又重新承担起原来扮演的其他角色。例如,一位哮喘的患者,住院治疗已经好转,但由于其子女工作变动,无人看管孙辈,他坚决要求离开医院承担照顾孙辈的角色。

(三)影响患者角色适应的因素

患者角色适应是指患者行为基本上与患者角色行为相符合,患者对角色的适应常由下列因素所决定。

1. 年龄 老年患者尤其是退休后的老人角色易强化。有些老年人希望通过患者角色来引起别人的关注。

2. 性别 女性由于其担任的社会角色易引起角色行为的冲突、强化或消退。

3. 性格 个性较坚强的人对疾病的反应平静,有些人反应过度,甚至出现强烈地否认、拒绝。

4. 文化程度 文化水平较低的患者对患者角色相对淡漠些。

5. 病情 疾病的性质、严重程度、是否影响运动功能或生活自理能力、病情进展和预后等都将影响患者的角色适应。

6. 周围环境 包括患者的家庭、社会环境、人际关系、病室的气氛、周围人群对疾病的反应。通常,住院患者比未住院患者容易适应,是因为在他的周围都是患者。周围人群尤其是家庭成员对疾病的态度也影响患者的角色适应问题,如对艾滋病,大多数人都有恐惧、厌恶和退避的心理,所以艾滋病患者往往都拒绝承认自己患病。

7. 其他 影响患者角色适应的因素还包括患者的习惯、经济状况、医务人员的态度等。

二、患者的权利与义务

任何角色都有其特定的权利与义务,为使患者尽快实现角色转变,将患者角色的行为要求具体化,对护患双方具有极其重要的作用。一方面,有助于维护患者的合法权益及应有的尊严,同时可以发挥患者自身作用,接受配合治疗,参与护理,恢复健康;另一方面,有利于护士指导并监督患者履行义务以及尽可能使患者获得应有的权利。

(一)患者的权利

1. 免除一定社会责任和义务的权利 患者可根据所患疾病的性质、病情的严重程度,部分或全部免除其未患病时所担任的社会角色的责任。

2. 享受平等医疗待遇的权利 患者最基本的权利就是有权获得平等的医疗和护理服务,一个人不论他在社会中的地位、职务、经济状况如何,他们所享受的医疗、护理、保健和康复的权利都应该是平等的,所以护士护理患者时要一视同仁。

3. 知情同意的权利 在医疗护理过程中,患者有权了解有关自己疾病的所有信息,包括疾病的性质、严重程度、治疗护理措施、预后等内容。

4. 隐私保密的权利 患者在医疗护理过程中,对其在治疗、护理中涉及的个人隐私和生理缺陷等问题有要求医务人员保密的权利。

5. 监督医护权益实现的权利 患者有监督医院工作的权利,如果患者的正常要求得不到医护人员的满足,或由于医护人员失职使患者受到不必要的损害,患者有权利要求赔偿或上诉。

6. 自由选择的权利 患者有根据医疗条件、自己的经济状况等选择医院、医护人员及医疗护理方案的权利。

(二)患者的义务

1. 有及时就医的义务 患者有及时寻求医疗帮助,积极配合医护工作的义务,患者也有责任改变自己不良的生活习惯,进行自我保健和恢复健康的义务。

2. 有遵守医院各项规章制度与规定的义务 患者在就医过程中要遵守医院的各项规章制度,如遇不合理要求,可以提出改进意见。

3. 有尊重医务人员及其他患者的义务 患者在就医过程中应尊重医护人员及其他患者。

4. 有支付医疗费用的义务 患者需履行按时足额支付医疗费用的义务。

5. 有协助医院随访的义务 为了更好地为患者提供健康服务,在患者出院后医院会根据患者恢复情况进行随访,患者有义务协助医院完成随访工作。

第四节 护患关系

西方对护理过程中与患者产生的人际关系的系统考察始于20世纪60年代。当时人们关注的主要问题:在护理实践中,护患关系是如何构建的?护患双方分别扮演了什么样的角色,应该扮演什么样的角色?护患双方良性互动的机制是什么?对于这些重要的理论和实践问题的不断探索,促进了西方对当代护患关系研究的深化。20世纪90年代以来,护患关系方面的内容开始成为护理伦理学教材的主要内容之一。

一、护患关系的概念

(一)基本概念

护患关系(nurse-patient relationship)是指在医疗护理实践活动中,护理人员与患者之间确立的一种人际关系。随着护理实践范围和功能的扩大,护患关系中的活动主体包含了更丰富的内容。护理人员一方可以是护理员、护士、护士长或护理部主任,而患者一方可以是患者及其家属、陪护人、监护人、患者所在的单位,甚至媒体舆论。

(二)护患关系的性质

1. 护患关系是一种专业性、帮助性关系 护患关系是帮助者与被帮助者之间的关系,它以专业活动为中心,以解决患者的生理、心理、社会、精神等方面的健康问题,满足患者的健康需要为目的。护患关系是在护理活动过程中建立和发展起来的,护理服务是护患关系存在的前提,一旦患者病情缓解出院,这种护患关系就不存在了。建立良好的护患关系是护士职业的要求,护士与患者的交往是一种职业行为,具有一定的强制性,护理人员都应努力与患者建立良好的关系。

2. 护患关系是多元化的互动关系 没有人与人之间的社会交往,就不能产生共同的意识,护患之间要达成健康知识的共识,就需要一种专业性的互动关系。护患关系不完全局限于护士与患者之间,而是涉及医疗护理过程中多元化的人际关系。医生、家属、朋友、同事等也是护患关系中的重要组成部分,这些关系会从不同的角度、以多方位的互动方式影响护患关系。

护患双方都有各自的个人经验,包括知识、感觉、态度、情绪、疾病、健康方面的特殊信息以及各自的生活经历,这些都会影响双方对对方的感觉和期望,进而影响彼此间的沟通,影响护理效果。

3. 护患关系是一种信任关系 护患之间需要相互尊重和彼此信赖。患者为了医治疾病出于对医护人员的信任将自己的发病史甚至个人生活方式和隐私毫不保留地告诉医护人员,同样,医护人员也尊重、信任患者,以崇高的人道主义精神为准则,全心全意地为患者服务。

4. 护患关系是一种特殊的,应该谨慎执行的治疗性关系 治疗性关系是以患者的需要为中心的。除了一般生活经验等因素外,护士的素质、专业知识和技术也将影响到治疗性关系的发展。因此,要学习和倡导"人性化护理"的精神和理念。护患关系是一种契约关系,护患双方都是具有各自权力和利益的独立人格,是以尊重彼此的权利与履行各自的义务为前提的,在法律的框架下以契约的方式忠实于彼此的承诺。

(三)护患关系的特点

1. 护患关系是在患者就医过程中形成的、相对短期的护理与被护理关系 护患关系的实质是满足患者的需求,一旦患者的这种护理需求结束了,护患关系也就暂时终结了。

2. 护患关系形成过程中,护士处于相对主动地位 作为专业技术人员的护理人员在护患关系中应扮演主导作用。

3. 护患关系的最终目的是减轻痛苦,保持、恢复和促进健康,提高生活质量 在不同医疗机构中,护患关系的紧张状况差异显著。护患双方是在特定医疗机构中形成的一种人际关系。由于不同性质和不同类型医疗机构医疗条件、医院文化、诊治范围和能力差异很大,相应地护理人员的构成、护理服务的内容和质量要求以及患者类型也差异较大。因此,不同医疗机构中的护患关系的紧张状况也呈现较大的差异。在同一家医疗机构内部的不同临床科室中,护患关系的紧张状况也有较大的差异。通常急诊科室、外科和精神病科室护患关系相对紧张。

二、护患关系的基本类型

根据护患双方在共同建立及发展护患关系过程中所发挥的主导程度、各自所具有的心理方位、主动性及感受,可将护患关系分为以下3种基本类型。

1. 主动—被动型 这是一种最常见的以疾病护理为主导思想的护患关系模式。其特征是护患双方不是双向作用,而是护理人员对患者单向发生作用,护士在护患关系中占主导地位,患者处于被动地接受护理的从属地位,即"护士为患者做什么"。护患双方的心理为显著的心理差位关系,护士的权威不会被患者所怀疑,患者一般也不会提出任何异议。这种模式主要适用于某些难以表达主观意志的患者,如危重、昏迷、休克、全麻、有严重创伤、精神病患者及婴幼儿等。一般此类患者部分或完全地失去了正常的思维能力,需要护士发挥积极主动作用。

2. 指导—合作型 这是一种以疾病护理为指导思想的护患关系模式。其特征是护患双方是微弱的单向作用,护士在护患关系中仍占主导地位,即"护士教会患者做什么"。护患双方的心理存在微弱的心理差位关系。但护患双方在护理活动中都是主动的,尽管患者的主动是以执行护士的意志为基础,并且护士的权威在护患关系中仍然起主要作用,但患者可向护士提供有关自己疾病的信息,同时也可以就治疗和护理提出自己的意见。这种模式主要适用于急性患者的护理。一般此类患者神志清楚,但病情重,病程短,对疾病的治疗及护理了解少,需要依靠护士的指导,以便更好地配合治疗及护理。此模式的护患关系需要护士有良好的护患沟通及健康教育技巧,帮助患者早日康复。

3. 共同参与型 这是一种在生物-心理-社会医学模式指导下，以健康为中心的护患关系模式。其特征是护患双方具有大致同等的权利，共同参与护理措施的决策和实施，即"护士帮助患者做什么"。在这种模式中，双方相互尊重、相互学习、相互协商，护士与患者共同分担风险，共享护理成果。这种模式主要适用于慢性病患者和受过良好教育的患者。他们对自身的疾病及相应的治疗护理有一定的了解，需要护士提供更多的信息和指导，并设身处地地为患者着想，尊重患者的自主权，给予充分的选择权，以帮助患者恢复在长期慢性病过程中丧失的信心和自理能力。

三、护患关系的发展过程

护士与患者第一次接触时便建立了护患关系，护患关系的发展过程一般分为以下几个阶段。

1. 观察熟悉期 护士与患者相互接触的最初阶段。此期主要任务是与患者建立初步了解和信任关系。护患双方在自我介绍的基础上从陌生到认识，从认识到熟悉，护士与患者接触时所展现的仪表、言行及态度，在工作中体现出的爱心、责任心、同情心等良好的第一印象，有助于双方建立信任关系。在此阶段，护士需要向患者介绍病区的环境及设施，医院的各种规章制度，与治疗及护理有关的人员等。同时也需要初步收集有关患者身体、心理、社会文化及精神方面的信息及资料。

2. 合作信任期 护士与患者在观察熟悉的基础上开始了护患合作。此期的主要任务是护士想方设法为患者解决各种健康问题，满足患者的需要，取得患者信任。在此阶段，护士的知识、能力及态度是保证良好护患关系的基础。护士需要与患者共同协商制订护理计划，并鼓励患者积极参与配合完成。

3. 结束关系期 护患之间通过密切合作达到了预期的护理目标，患者康复出院，护患关系进入终止阶段。在此阶段，护士需要对患者的护理工作进行评价，包括患者对目前健康状况的接受程度及满意程度，对所接受的护理服务是否满意等。同时，护士也需要对患者进行有关的健康教育并提供咨询，制订出院计划或康复计划，以保证护理的连续性，预防患者在出院后由于健康知识缺乏而出现某些并发症。

四、影响护患关系的因素

(一)环境因素

环境因素包括医院环境和人际氛围。优美的院容院貌、整洁安静的病房、宽敞明亮的候诊大厅、清晰的就医指南等，都会给患者留下良好的第一印象。同时医院工作人员端正得体的仪表、文明礼貌的言谈举止和优质热情的服务态度，都将是护患关系建立和发展的良好基础。

(二)护士行为模式因素

护士行为模式包括护士道德、服务态度、护士良好的业务技能等。良好的职业道德，是建立和发展护患关系的基础，护士道德主要包括护士对护理事业的忠诚，对患者利益的忠诚，对工作的审慎负责，对患者疾苦的体谅和重视等。护士的服务态度是影响护患关系的重要因素，服务态度不仅表现在柔声细语和礼貌用语等有声语言中，还表现在护士的仪表仪态、行为举止等无声语言中。在护患交往中，患者能感受到被尊重、被关注、被爱护，患者对护士的信任度就会增加，双方就容易建立起良好的护患关系。

(三)患者行为模式因素

一个人患病后,其日常的行为模式会发生改变,出现诸如高度的自我中心、过分关注自身健康、依赖性增强等反应。如果护士评估患者不够全面,对患者的心理状态不够了解,采取的护理措施欠得力等,都可能引发护患间的不协调,影响护患关系,甚至导致患者的不满。

五、建立良好护患关系对护士的要求

护理工作的目的是最大程度地帮助患者保持健康、恢复健康、减轻痛苦。良好的护患关系不仅可以帮助患者战胜疾病,恢复身体健康,而且对保障及恢复患者的心理健康也有重要的意义。要建立良好的护患关系,护士需要树立正确的服务理念,加强护士情商培养,加强护士的礼仪培训和沟通技能培训等。具体要做到以下几点。

1. 保持健康的生活方式和情绪 健康的生活方式会对患者产生积极的影响,护士应首先关心自身的健康,以健康积极的形象出现在患者面前。工作中注意觉察自己的不良情绪并及时进行调整。在与患者交流中,不要将自己的观点强加给患者。在治疗和护理过程中,为患者树立角色榜样,理解患者角色所承受的社会、心理负担,减少患者的角色冲突,促进患者的角色转换。

2. 拥有丰富的科学知识与熟练的技能 不断汲取新理论、新知识、新技能。由于护理是一门融自然科学、社会科学于一体的综合性应用学科,护士不仅应学习护理专业方面的知识,也应学习护理相关学科知识,如文学、艺术、心理、管理、教育等科学知识,这样才能扩大个人的知识面和视野,保持对专业的兴趣,增进对患者的理解。

3. 真诚对待患者,取得患者信任 在与患者接触时,护士应有真诚的态度,方能取得良好的护理效果。以真诚的态度对待他人是不容易的,美国心理学家罗杰斯曾说过,没有一个人能够完全达到真诚的境界,但是,身为一个治疗者,愈能以接受的态度去听正发生在他人身上的事,他的真诚度就愈高。因此,在护理患者时,护士应尽量去体会患者的感受,了解患者的经验。

信任感是建立良好护患关系的前提,信任感有助于交往的双方产生安全感,使人愿意并能够真诚、坦率地表达自己的价值观、感情、思想及愿望。护士在护理过程中,应注意通过自己的责任心、爱心、同情心、耐心、扎实的专业知识和娴熟的护理技能等,增加患者对自己的信任感。

4. 尊重患者权利,最大限度调动患者的积极性 护士应充分尊重患者的人格和权利,平等地对待每一位患者,使患者感到被接纳和理解,减少焦躁、孤独与不安。这样,患者才能以良好的心态接受和参与各种治疗,从而达到最大程度地康复。

5. 掌握良好的人际沟通技巧 护患关系的建立与发展,是通过双方的相互沟通实现的,良好的沟通将有利于良好护患关系的建立,而缺乏沟通或无效沟通可能会导致护患之间的误解甚至冲突,因此,护士学习和掌握人际沟通技巧,实现有效沟通,对于护患关系的建立和发展至关重要。护士可通过正确使用语言和非语言沟通,恰当运用倾听、移情、自我暴露、沉默等技巧与患者进行沟通,了解更多有关患者的生理状况、心理感受、情感体验等信息和资料,更好地满足患者的需要。

> **知识链接**
>
> **人际关系的基本知识**
>
> 1. 人际关系的概念 人际关系是在社会交往过程中所形成的,建立在个人情感基础上的人与人之间相互吸引或排斥的关系。人际关系反映了人与人之间在心理上的亲疏远近距离,这种关系使双方均产生一种相互影响的心理性联结。人际关系一般带有一定的感情色彩,以喜欢、信赖、接近或厌恶、回避或仇恨等方式表达出来。
>
> 2. 人际关系的理论基础
>
> (1)社会认知:人际关系的基础。社会认知是指个体对他人的心理状态、行为动机和意向做出的理性分析与判断的过程,包括感知、判断、推测和评价等一系列的心理活动过程。人际交往的社会认知过程会出现一定的规律性及偏差,从而形成了不同的人际关系。
>
> (2)心理方位:衡量及评价人际关系的基本指标,是人际交往的双方在互动过程中产生的心理上的主导性及权威性的程度,包含心理差位关系和心理等位关系。心理差位关系指人际交往中一方从心理上具有主导性或权威性,彼此之间具有心理上的上下之分的关系;而心理等位关系则表示双方在交往过程中没有心理上的上下之分的关系。

直通护考

一、单项选择题

1. 护士指导糖尿病患者自行注射胰岛素,此时护士的角色是( )。
   A. 健康照顾者   B. 患者代言人
   C. 健康协调者   D. 护理计划者
   E. 健康教育者

2. "没有进入角色,不承认自己是患者"称之为( )。
   A. 角色行为缺如   B. 角色行为冲突
   C. 角色行为强化   D. 角色行为消退
   E. 角色紊乱

3. 一位患有心肌梗死的患者住院治疗后好转,但由于他年迈的母亲突然中风,他毅然离开医院照顾母亲,此患者出现了角色适应中的哪个问题?( )
   A. 角色行为缺如   B. 角色行为冲突
   C. 角色行为强化   D. 角色行为消退
   E. 角色行为紊乱

4. 患者因过敏性休克急诊入院,入院初期,护患关系的模式应是( )。
   A. 主动—被动型   B. 指导—合作型
   C. 共同参与型   D. 服务—指导型
   E. 协商—合作型

5. 护患关系中指导—合作型模式主要适用于(　　)。
   A. 昏迷患者　　　　　　　　　B. 全身麻醉患者
   C. 慢性疾病患者　　　　　　　D. 精神病患者
   E. 休克患者

6. 护患关系开始建立的时间是(　　)。
   A. 给患者治疗护理时　　　　　B. 患者入院24 h内
   C. 在患者住院一周时　　　　　D. 正式评估患者时
   E. 护士与患者第一次接触时

7. 患者因胆囊炎入院治疗，入病区后，护士主动自我介绍，并帮助患者熟悉病区环境。此时两者处在护患关系发展的(　　)。
   A. 观察熟悉期　　　　　　　　B. 合作信任期
   C. 结束关系期　　　　　　　　D. 关系进展期
   E. 协作期

二、共用题干选择题

(8～9题共用题干)

王某，男，50岁，农民，因脑出血急诊入院，处于昏迷状态，生活不能自理，护士需要为其进行口腔护理。

8. 护患关系类型是(　　)。
   A. 主动—被动型　　　　　　　B. 指导—合作型
   C. 共同参与型　　　　　　　　D. 服务—指导型
   E. 协商—合作型

9. 此时护士的角色是(　　)。
   A. 健康照顾者　　　　　　　　B. 护理管理者
   C. 健康教育者　　　　　　　　D. 护理计划者
   E. 健康协调者

三、思考题

1. 患者有哪些权利与义务？
2. 护士有哪些权利与义务？
3. 护患关系的特点有哪些？

(栾奕　常丽霞)

第四章 健康与疾病

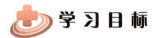 学习目标

掌握：健康及健康促进的概念；疾病的三级预防；健康教育的程序与方法。
熟悉：护士在健康保健中的作用；健康教育的概念、原则及内容。
了解：影响健康的因素；疾病的概念及疾病对个体的影响；健康教育的意义。

 【案例引导】

案例：孙大伯，69岁，体重96 kg，退休工人，初中文化。近日因生活琐事与老伴拌嘴而致血压突然升高，由其老伴及儿子护送入院。护士小张热情接待并询问孙大伯："大伯，您现在感觉怎么样？好些了吗？"大伯说："其实没什么事，就是老伴和儿子非要来，我高血压都10多年了，头晕时吃点药就好了，再说高血压也不是什么大病。"儿子说："做儿女的，我们希望老爸身体健康，可又不知道具体怎么做。"
问题：1. 什么是健康、疾病和健康促进？
2. 上述情景中影响孙大伯健康的因素有哪些？
3. 对于孙大伯身体状况应如何做健康教育？

健康和疾病是人生命过程的自然表现，是人类生命活动本质、状态和质量的一种反映。健康和疾病不仅仅是生物学和社会学问题，同时也是护理理论研究领域的核心问题。护理的基本任务是减轻痛苦、预防疾病、恢复健康、促进健康。因此，护士只有了解健康和疾病的关系，深入研究和学习健康和疾病的相关问题，采取有效的护理策略，才能完成护理的基本任务，促进服务对象保持最佳的健康状态。

第一节 健 康

一、健康的概念

(一)健康的概念

健康(health)是一个复杂、综合且不断变化的概念,随着社会经济、科学技术的发展,以及人们生活水平的提高,健康的概念也在不断变化。在不同的历史条件和文化背景下,人们对健康有不同的理解和认识。

1. 古代健康观 在西方医学史上,以毕达哥拉斯及恩培多克勒为代表的四元素学派认为,生命是由土、气、水、火四元素组成,这些元素平衡即为健康;"医学之父"希波克拉底(Hippocratēs)认为健康是自然和谐的状态,如果一个人身体各部分与体液协调就是健康,反之则为疾病。中国古代医学也认为,人体组织结构可划分为阴阳两部分,阴阳协调平衡就是健康。

2. 近代健康观 近代健康观念随着现代医学的发展而不断地完善及进步。

(1)生物个体健康观:随着近代医学的形成,对健康的认识也有了改观,人们从不同角度对健康进行了描述,如"健康是无临床病症的状态""健康是身体的良好状态""健康是正常功能的活动""健康是生命统计学的正常状态""健康是宿主对环境中的致病因素具有抵抗状态"等。上述对健康的描述是生物医学模式的产物,它侧重于机体的生理病理机制,但忽视了人的心理和社会特征,有其局限性和片面性。

(2)社会学健康观:20世纪40年代后,西方学者开始从社会学角度运用流行病学的知识和技术,以非生物学的观点探索健康与疾病的内涵,从而产生了健康社会学(health sociology)。健康社会学认为社会变量既表现为一种调节机制,又是可引发疾病的独立原因。这对医学模式的转变产生了重要影响,使人类健康观发生了质的飞跃。

3. 现代健康观 WHO将健康定义为健康是不但没有疾病和身体缺陷,而且还要有完整的生理、心理状态和良好的社会适应能力。

1989年,WHO又提出了有关健康的新概念,即健康不仅是没有疾病,而且包括躯体健康、心理健康、社会适应良好和道德健康。

世界卫生组织的健康概念已由单纯生理概念转变到包括生理、心理、社会和道德四个方面内容的四维健康观。这个定义从现代医学模式出发,包含了微观及宏观的健康观,既考虑了人的自然属性,又兼顾了人的社会属性,认为人既是生物的人,又是心理、社会的人。

对于个体健康,从微观的角度出发,躯体健康是生理基础,心理健康是促进维持躯体健康的必要条件,而良好的社会适应性则可以有效地调整和平衡人与自然、社会环境之间复杂多变的关系,使人处于最理想的健康状态;从宏观角度出发,WHO提出"道德健康"的概念,强调从社会公共道德出发,维护人类的健康,要求每个社会成员不仅要为自己的健康承担责任,而且也要对社会群体的健康承担社会责任。WHO的健康定义把健康的内涵扩展到了一个新的认识境界,对健康认识的深化起到了积极的指导作用。

(二)亚健康状态

亚健康状态(sub-health status)是近年来国内外医学界提出的一个新概念。WHO将机体无器质性病变,但有一些功能改变的状态称为"第三状态",亦称为"亚健康状态"。亚健康状态是处于健康和疾病之间的一种状态,主观上有不适感觉,但临床检查无明显疾病,机体各系统的生理功能和代谢活力降低。亚健康的表现错综复杂,较常见的是活力、反应能力、适应能力和免疫力降低,表现为躯体疲劳、易感冒、稍动即累、出虚汗、食欲下降、头痛、失眠、焦虑、人际关系不协调、家庭关系不和谐、性功能障碍等。

人体亚健康状态具有动态性和两重性,其结果是回归健康或转向疾病。个体可以通过强化营养、心理、伦理、家庭和社会等对人体健康的正面影响因素,积极促进个体向健康转化。此外,亚健康状态需要与疾病的无症状现象相鉴别。后者虽然没有疾病的症状和体征,但存在病理改变及临床检测的异常,本质上为疾病,如无症状缺血性心脏病等。从某种意义上说,人体亚健康状态可能是疾病无症状现象的更早期形式。

亚健康概念的提出是医学界的一大进步,但是亚健康尚属笼统的概念,若干问题还有待探索。

二、影响因素

(一)影响健康的因素

人们生活在自然和社会环境中,其健康状态受诸多因素的影响,其中有些因素是可以控制的,有些因素是难以控制的。影响健康的主要因素包括:生物因素、心理因素、环境因素、行为与生活方式、医疗卫生服务体系。

1. 生物因素(biological factors) 人的生物学属性决定了生物因素是影响人类健康的主要因素。主要包括以下几个方面的因素。

(1)生物性致病因素:由病原微生物引起的传染病、寄生虫病和感染性疾病。20世纪中期以前,人类疾病和死亡的主要原因之一是病原微生物引起的各种传染性疾病。目前,尽管现代医学已经找到了控制此类疾病的方法,如预防接种、合理使用抗生素等,但病原微生物的危害依然存在,结核病、肝炎、艾滋病等传染性疾病依然是危害我国人民健康的主要因素。

(2)遗传因素:由某些遗传因素导致的人体发育畸形、代谢障碍、内分泌失调和免疫功能异常等。遗传因素不仅影响人的生物学特征,也影响人的健康。目前已知的人类遗传性疾病约有3000种,全世界每年大约有500万出生缺陷婴儿诞生,我国出生缺陷发生率为4%～6%。此外,血友病、白化病、糖尿病、高血压等疾病都与遗传有关。

(3)个体生物学特征:某些特定的人群特征,如年龄、种族、性别、对某疾病的易感性等,也是影响健康的因素。

2. 心理因素(psychological factors) 心理因素主要通过对情绪和情感发挥作用来影响人的健康。人的心理活动在生理活动的基础上产生,而人的情绪和情感又通过其神经系统的影响而对人体组织器官产生影响。

在心理刺激或情绪活动时,机体会出现或伴有一些生理反应,如血压的升高、心率和呼吸的加快、消化停滞等。良好的情绪有助于保持心态的平衡,提高机体的免疫力,促进健康;而不良情绪、情感的长期作用会引发机体内激素分泌失调、免疫系统功能下降、各器官和组织的代谢和功能降低,导致疾病或增加疾病发生的概率。

3. 环境因素(environmental factors) 环境是人类赖以生存和发展的重要条件和基础。环境对人类健康至关重要,很多人的健康问题都与自然和社会环境中的某些因素密切相关。

(1)自然环境:自然环境因素主要指阳光、空气、水、气候、地理等,是人类赖以生存和发展的重要物质基础。水污染、食品污染、大气污染等自然环境中的危险因素都会直接或间接地造成自然环境的污染和恶化,威胁人类的健康。

(2)社会环境:人类健康不仅受到自然环境的影响,社会环境也对人类的健康产生极大的影响。社会环境可涉及政治制度、法律、经济、文化、教育、人口状况、科技发展、风俗习惯等诸多因素。社会环境与健康呈正相关,良好的社会环境无疑对人类的健康起到积极的促进和维护作用。

4. 行为与生活方式(behavior and lifestyles) 行为与生活方式是指人们受一定文化因素、社会经济、社会规范及家庭的影响,为满足生存和发展的需要而形成的生活意识和生活习惯的统称。研究表明,良好的行为与生活方式,如适量运动、科学饮食、规律生活等,可使人处于良好的健康状态,而吸烟、酗酒、吸毒、不合理的饮食习惯、缺乏体育锻炼和生活节奏紧张等不良的行为、生活方式,已成为危害人们健康的主要因素。WHO指出影响人类健康的因素,行为与生活方式占60%,遗传占15%,社会因素占10%,医学因素仅占8%,气候因素占7%。这显示行为与生活方式已成为影响人们健康的重要因素。

5. 医疗卫生服务体系(medical and health service system) 医疗卫生服务体系是指社会医疗卫生机构和专业人员为达到防治疾病、促进健康的目的,运用卫生资源、采用医疗技术手段向个体、群体和社会提供医疗卫生服务的有机整体。医疗卫生服务的内容、范围和质量与人的健康密切相关。医疗卫生服务系统中若存在不利于健康的因素,如医疗资源布局不合理、初级卫生保健网络不健全、城乡卫生人力资源配置悬殊、重治疗轻预防的倾向和医疗保健制度不完善等,都会直接危害人的健康。因此,深化医疗卫生体系改革,合理配置医疗卫生资源,健全医疗卫生服务体系,提升医疗卫生服务能力,是保障人们健康的根本性措施。

上述各影响因素之间相互关联,共同影响着人们的健康。要提高人们的健康水平,就必须全面、系统、科学地分析这些因素的综合影响,认识到健康的整体性,以及人的健康与自然和社会环境统一的重要性。

(二)引起亚健康状态的因素

亚健康状态处于健康与疾病的中间阶段,受到多种因素的影响,主要有如下因素。

1. 脑力和体力超负荷 生活和工作节奏的加快,竞争的日趋激烈,使人们脑力及体力超负荷付出,长期处于入不敷出的非正常负荷状态。

2. 心理失衡 工作任务繁重、人际关系紧张、婚姻问题和家庭冲突等,造成人的心理压力不断增加,精神过度紧张,进而影响神经、内分泌的调节,以及机体各系统的正常生理功能。

3. 人的自然衰老 人体器官的老化,表现出体力不支、精力不足、社会适应能力降低等现象。

4. 疾病前期 某些疾病如心脑血管疾病、肿瘤等发作前期,人体各器官系统虽然没有明显病变,但已经有某些功能性障碍,出现亚健康症状。

5. 人体生物周期中的低潮时期 人体的体力、智力、情绪都有一定的生物节律,有高潮也有低潮。高潮时,情绪高涨、体力充沛、精力充足;低潮时,会出现焦虑、情绪低落、注意力不集中、食欲下降等亚健康状态的表现。

第二节 疾 病

一、疾病的概念

疾病是机体在一定的内外因素的作用下而引起一定部位的功能、代谢、形态结构的变化，表现为损伤与抗损伤的病理过程，是内稳态调节紊乱而发生的生命活动障碍。在此过程中，机体组织、细胞产生病理变化，出现各种症状、体征和社会行为的异常，对环境的适应能力减弱，最终导致生命质量的降低。

人们对疾病的认识经历了一个漫长而又不断发展的过程，现将这一过程分成三个阶段来介绍。

(一)古代疾病观

远古时代，由于生产力低下、人的认识能力落后，认为疾病是鬼神附体，是神灵对罪恶的惩罚，因而出现了一系列与鬼神做斗争以治疗疾病的方法。公元前5世纪，著名的医学家希波克拉底(Hippocrates)创立了"体液学说"，认为疾病是由于体内血液、黏液、黑胆汁和黄胆汁4个元素失衡所致；中国古代提出的阴阳五行学说，把人体组织结构划分为阴阳，阴阳协调则健康，阴阳失调则发生疾病，是原始朴素自然的疾病观。古代朴素的疾病观虽然带有相当的主观猜测性，但它把疾病的发生同人体的物质变化联系起来，对医学的形成和发展起到了重大的推动作用，产生了深远的影响。

(二)近代疾病观

18—19世纪，西方医学中的组织学和微生物学得到了很大的发展，德国病理学家魏尔啸(Virchow)建立了"细胞病理学说"，指出疾病是致病因素损伤了机体特定细胞的结果，使疾病有了比较科学的定位，开创了现代疾病观的先河。此后，随着医学的发展，人类对疾病的认识不断发展，并对疾病本质的认识渐趋深入和成熟。概括起来主要有以下几种。

1. 疾病是不适、痛苦与疼痛 把疾病与不适、痛苦与疼痛联系起来，反映了疾病某一方面的特征，对区分正常人与患者有一定帮助。但是疼痛与不适只是疾病的一种表现，并非疾病的本质，更不是疾病的全部。以疼痛、不适来定义疾病，显然是片面的，不利于疾病的早期诊断，更不利于疾病的预防。

2. 疾病是社会行为特别是劳动能力丧失或改变的状态 此定义是社会学的定义，其特点：不是从疾病本身固有的本质特点出发，而是以疾病带来的社会后果为依据，目的在于唤醒人们努力消除疾病、战胜疾病的意识。

3. 疾病是生物学的变量 此定义从近代生物医学观出发，将疾病视为生物学的变量，认为疾病是结构、形态及功能的异常，要求人们从身体结构、形态及功能的变化上来认识和确定疾病。这种观点把握了疾病的本质，但它过分强调患病部位的结构、形态及功能的改变，而忽视了全身整体的功能状态。

4. 疾病是机体内稳态的紊乱　内稳态是20世纪初法国生理学家伯纳德提出的,他认为生理过程是维持内稳态的平衡,而疾病过程是内稳态破坏的状态,他用整体观取代局部定位观点以认识疾病。

(三)现代疾病观

现代疾病观对疾病的认识,不仅局限于身体器官的功能与组织结构的损害,还包括人体各器官、系统之间的联系,人的心理因素与躯体因素的联系以及人体与外界社会环境之间的联系。纵观各种现代疾病观,可以归纳出以下四个基本特征。

(1)疾病是发生在人体一定部位、一定层次的整体反应过程,是生命现象中与健康相对的一种特殊征象。现代医学已经揭示,人体是一个包括组织、器官、细胞、分子在内的多层次的统一体,在各层次之间都存在着局部与整体之间的辩证关系。疾病常常是人体的整体反应过程,局部损伤一定会影响整体,同时也受到整体代谢水平和反馈调节等影响;而整体的损伤又是以局部损伤为基础,整体过程的反应常常来源于局部病变。

(2)疾病是人体正常活动的偏离或破坏,表现为功能、代谢、形态结构及其相互关系超出正常范围,以及由此而产生的机体内部各系统之间和机体与外界环境之间的协调发生障碍。由于疾病是对人体正常生命活动的干扰和破坏,因而必然会使人体的功能、代谢和形态结构产生变化。任何功能变化都以一定的代谢形式和形态结构的改变为基础,而一定的功能变化又必然引起相应的代谢机制和形态结构的改变。因此,功能、代谢、形态结构三者偏离正常及其三者平衡关系和内稳态的破坏,是疾病过程的本质。

(3)疾病不仅是体内的病理过程,而且是内外环境适应的失败,是内外因作用于人体并引起损伤的客观过程,是人体内部功能、代谢、形态结构的异常。它不仅表现为内环境稳态的破坏,而且表现为人体与外环境的不协调。

(4)疾病不仅是躯体上的疾病而且也包括精神、心理方面的疾病。完整的疾病过程,常常是身心因素相互作用、相互影响的过程。现代医学的大量研究证明,精神、心理因素是影响健康的重要因素,也是构成健康的重要部分。

二、疾病谱的变化

根据原卫生部发布的《中国卫生统计年鉴》的数据,中国居民主要疾病的死亡率、发病率及其构成随着经济和社会的整体发展正在发生着变化。

根据对居民主要疾病死亡率及其构成的统计来看,在中国大陆由恶性肿瘤导致的死亡占比越来越重,从1990年的22%增长到了2008年的27%;其次是心脏病,致死人数占死亡人数的比重也由1990年的16%上升到了2008年的近20%。脑血管病致死占比虽然由1990年的第二位降低到2008年的第三位,但致死人数占比仍高达19.62%。呼吸、消化、损伤和中毒等致死占比较大的疾病导致死亡的比重呈下降趋势。而内分泌、营养和代谢疾病致死人数占比则由1990年的1.74%上升到2008年的3.34%,呈快速上升的趋势。

就恶性肿瘤来看,死亡率由1973—1975年间的83.65/10万上升到了2004—2005年间的134.8/10万。由于工业化和城市化进程导致严重的空气污染,肺癌成为死亡率攀升最快的恶性肿瘤病种,每十万人中就有30多人死于该种疾病。肝癌、胃癌、结直肠癌、乳腺癌等死亡率均呈快速上升趋势,唯有食管癌死亡率呈下降状态。

再来关注各种慢性疾病的患病率情况。循环系统疾病成为患病率最高的病种,每千人就有85.5人患循环系统疾病的患者,其中高血压患者54.9人、心脏病患者17.6人、脑血管病患者9.7人。肌肉、骨骼和结缔组织病患者患病率位居第二,达到每千人31个患者,其中类风湿关节炎患者就占到每千人10.2人。消化系统疾病患者发病率位居第三,为每千人24.5人,其患病率呈逐年下降趋势。呼吸系统疾病患者发病率排第四,为每千人14.7人,患病率也呈逐年下降趋势,然而肺癌发病率越来越高,已成为第一致死恶性肿瘤病种。内分泌、营养和代谢疾病的患者增长很快,患病率由1993年的3.1‰上升到了2008年的12.9‰,其中患糖尿病的患者由每千人1.9人飞速上升至10.7人。

肿瘤、心血管疾病和内分泌系统疾病是发病率和死亡率均迅速上升的病种,其中肺癌、肝癌、胃癌和结直肠癌是恶性肿瘤领域最需要关注的病种。在各种慢性疾病中,心血管疾病具有极高的患病率,高血压是这一领域最常见的疾病。内分泌和代谢疾病患病率加速上升的趋势非常明显,主要是随着生活水平和诊疗水平的提高,糖尿病患者人数越来越多。从慢性病患病率来看,肌肉、骨骼和结缔组织病也是发病率非常高的一类疾病。

三、疾病的影响

患病不仅会对患者本人造成影响,而且会使患者家庭乃至社会都面临着疾病及其治疗所带来的不同程度的变化和影响。

(一)疾病对个体的影响

1. 正性影响 患病对患者可以产生两方面的正性影响。首先,患者患病之后,进入患者角色,可暂时解除某些社会以及家庭责任,因而可以安心休养;其次,通过患病提高了其警觉性,在今后的生活中会尽量避免或减少致病因素,如改善生活方式,注意饮食、起居的合理安排,并且会参加一些促进健康的活动。

2. 负性影响

1)生理改变 患病后,由于身体组织器官的病理生理改变,患者会出现各种症状和体征,如疼痛、呼吸困难、心慌、肢体活动障碍等,使患者产生不适感,影响其休息和睡眠,甚至影响患者的正常生活和工作。

2)心理改变 患病后的心理改变与疾病的严重程度和持续时间有关。若病情比较轻,持续时间比较短,患者的反应会较平静;若病情重,持续时间长,患者会出现较激烈的心理反应,表现为焦虑、恐惧、失望和无助感等。

3)体像改变 体像(body image)是个人对自己躯体外观的自我感受,一般认为是个人对于身体外观及其功能的主观感受,并随疾病严重程度及文化价值观的不同而发生变化。特别是身体残障,更容易造成患者体像的改变,表现为对身体的结构、功能、外观产生怀疑、退缩、消极及抑郁的态度。身体残障患者产生体像改变的原因有下列两种情况。

(1)身体外观的改变:外伤、烫伤、烧伤、截肢及瘫痪等患者,其身体外观将有所改变,使体像的完整性遭到破坏,所影响的程度视受损部位、范围大小和重要性有所不同。

(2)身体功能的丧失和障碍:身体功能部分或大部分发生障碍,使正常生活受到影响,体像受到威胁,例如,半身不遂的患者因一侧肢体无法正常活动,必须依赖他人的帮助方能完成活动,势必会产生挫折感。

(3)自我概念的改变:自我概念(self-concept)即一个人对自身存在的体验,通过各种特定习惯、能力、思想、观点等表现出来。患病后,由于身体部分功能的降低或缺失而依赖他人、经济困难、工作能力的缺乏等因素的影响,会使其家庭和社会角色弱化、自我概念发生较大改变。

(二)疾病对家庭的影响

疾病不仅影响患者,还对患者的家庭及重要关系人产生影响。疾病对家庭的影响主要有以下几点。

1. 家庭经济负担加重　患者患病后需要去医院就诊或住院治疗,会增加家庭的经济负担。如果患者是家庭经济来源的主要承担者,会使家庭的经济收入减少,加重家庭的经济负担。

2. 家庭成员的心理压力增加　患者的家庭其他成员在其患病后需要投入很大的精力给予照顾,使家庭成员的负担增加,并产生相应的心理压力。患者的心理反应和行为变化,会对家庭成员的心理造成压力,同时患者的家庭角色功能需要其他的家庭成员来承担,会增加其家庭成员的精神和心理负担。另外,如果患者所患的是传染病或不治之症,对其家庭成员的影响更大,家庭成员会出现情绪低落、悲伤、气恼、失望和无助感等多种情绪反应。若出现这一情况,家庭成员需要专业性的咨询和指导,才能适应改变。

第三节　健康促进与疾病预防

一、健康与疾病的关系

健康不是绝对存在的,患病也并非完全失去健康。20世纪70年代,有人提出"健康与疾病是连续统一体"的观点,认为健康是相对的,是人们在不断地适应环境变化的过程中,维持生理、心理和社会适应等方面动态平衡的状态。疾病则是人的某方面功能偏离正常状态的一种现象。因此,人的状态是由健康与疾病构成的一种线形谱,一端是最佳健康状态,另一端是完全丧失功能及死亡状态。

每个人的健康状况都处在这种健康与疾病所构成的线形谱的某一点上,而且处在不断动态变化之中。任何时期都包含着健康和疾病两种成分,哪一个成分占主导,就表现出哪一个成分的现象与特征。当个体向最佳健康一端移动时,健康的程度就增加;当个体向完全丧失能力或死亡一端移动时,疾病的程度就增加。个体从健康到疾病或从疾病到健康的过程中,并不存在一个明显的界线。所以健康与疾病是相对的,在生命过程中是动态变化的,并在一定条件下可以相互转化。而现在大多认为健康与疾病可在个体身上同时并存,即一个人可能在生理、心理、社会的某方面处于低水平的健康甚至疾病状态,但在其他方面却是健康的,如某些残疾人,经过康复治疗和护理,把残障降至最低程度,使他们身体尚存的功能充分发挥作用,继续为社会做出贡献。因此,一个人的健康状况与人体本身的防御功能及有害因素对人体的影响密切相关,在医护人员共同努力下随时可以改变。

二、健康促进

1979年美国卫生总署关于健康促进和疾病预防的报告《健康的人民》的发布,标志着健康促进的开始。1986年11月,在加拿大渥太华召开的第一届国际健康促进大会和由此而发表的《渥太华宪章》是健康促进发展史上的一个里程碑。

(一)健康促进的概念

健康促进(health promotion)是健康教育的发展与延伸,随着人们生活方式和生活环境的不断改变以及全球卫生保健事业的不断发展,健康促进这一概念也在不断发展和深化之中。健康促进的定义较多,目前比较有影响的定义有以下几种。

1. 美国联邦办公署的定义　1979年,美国联邦办公署提出,健康促进包括健康教育及任何能促使行为和环境转变为有利于健康的有关组织、政策及经济干预的统一体。

2. 劳伦斯·格林的定义　美国健康教育学家劳伦斯·格林提出,健康促进是指一切能促使行为和生活条件向有益于健康改变的教育与环境支持的综合体。

3. WHO的定义　WHO提出,健康促进是促使人们维护和提高其自身的过程,是协调人类与环境之间的战略,规定个人与社会对健康各自所负的责任。

健康促进的核心是以健康教育为先导,以个人和社会对健康各自应有的责任感为动力,以行政、经济、政策、法规等手段为保证,以良好的自然和社会环境作后盾,强调个人和社会对健康各自所负的责任。动员卫生部门、非卫生部门以及全体社会成员的总体力量,干预和改变危害人们健康的生活方式和生活环境,促使人们消除危及健康的各种主客观因素,形成有益于健康的生活方式和生活环境,不断提高社会群体健康水平进而达到提高人类生命质量的目的。

(二)健康促进的策略

《渥太华宪章》明确提出了健康促进的策略,主要包括以下几个方面。

1. 制定促进健康的政策　WHO明确指出健康问题已经提到了各个部门、各级领导的议事日程上,要让他们了解他们的决策对健康产生的后果负有责任。说明健康不仅是个人的责任,还应该是社会的责任。健康促进超越了保健范畴,它把健康问题提到了各个部门、各级领导的议事日程上,使他们了解其决策对健康的影响并承担健康的责任。健康促进的政策由多样且互补的政策、法规、财政、税收和组织改变等综合而成。

2. 营造良好的支持性环境　WHO指出创造支持性环境与健康息息相关,两者相互依存,密不可分。创造对健康更为有利的环境,必须使自然环境、物质环境、经济环境和社会政治环境等都能有助于健康而不是有损健康。环境因素在人类健康促进的过程中占有重要的地位,无论个人、群体还是社会要获得健康,均要积极参与到对环境的改善与良好环境的维护中来,并系统地评估快速变化的环境对健康的影响,使环境成为人类获得健康的支持力量。构建一个健康的社会,需要靠多部门对健康的投入,任何一个项目的实施都需要得到全社会的支持。因此,制订共同的行动计划,营造良好的支持性环境是十分必要的。

3. 扩大卫生服务职能　健康促进是卫生行业的一项重要任务,因此要求卫生管理部门和全体卫生工作者改变不适应现代卫生保健战略的观念和做法,树立大卫生观和大预防观,扩大其服务职能和服务范围,以自身的资源优势,特别是人力资源优势加强健康促进中的卫生服务。

4. 充分发挥社区力量　健康促进工作是通过具体和有效的社区行动,包括确定需要优先解决的健康问题,做出决策,设计策略及贯彻执行,以达到促进健康的目标。健康促进特别强调群众有效、积极地参与,社区群众既有促进健康的权利,又有参与健康促进的义务。因此,充分发动社区群众,让他们直接参与卫生保健计划的制订和执行,是推动健康促进的有效途径之一。

5. 发挥个人的作用 健康促进通过提供信息、健康教育和提高生活技能以支持个人和社会的发展，使群众能更有效地维护自身的健康和他们的生存环境，并做出有利于健康的选择。

2007年，国际健康促进与健康教育联盟大会的主题是迎接健康促进新纪元。健康促进新纪元的特征是实现公平、平等、赋权、社区参与、部门合作、可持续发展和对健康承担责任，全面提高人民的生活质量。

三、疾病预防

在健康疾病过程的任何阶段，均可采取一些预防措施，以避免或延迟疾病的发生，从而阻止疾病的恶化，促进康复。这种覆盖了医疗护理服务中的预防、治疗和康复三个健康保健层面的措施，称为三级预防。

（一）一级预防（primary prevention）

一级预防又称病因预防，是最有效的预防措施，是针对疾病易感期而采取的预防措施。主要目的是去除病因或针对病因采取直接措施，减少对人体有害的危险因素。主要措施包括以下几点。

(1) 实施健康教育，建立良好生活方式。
(2) 提倡合理饮食，加强体育锻炼。
(3) 特殊人群的重点预防。
(4) 针对病因的特异性预防。
(5) 环境保护和监测。
(6) 重视社会、心理、行为与健康的关系。

（二）二级预防（secondary prevention）

二级预防是指发病前期和发病早期的疾病预防措施，关键是早发现、早诊断和早治疗，又称"三早"预防。二级预防不仅有利于终止疾病的进一步发展，而且有利于防止疾病在群体间蔓延。慢性病具有患者多、损害广、治愈率低等特点，而且病因机制不明者居多，完全做到一级预防比较困难，所以慢性病应以二级预防为重点。

（三）三级预防（tertiary prevention）

三级预防是对患者进行的积极有效的治疗、护理，加速其生理、心理和社会功能的康复，减少并发症和后遗症的发生，最大限度地使其恢复健康。通过三级预防，可以减轻伤残的程度，帮助其恢复部分或全部自理能力。

四、护士在健康保健中的作用

促进健康的相关护理活动是通过护士的努力，使公众建立和发展促进健康的行为，减少危害健康的行为，从而维护和提高人类的健康水平。

（一）危害健康的行为

危害健康的行为是指偏离个人、他人和社会的健康期望，客观上不利于健康的一组行为。

1. 不良生活方式与习惯生活方式 生活方式是指在特定环境条件下的人，为生存和发展而进行的一系列日常活动的行为表现形式。不良生活方式则是一组习以为常、对健康有害的行为习惯，包括能导致各种成年期慢性退行性病变的生活方式，如吸烟、酗酒、缺乏运动锻炼、高盐(脂)饮食、不良进食习惯(如狼吞虎咽)等。不良的生活方式与肥胖、心血管系统疾病、癌症等疾病的发生关系密切。

2. 致病行为模式 致病行为模式是导致特异性疾病发生的行为模式,国内外研究较多的是 A 型行为模式和 C 型行为模式。

A 型行为模式是一种与冠心病密切相关的行为模式,其特征表现为雄心勃勃,争强好胜,富有竞争性和进取心。一般对工作十分投入,工作节奏快,有时间紧迫感。这种人警戒性和敌对意识较强,对挑战往往是主动出击,而一旦受挫就容易恼怒。有研究表明,具有 A 型行为者冠心病的发生率、复发率和死亡率均显著高于非 A 型行为者。

C 型行为模式是一种与肿瘤发生有关的行为模式,其核心行为表现是情绪过分压抑和自我克制,爱生闷气。有研究表明,C 型行为者宫颈癌、胃癌、结肠癌、肝癌、恶性黑色素瘤的发生率高出其他人 3 倍左右。

3. 不良疾病行为 疾病行为指个体从感知到自身患病到身体康复全过程所表现出来的一系列行为。不良疾病行为可能发生在上述过程中任何阶段,常见的行为表现形式有疑病、恐惧、讳疾忌医、不及时就诊、不遵从医嘱、迷信甚至自暴自弃等。

4. 违反社会法律、道德的危害健康的行为 吸毒、性乱等行为既直接危害行为者个人的健康,又严重影响社会健康和正常的社会秩序。如吸毒可直接产生成瘾行为,导致吸毒者身体极度衰竭;静脉注射毒品,还可能感染乙型肝炎和艾滋病等;混乱的性行为可能导致意外怀孕、性传播疾病和艾滋病等。

(二)促进健康的行为

促进健康的行为指个体或群体表现出的客观上有益于自身和他人健康的一组行为。

1. 基本健康行为 日常生活中一系列有益于健康的基本行为,如合理营养、平衡膳食、适量休息睡眠、积极锻炼、饭前便后洗手等。

2. 保健行为 保健行为指正确合理地利用现有卫生保健服务,维护自身健康的行为,如定期体检、预防接种、患病后及时就诊、遵从医嘱、配合治疗等。

3. 避免有害环境 有害环境是广义的,包括人们生活和工作的自然环境以及心理、社会环境中对健康有害的各种因素。以积极或消极的方式避开这些环境中的危害也属于健康行为。避免有害环境的行为包括调适、主动回避、积极应付等,如离开污染的环境、采取措施减轻环境污染、积极应对那些引起人们心理应激的紧张生活事件等。

4. 戒除不良嗜好行为 以积极主动的方式戒除日常生活中对健康有危害的个人偏好,如戒烟、不酗酒、不滥用药物等。

5. 预警行为 预警行为通常指对可能发生的危害健康的事件先给予警示,从而预防事故发生并能在事故发生后正确处理的行为,如乘飞机或汽车时系安全带、溺水、车祸、火灾等的预防以及意外发生后的自救和他救行为。

6. 求医行为 人觉察到自己有某种疾病时寻求科学可靠的医疗帮助行为,如主动求医、真实提供病史和症状、积极配合医疗护理、保持乐观向上的情绪等。

7. 遵医行为 发生在已知自己确有疾病后,积极遵从医嘱、配合医生、服从治疗的一系列行为。

8. 患者角色行为 患者角色行为有多层含义,如有病后及时解除原有角色职责,转向接受医疗和社会服务;在身体条件允许的情况下发挥"余热";伤病致残后,身残志坚,积极康复以正确的人生价值观和归宿感对待病残和死亡。

(三)促进健康的护理活动

实施促进健康的护理活动,有利于个体和群体促进健康行为的建立。护士在促进健康活动中的任务不仅仅是解除病痛,延长患者的生命,更要努力提高患者的生存质量。

1. 开展健康教育 健康教育是指通过信息传播和行为干预,帮助个体和群体掌握卫生保健知识、树立健康观念、自愿采纳有利于健康行为和生活方式的教育活动和过程。其目的是消除或减轻影响健康的危险因素、预防疾病、促进健康和提高生活质量。健康教育的最终着眼点是促进个体或群体改变不良行为和生活方式。

2. 满足生理需要 从马斯洛的人类基本需要层次论出发,生理需要应是最先予以满足的。因此,首先必须做好生理护理,避免不良刺激,保证患者有良好的生理舒适感。一般包括以下几点。

(1)采取一定的措施减轻或消除患者的疼痛与不适,如保持患者舒适的体位、按医嘱适时应用止痛药、松弛疗法、适量运动等。

(2)保证周围环境的安静,使患者有足够的休息和睡眠。

(3)根据患者的具体情况,满足其饮食、饮水、排泄等方面的需要。

3. 做好心理护理 人是生理、心理、社会、精神、文化的统一整体,其各个方面不能相互割裂独立存在,而是相互联系、相互依赖、相互作用,从而使人获得最佳的健康状态。心理护理的任务就是了解患者的心理活动规律和反应特点,针对患者的心理活动,采用一系列良好的心理护理措施,以影响患者的感受和认识,改变患者的心理状态和行为,帮助患者适应新的人际关系以及医疗环境,尽可能为患者创造有益于治疗和康复的最佳心理环境状态,使其早日恢复健康。如护士应运用良好的沟通技巧,进行心理疏导,鼓励患者宣泄,帮助患者认识生存的价值,树立正确、豁达的健康观。

4. 提供社会支持 充分发挥患者社会支持系统的作用,支持不只是物质上的还包含精神上的、心理上的各种有形、无形的帮助。例如,鼓励患者家属及与其有重要关系的人经常探望和陪伴患者,给予患者更多的温暖和支持,使其获得感情上的满足感,对患者进行身心两方面的护理。

第四节 健康教育

为了实现人人享有卫生保健这个全球性目标,各国政府根据本国国情制定了长期的健康政策,而健康教育是各国健康政策中的基本措施及途径。健康教育是重要的护理实践活动,也是护理的一个重要的独立功能。护理工作者要通过健康教育唤起公众的健康意识,使他们改变不良的生活习惯,建立有利于健康的行为,掌握自我保健的方法和技术,从而提高全民族的健康素质及生活质量。

一、健康教育的概念

健康教育(health education)是通过有计划、有组织、有系统的社会和教育活动,全面提高公民的健康素养,促使人们自愿地改变不良的行为习惯,自觉关注影响健康行为的相关因素,消除或减轻影响健康的危险因素,从而预防疾病,促进健康和提高生活质量。

健康教育是一项有计划、有目的、有评价的社会教育活动。该项教育活动是通过信息传播和行为干预的手段,帮助个人和群体掌握卫生保健知识,树立健康观念,自愿采纳有利于健康的行为和生活方式,旨在帮助人们了解自己的健康状况,识别危害健康的因素,促使人们自觉选择有益于健康的行为和生活方式,从而降低或消除影响健康的危险因素,达到促进健康的目的。健康教育的着眼点是行为问题,核心问题是促使个体和群体改变不健康的生活方式。其本质是教育个人、家庭和社区,使他们能够对自己的健康负责,并对其他人产生积极的影响。

二、健康教育的意义

(一)健康教育是实现初级卫生保健的需要

"人人享有卫生保健"是全球卫生战略目标,而健康教育是实现此战略目标的基本途径和基本策略。健康教育是所有卫生问题、预防方法以及控制措施中最为重要的,是成功实现初级卫生保健的关键。

(二)健康教育是提高社会人群健康保护意识和能力的需要

健康保护意识是指人们为了维护、增进健康而主动采取的卫生相关行为及做出的健康相关决定。通过健康教育可以使人们获得维护和增进健康的相关知识,培养人们的健康责任感,促使他们改变不良的行为方式及生活习惯,建立良好的生活方式,提高个人的自我保健能力。同时可以明确政府及社会对健康应负的责任,使公众能更有效地维护自身的健康和生存环境,提高全民的健康水平。

(三)健康教育是节约卫生资源和提高效益的需要

健康教育是一种廉价而有效的防治疾病的措施。实践证明,人们只要改变不良的行为方式及生活习惯,采取有益于健康的生活方式,就能有效地降低疾病的发病率和死亡率,降低医疗费用。可见,健康教育是节约卫生资源,保护和增进人类健康水平的有效措施。

三、健康教育的基本原则

(一)科学性原则

达到健康教育的目的首先要求健康教育内容必须科学、正确、翔实。教育的内容必须要以科学为依据,引用的数据要可靠无误,举例应实事求是,并注意应用新的科学研究结果,在保证知识准确、技能方法正确的前提下向学习者传授知识,这也是科学工作者应有的工作态度和职业道德。

(二)可行性原则

健康教育的目的是使学习者能产生自觉的健康行为,所以健康教育必须建立在符合当地的经济、社会、文化及风俗习惯的基础上,否则难以达到预期的目的。改变人的行为和生活方式不能依靠简单的说教或个人良好的愿望。许多不良行为或生活方式受社会习俗、文化背景、经济条件、卫生服务等影响,如受居住条件、饮食习惯、工作条件、市场供应、社会规范、环境状况等影响,因此,健康教育必须考虑到以上的制约因素,以促进健康教育目标的实现。

(三)针对性原则

健康教育对象的年龄、性别、健康状况、文化背景、性格爱好、学习能力等千差万别,对卫生保健知识的需求也不尽相同。为使健康教育的实际效果最大化,必须针对学习者的需要开展健康教育活动。首先,不同的学习者所需要的知识有所不同,如对糖尿病患者应重点讲授糖尿病患者的饮食护理及尿糖的检测方法;对高血压患者应重点讲解血压的测量和观察等知识。另外,健康教育的形式和方法多种多样,针对不同的人群、学习者的人数和学习能力的不同,选择与年龄、性别、爱好、文化背景相适宜的教育方式和方法。

(四)启发性原则

为了提高健康教育效果,可采取多种启发教育方式提高学习者的学习兴趣和求知欲;利用反馈机制对学习者学习过程中的每一点进步做出及时评价,肯定他们的学习效果,激发他们的学习动机,形成良好的学习机制。

(五)规律性原则

健康教育要按照不同人群的认识、思维、记忆规律,由简到繁、由浅入深、从具体到抽象地进行。在充分了解学习者需要的基础上,注意有目地地安排教育内容。学习是一个循序渐进的过程,制订计划时应注意学习的重复性和学习效果的累积性,不可急于求成,这样才能达到良好的教学效果。

(六)理论与实践相结合的原则

在健康教育的过程中必须注重理论与实践相结合。这样不仅可以激发学习者的学习兴趣,还可以增强其参与意识和提高其解决问题的能力,使他们既掌握了健康知识,又能自觉地应用这些知识去维护自己和他人的健康。

(七)合作性原则

在卫生保健服务中要求个人、家庭、社区组织、卫生专业人员、卫生服务机构和政府共同承担健康促进的责任才能成功实现健康教育的目标。因此,健康教育活动不仅需要教学对象、教学者以及其他健康服务者的共同参与,也需要动员家庭和社会等支持系统的参与,如父母、子女、同事、朋友等的支持参与,以帮助学习者采取健康的行为,利于健康教育目标的实现。

(八)行政性原则

健康行为不仅仅是个人的责任,推动全民健康促进活动还需要政府部门的领导与支持,开展健康教育应该包含在整个医疗卫生计划内,应有专人、专项经费以有效地推动健康教育的开展。

四、健康教育的内容和程序

(一)健康教育的内容

1. 社区健康教育 社区居民教育是指以社区为单位,以促进该社区居民健康为目的的教育。此类教育主要用于社区、学校、企业、团体的社会人群。护理人员直接到基层开展健康教育工作,具体内容如下。

(1)开展卫生宣传教育,如介绍人体卫生知识、心理卫生知识、健康生活方式知识、食品营养卫生知识、优生优育知识、吸烟危害知识、家庭急救与防止意外伤害知识等。

(2)疾病防治知识的宣传教育,包括常见病、多发病防治知识,慢性病防治知识,传染病和性病防治知识,分病种教育知识等。主要内容为病因及发病机理、临床表现、预防措施、治疗原则、护理要点等。

(3) 对特殊人群提供有关卫生保健知识,如婴幼儿健康知识、中老年预防保健知识、孕妇的健康知识、职业病的预防知识、学校卫生知识、对精神病患者的家属给予支持及指导等。

(4) 对出院回家的患者及其家属进行康复指导,并和医生取得联系。

(5) 定期进行健康检查和对疾病高危人群的观察,以利于早期发现疾病;定期进行预防接种,指导传染病的预防和管理。

(6) 计划生育技术指导和健康咨询。

(7) 卫生法规的教育,旨在帮助个人、家庭及社区了解有关的卫生政策及法规,促使人们建立良好的卫生及健康道德,提高居民的健康责任心及自觉性,使他们自觉遵守卫生法规,维护社会健康。

2. 医院健康教育 此类教育是以医院为基地,以患者及其家属为对象,是医院实施整体护理的重要组成部分。为了尽快恢复健康,患者及其家属对医护人员的嘱咐和要求特别重视,护士利用医院的特殊环境有针对性地对他们进行健康教育,更容易取得明显的效果。基本内容包括如下几个方面。

(1) 入院教育:住院患者健康教育的基础内容,包括医院就诊区分布、病区环境、病室人员、各种规章制度等内容的介绍等。其目的是使住院患者积极调整心理状态,尽快适应医院环境,配合治疗,促进康复。

(2) 心理指导:所有住院患者都可能或多或少存在这样或那样的心理健康问题,护理健康教育的首要任务就是要帮助患者克服这些问题,安心住院治疗。

(3) 饮食指导:合理适当的饮食将有助于疾病的康复,如高血压患者宜用低盐饮食,发烧患者宜多饮水等。饮食指导要注意培养患者的饮食习惯。

(4) 作息指导:凡有活动能力的患者都应鼓励其适当地活动和休息。对需要卧床的患者也应指导其做力所能及的床上锻炼,并注意调整卧床休息与睡眠的关系,避免日间睡眠过多造成夜间失眠。

(5) 用药指导:应讲清各类药物的适应证、禁忌证、服用方法、剂量、副作用、保存方式等。同时应告诫患者谨遵医嘱,按时服药。

(6) 特殊指导:各种检查治疗知识包括各种仪器和器械性检查知识、各种化验检查知识、各种介入治疗知识、各种手术知识及放疗、化疗知识等。主要内容:检查治疗的禁忌证、适应证、检查治疗方法、配合要点、并发症预防等。

(7) 行为指导:护士指导患者掌握有利于健康的行为指导与行为训练知识包括适应手术行为训练、上呼吸机手语训练、自我护理技巧训练、放松技术训练、家庭护理技巧训练、早期康复训练、戒烟指导、性生活指导等。

(8) 出院指导:患者住院基本恢复健康后,在出院前,护士应给予出院指导,目的是巩固住院治疗及健康教育效果,进一步恢复健康。出院指导应包括注意预防疾病再次发生的指导。

(二)健康教育的程序

应用护理程序的方法开展健康教育,不仅可以将健康教育更好地融入到护理工作中,还可以保证健康教育的及时性、有效性和连续性。健康教育程序可分为5个步骤:评估学习需求、确定教育目标、制订教育计划、实施教育计划、评价教育效果。

1. 评估学习需求 评估是为了了解学习者的学习需要、学习准备状态、学习能力及学习资源,是健康教育的基础。

(1) 评估学习者的需要及能力:在健康教育前,需了解学习者的基本情况,如年龄、性别、教育程度、学习能力、对健康知识及技能的缺乏程度及范围、学习者的学习兴趣及态度等,以根据不同的学习需要及特点来安排健康教育活动。

(2)评估学习资源:评估达到健康教育目标所需的时间、参与人员、教学环境、教育资料及设备(如小册子、幻灯机、投影仪)等。

(3)评估准备情况:教育者在提供健康教育前,应对计划是否周全、备课是否充分、对象是否了解、教具是否齐全等情况进行评估,以指导自己做好充分的准备。

2. 确定教育目标 设立教育目标是健康教育中的一项重要内容,既是学习者接受健康教育后所要达到的预期结果,又是制订教育计划的行为导向,同时可以作为以后评价教育效果的依据。

(1)目标应具有针对性和可行性:制订目标时需要清楚以下情况,如学习者的文化背景、学习的能力、对学习的兴趣与态度、缺乏哪些知识与技能、支持系统的情况等,从而制订切实可行的目标。

(2)目标应具体、明确、可测:目标应表明具体需要改变的行为,以及要达到的程度及预期时间等,便于检测、观察及比较。目标越具体、明确、可测量,越具有指导性和可及性。

(3)目标应以学习者为中心:制订目标要充分尊重学习者的意愿,通过共同讨论,达成共识,激励和调动其学习的兴趣和热情,达到最佳的效果。

3. 制订教育计划 计划是为了实现健康教育目标而事前对措施和步骤做出的部署。教育计划既是护士有效地组织实施教育活动的依据,又是实现健康教育目标的保证。计划可以使工作变得有序,减少不确定性和变化的冲击,同时计划也是一种协调,可以减少重叠性和浪费性的活动。

(1)明确实施计划的前提条件:制订计划时应根据目标,列出实现计划所需的各种资源,可能遇到的问题和阻碍,找出相应的解决办法,确定计划完成的日期。

(2)将计划书面化、具体化:健康教育计划应以书面的形式表达出来,包括详细的进度安排,对参加教育活动的人员、教育地点、教育环境、教学的内容、时间、方法、教育所需的设备及资料等都应有详细的计划。

(3)完善和修订计划:完成计划初稿后,进一步调查研究,提出多种可供选择的方案,最好邀请有关组织和学习者参与修订,经过比较分析,确定最优或最满意方案,使计划更加切实可行。

4. 实施教育计划 在实施计划前,应对实施健康教育的人员做相应的培训,使其详细了解目标、计划和具体的任务。在实施计划过程中,及时了解教育效果,护士在实施教育计划时应注意灵活性,因为学习者学习需要的改变、情绪的变化及外界环境的干扰等因素都可能影响护理人员按部就班地实施教育计划;重视与各部门及组织之间的密切配合与沟通,根据需要对计划进行必要的调整,及时了解学习者对教育结果的满意程度。

5. 评价教育效果 评价是健康教育过程中必不可少的一步,它贯穿教育活动的整个过程,评价的目的在于根据教育的效果及时修改和调整教育计划、改进教学方法、完善教学手段,以达到最佳的教学效果。健康教育效果评价可以是阶段性的、过程性的或结果性的。评价包括的内容如下所示。

(1)教学目标是否达到?

(2)所提供的健康教育是否是公众真正所需?

(3)教学目标及计划是否切实可行?

(4)执行教育计划的效率和效果如何?是否需要完善或修订教育计划?

五、健康教育的方法

健康教育的方法有多种,教学者可依据教育的目的及学习者的不同,选择恰当的教育方法:如果为增加学习者的知识,可应用个别会谈、讲授、提供阅读材料、讨论等方式;如果为改变学习者的态度,可用小组讨论、角色扮演、辩论等方式;如果为帮助学习者获得某种技能,则可用示范、角色扮演等方法。具体的方法如下。

(一)专题讲座法

专题讲座是一种较正式的传统健康教育方式,一般是由卫生专业技术人员对有关健康的某个专题以课堂讲授的形式,将知识传授给学习者。专题讲座的方式能将健康知识系统地传递给学习者,帮助其了解有关健康的知识或信息,为学习者观念、态度及行为的改变打下一定的基础。适应于学习者人数众多,需要了解容量较大的知识和信息时。

1. 优点

(1)容易组织,经济,并适合除儿童以外各种大小团体。

(2)能在有限的时间内,将知识系统完整地传授给许多人。

2. 缺点

(1)单向沟通,听众对讲授内容的反应讲者无法了解。

(2)无法照顾听众差异,人数太多时不能达到预期的效果。

3. 注意事项

(1)针对听众备课:预先了解听众的人数、教育程度、职业等基本资料,有针对性地进行备课。

(2)注意讲授环境的准备:要求光线、温度适宜,避免噪声,多媒体音响设备良好。

(3)注重讲授技巧:讲授者必须具有相当好的专业知识及讲授能力,讲授内容简明扼要、通俗易懂,最好配有文字资料、幻灯片、图片以帮助理解,注意以提问等方式及时取得听众对内容的反馈。时间不能过长,一般以30~60 min为佳,以保持听众的注意力。

(4)在演讲结束后鼓励听众发问,形成双向沟通。

(二)团体讨论法

团体讨论法是针对学习者的共同需要,或存在相同的健康问题,以小组或团体的方式进行健康信息的沟通及经验交流,大家就共同关心的问题展开讨论,各抒己见。一般团体由5人以上组成,共同参与对某一健康问题或主题的讨论,通过团体成员的意见及经验的表达,使学习者得以集思广益,获取及分享知识与感受,扩大个人的经验范围,加深对某一问题的认识及了解,以刺激其态度或行为的改变。

1. 优点

(1)所有人员共同参与讨论,大家对某一问题根据自己的经验及判断提出自己的看法或意见,组员之间可以相互影响。

(2)团体讨论法适用的范围广。

(3)容易改变小组人员的态度及行为。

2. 缺点

(1)小组的组织及讨论较浪费时间,有时会出现小组讨论离题现象。

(2)可能会出现不平衡现象,有人可能过于主导,而有人则较少参加讨论活动。

3. 注意事项

(1)参加讨论的人员以 8～15 人为宜,应选择年龄、健康状况、教育程度等背景相似的人组成一个小组。

(2)讨论前应确定讨论的主题和基本内容,并强调一些讨论规则,如争取每人发言、控制发言时间、别人发言时要静听、尊重别人的意见等,以保证讨论顺利进行。

(3)护理人员在讨论中充当好组织者和引导者,在讨论时注意调节讨论气氛,适时予以引导、提示,在结束时对讨论结果进行简短的归纳及总结,以保证达到预期效果。

(三)角色扮演法

角色扮演法是一种制造或模拟一定的现实生活片段,由学习者扮演其中的角色,将角色的言语、行为、表情及内心世界表现出来,使之在观察、体验和分析讨论中理解知识和受到教育的方法。它可以用两种方式来进行,一种是用预先准备好的角色进行扮演,参加扮演者通过观察、操作、模仿、分析等而学习有关的健康知识及经验;另一种是自发式的角色扮演,预先不做准备,由操作及模仿达到学习的目的。

1. 优点

(1)提供了具体的而有兴趣的学习环境。

(2)所有人员都参与了学习过程。

2. 缺点

(1)有些成员可能比较羞怯,参加有压力。

(2)有时希望或预定表现的内容可能无法表现出来。

(3)需要较多的时间进行组织安排。

3. 注意事项

(1)角色扮演前,应注意整个扮演主题的选择与编排,角色的分配与排练。

(2)角色扮演时,主持者应报告此项教学活动的目的与意义,并对剧情及有关的表演人员进行简单的介绍。

(3)角色扮演后应进行讨论,可先由表演者谈自己的感受,然后让其他人员积极参加讨论。主持者可以引导参加人员讨论剧中的重点及内容,以使其了解相关的知识及原理。讨论部分为角色扮演的重点,通过讨论可以让有关人员真正获得有关知识。

(四)实地参观法

实地参观法是根据教学目的,组织学习者到实际场景中观察某种现象,以获得感性知识或验证已经学习过的知识的教学方法。带领学习者实际参观,可以配合教学内容,使学习者获得第一手的资料,帮助实现教育目标,如实地参观产房,可以降低初产妇对分娩的恐惧等。

1. 优点

(1)学习者能在参观中了解某一疾病的实际情况。

(2)有利于学习者学习和借鉴经验。

(3)在实际参观中,有利于提高学习者的观察技巧。

2. 缺点

(1)所需的时间较多,由于时间关系,可能有些学习者无法参加。

(2)很难找到合适的参观场所。

3. 注意事项

(1) 配合教学目标,选择合适的参观地点。提前与参观单位沟通参观访问的事宜。

(2) 参观前告知参观者参观的目的、重点及注意事项;参观时间要充分,允许学习者有时间提问;参观后应配合讨论,以减少疑虑或恐惧。

(五)示范法

示范法是指教学者通过具体动作示范,使学习者直接感知所要学习的动作的结构、顺序和要领的一种教学方法。示范通常包含有动作、程序、技巧和知识,并且以各种设备和教具做相应的配合。示范常应用于教授某项技术或技巧,教学者先对该技术或技巧进行示范,使学习者能仔细地了解该项操作的步骤及要点。然后,在教育者的指导下让学习者进行模仿、练习。在结束时让学习者回教,以使教育者评价学习者是否获得了此项技巧。

1. 优点

(1) 直观性强,有利于激发学习者的学习兴趣。

(2) 学习者有机会将理论知识应用于实际,以获得某项技巧或能力,有成就感,对学习有促进作用。

2. 缺点

(1) 受教学条件的限制,如场地受限;有时示范所用的仪器较昂贵且不易搬运等。

(2) 对教育者要求较高,要求教育者理论知识、动手能力、表达能力要强,使学习者能够看得清、听得懂,易于理解和掌握。

(3) 对学习者要求较高,要求学习者听、看、理解、动手能力均要达到一定程度,才能达到教学效果。

3. 注意事项

(1) 示范时,操作规范,应将动作分解,且让所有参加者能清楚地看到,可根据学习者的具体情况安排示范的速度,也可根据实际情况安排重复示范,在示范的同时,应配合口头说明。

(2) 如所示范的内容较复杂,则可事先利用视听教具,如用录像带,说明此项操作的步骤及原理,然后示范。

(3) 安排一段时间让学习者有练习的机会,示范者在纠正错误时,了解其所存在的困难,并详细说明错误的地方,切忌使用责备的口气,注意给予鼓励和耐心的指导。

(六)展示与视听教学法

展示与视听教学法是以图表、模型、标本或录像、电视、电影等视听材料向人们讲解健康知识与技能的教学方法。图表、模型可在农村、街道、病房等地进行展示,时间可长可短;视听教学既可针对个体教学,亦可针对群体。

1. 优点

(1) 直观、生动,能够提高学习者的学习兴趣,提高学习效果。

(2) 适合所有教育对象,学习没有压力,使学习者能够在轻松的氛围中获得健康知识。

2. 缺点

(1) 成本较高,需要一定的设备或经费保障。

(2) 资料准备和更新的难度大。

3. 注意事项

(1) 图表、模型的展示应配有通俗易懂、简明扼要的文字说明帮助理解。

(2)图表设计尽可能生动醒目,有利于吸引观众的注意力和易于记忆。

(3)播放视听教学片应根据学习者的兴趣及背景来安排,要保证光碟、录像带、音响和播放器的质量,选择安静、大小适宜的播放环境,教学内容以每次20～30 min为宜。

(七)个别会谈法

个别会谈法是指健康教育工作者根据学习者已有的知识经验,借助启发性问题,通过口头问答的方式,引导学习者比较、分析、判断来获取知识的教学方法。常在家庭访视及卫生所的诊治前后时采用,是一种简单易行的健康教育方法。一般会谈时应该注意与学习者建立良好的关系,及时了解其所存在的困难及问题,以便实施正确的健康教育。实施个别会谈式的教育时应注意如下几点。

(1)提前了解学习者的基本背景资料,如对姓名、年龄、教育程度、家庭状态、职业等有一定的了解。

(2)会谈的环境应安静、舒适,有利于交谈。

(3)会谈应从最熟悉的人或事物谈起,使受教者产生信任感。

(4)及时观察及了解受教者对教育内容的反应,并鼓励学习者积极参与交谈,并尊重对方的想法及判断。

(5)一次教育内容不可过多,以防学习者发生思维混乱或疲劳。

(6)会谈结束时,应总结本次的教育内容,并了解学习者是否确实了解了教育内容,如有必要,预约下次会谈时间。

(八)其他健康教育方式

健康教育除了上述教育方式外,还可采用其他多种方式。如利用计算机辅助教学,不仅可以进行知识讲解,还可以做题、解答,实现人机互动,可以不受时间、地点的限制,针对每个学习者的学习需要和学习特点,将学习者难以理解的理论和难以掌握的方法,通过计算机的信息转换和处理功能,将学习内容形象化和具体化,降低学习难度;利用广播、电视、报纸、书刊、小册子等大众传播媒体介绍预防保健的知识;还可以利用各种社会团体及民间组织活动的机会进行健康教育和健康促进活动。

护士在健康教育中,可以根据具体情况采用一种或几种方法对学习者实施健康教育,以达到促进全民健康的目的。

直通护考

一、单项选择题

1. 下列哪一项是影响健康的主要因素?(　　)
A. 心理因素　　B. 生物因素　　C. 环境因素　　D. 社会因素　　E. 文化因素

2. 因过度悲哀引起的失眠、血压升高属于哪种影响健康的因素所致?(　　)
A. 生物因素　　B. 心理因素　　C. 物理因素　　D. 经济因素　　E. 文化因素

3. 疾病对社会的影响,不包括(　　)。
A. 影响社会生产力
B. 降低和消耗社会的医疗资源
C. 造成传染
D. 社会经济的负担加重

E. 浪费社会的医疗资源

4. 人们重视心理-社会因素对健康与疾病的影响开始于（　　）。
A. 以疾病为中心的阶段
B. 以患者为中心的阶段
C. 以人的健康为中心的阶段
D. 以心理卫生为中心的阶段
E. 以上都不对

5. 患病后患者主要的心理反应不包括（　　）。
A. 焦虑及恐惧
B. 自尊心增强
C. 害羞和罪恶感
D. 踌躇徘徊
E. 猜疑心加重

6. 下列哪一项与健康模式无关？（　　）
A. 健康—疾病连续相模式
B. 最佳健康模式
C. 健康影响模式
D. 健康的测量模式
E. 以上都不对

7. 在战争中受伤属于哪种影响健康的因素所致？（　　）
A. 生物因素
B. 心理因素
C. 物理环境因素
D. 社会环境因素
E. 文化因素

8. 健康教育示范法的优点是（　　）。
A. 适用范围窄
B. 容易组织
C. 有机会获得某项技巧
D. 提高患者的观察技巧
E. 适用范围广

9. 健康教育计划的内容不包括（　　）。
A. 教育时间
B. 教育地点
C. 教育者姓名
D. 教育内容
E. 教育方法

10. 在健康教育中，属于特殊健康教育内容的是（　　）。
A. 精神心理知识
B. 妇女健康知识
C. 卫生政策知识
D. 患者健康教育
E. 优生优育知识

二、思考题

1. 影响健康的因素有哪些？
2. 简述健康教育程序的步骤。
3. 促进健康的行为反应有哪些？
4. 案例：患者，男，40岁，以"高血压病"入院。患者为公司主管，希望了解高血压病的相关知识，并希望学会自己测血压的方法，以期尽快康复。生活习惯：吸烟15年，1盒/天。根据以上资料，列出可行的健康教育方法及教育内容。

（赵丽丽　魏娜）

第五章 护理相关理论及模式

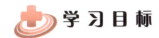

掌握：护理相关理论在护理实践中的应用。

熟悉：系统论、需要理论、压力与适应理论、成长与发展理论的基本内容；自理模式、适应模式及健康系统模式的相关内容。

了解：护理相关理论的历史发展过程。

【案例引导】

案例：刘某，男，19岁，体操运动员，因交通事故受伤急诊入院，行脾切除术及左下肢截肢清创术。术后 BP 80/55 mmHg，P 120 次/分，患者清醒之后，得知伤情，反应强烈，拒绝任何治疗。

问题：1. 该患者面对的压力源是什么？患者会有哪些需要？

2. 你如何应用压力与适应理论协助该患者缓解压力？

理论是对特定领域内的现象和活动的本质性、规律性的描述。护理学作为一门独立的学科，拥有自己独特的理论知识体系。护理理论是指对护理对象系统的、整体的看法，以描述、解释、预测和控制护理现象。护理理论在其发展过程中，运用、借助其他相关学科的理论，包括系统论、需要理论、压力与适应理论、成长与发展理论等，来丰富和完善护理学的知识体系，从而促进护理专业的发展。护理人员掌握这些护理相关理论有助于认识护理工作的性质、明确护理学的范围和体系，并能用理论的观点指导护理实践。

第一节 护理相关理论

一、系统论

系统论作为一种思想,早在古代就已萌芽,但作为一种科学术语、一种理论,却是在现代。1925—1926年,系统论的创始人,美籍奥地利生物学家贝塔朗菲提出将有机体当作一个整体或系统来考虑的观点。1937年,贝塔朗菲第一次提出"一般系统论"的概念。20世纪60年代以后,系统论得到了广泛的发展。系统论解释了事物整体及其组成部分间的关系,以及这些组成部分在整体中的相互作用、相互联系、相互依赖和相互制约的关系,其理论与方法渗透到有关自然和社会的许多学科和领域,产生日益重大而深远的影响。

(一)系统的概念

系统是指由若干相互联系、相互作用的要素所组成的具有一定结构和功能的有机整体。这个概念涵盖了两层意义:一是指系统是由一些要素(子系统)所组成,这些要素间相互联系,相互作用;二是指系统中的每一个要素都有自己的独特结构与功能,但这些要素集合起来构成一个整体系统后,就具有各孤立要素所不具备的整体功能。

> **知识链接**
>
> **贝塔朗菲的生平**
>
> 贝塔朗菲(1901—1972),美籍奥地利理论生物学家,一般系统论的创始人。1901年9月19日生于奥地利首都维也纳附近的阿茨格斯多夫,1972年6月12日卒于纽约州布法罗。1926年获维也纳大学哲学博士学位,在该校任教。1937年起,先后在芝加哥大学、渥太华大学、阿尔贝塔大学、纽约州立大学等处任教。1954年,与A. 拉波包特等人一起创建"一般系统论研究会",出版《行为科学》杂志和《一般系统年鉴》。贝塔朗菲的重要贡献之一是建立关于生命组织的机体论,并由此发展成一般系统论。1950年发表《物理学和生物学中的开放系统理论》。1955年的专著《一般系统论》,成为该领域的奠基性著作。1972年发表《一般系统论的历史和现状》,把一般系统论扩展到系统科学范畴。

(二)系统的分类

1. 按组成系统的要素性质分类 可分为自然系统和人工系统。自然系统是指由自然物所组成的、客观存在的系统,如人体系统、生态系统等。人工系统是为某特定目标而建立的系统,如护理质量管理系统、计算机软件系统等。现实生活中,大多数为自然系统和人造系统的综合,称复合系统,如医疗系统、教育系统等。

2. 按系统与环境的关系分类 可分为闭合系统和开放系统。闭合系统是指不与外界环境进行物质、能量和信息交换的系统。封闭是相对的、暂时的,绝对封闭的系统是不存在的。

开放系统指与外界环境不断地进行物质、能量和信息交换的系统。开放系统与环境联系是通过输入、转换、输出和反馈过程来完成的(图5-1)。

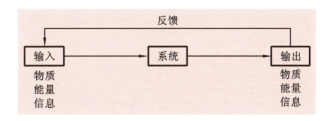

图 5-1 开放系统示意图

(1)输入:物质、能量和信息由环境进入系统的过程。
(2)转换:系统对输入的物质、能量和信息的识别、处理和转换。
(3)输出:系统处理、改变的结果进入环境的过程。
(4)反馈:系统的调节部分,将输出部分与系统目标做比较后,反馈给输入部分,进行调节和控制,从而修正以后的输出结果,最终达到目标。

3. 按系统状态是否随时间推移而变化分类 可分为动态系统和静态系统。动态系统是指系统的状态随着时间的变化而变化,如生物系统。静态系统是指系统的状态不随时间而变化,具有相对稳定性,如一个建筑群。静态系统是动态系统的一种暂时的极限状态,绝对静止不变的系统是不存在的。

4. 按组成系统的内容分类 可分为物质系统和概念系统。物质系统是指以物质实体构成的系统,如仪器、动物等。概念系统是指由非物质实体构成的系统,如理论系统。但大多数情况下,物质系统和概念系统是相互联系,以整合的形式出现的。

(三)系统的基本属性

1. 整体性 系统的整体性表现为系统的整体功能大于系统每个要素功能的总和。系统是由某些要素组成,每一个要素都有自己独特的结构和功能。当系统将其各个要素以一定方式组织起来,构成一个整体时,就具有了孤立要素不具备的特定功能。

2. 目的性 每个系统均有其明确的目的,不同的系统有不同的目的。系统的结构是根据系统的目的和功能组成的整体。如医院系统的目的是救死扶伤、防病治病,学校系统的目的是教书育人。

3. 相关性 系统的各要素之间既相互独立,又相互联系、相互制约,任何一个要素的功能或作用发生变化,都会引起其他各要素甚至系统整体的功能或作用发生相应的变化。

4. 动态性 系统是随时间变化而变化的,具体反映在系统的运动、发展与变化过程。一方面,系统要进行活动,必须通过内部要素的相互作用,能量、信息、物质的转换,内部结构的不断调整以达到最佳功能状态。另一方面,系统总是存在于一定环境中,与环境进行着物质、能量、信息的交流,以适应环境,维持自身的平衡与发展。

5. 层次性 任何系统都是有层次的。对于某一个具体的系统来说,它既是由某些要素(子系统)构成,同时,它自身又是组成更大系统(超系统)的一个要素(子系统)。如人是一个系统,它本身是由神经、肌肉、骨骼等要素组成,而人本身又是构成社会大系统的一个要素。系统的层次间存在着支配和服从的关系,高层次往往是主导力量,低层次往往是基础结构(图5-2)。

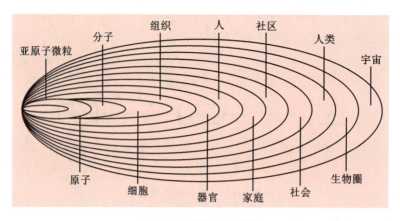

图 5-2 系统论示意图

(四)系统论在护理中的应用

1. 用系统观点看人 护理的对象是人,人是一个由多要素组成的系统,具有以下基本特点。

(1)人是一个自然的系统:人是一个整体,是一个自然的系统,由生理、心理、社会、精神、文化等组成。人生命活动的基本目的是维持人体内外环境的协调和平衡。这种协调与平衡既依赖于体内各要素结构和功能的正常及相互关系的协调,又依赖于自身对外界环境变化的适应性调整。

(2)人是一个开放的、动态的系统:人与外界环境每时每刻都在进行着物质、能量和信息的交换活动,以维持生命活动和机体的健康。

(3)人是具有主观能动性的系统:一方面,人对自身的功能状态具有思想意识上的主动性和监控能力,使人对自己的活动具有选择、调节、维护的能力,如人具有保持健康的意识和疾病状态下主动寻医与积极自护的潜能;另一方面机体存在自然的免疫监控机制,对外来微生物的入侵能进行主动防御。

2. 用系统观点看护理

(1)护理是一个具有复杂结构的系统:护理系统包括医院临床护理、社区护理、护理管理、护理教育、护理科研等一系列相互关联、相互作用的子系统。各子系统内部又有若干层的子系统。它们之间关系错综复杂,功能相互影响。要发挥护理系统的最大效益,必须具有全局观念,运用系统的方法,不断优化系统的结构,调整各部分的关系,使之协调发展。

(2)护理是一个开放的系统:护理系统是社会的组成部分,是国家医疗卫生系统的重要组成部分。护理系统从外部输入新的信息、人员、技术、设备并与社会政治、经济、科技特别是医疗等系统相互影响、相互制约。在开展护理工作时,要考虑护理系统和医疗系统与社会大系统的相互适应,通过不断调整与控制,保持护理系统与外部环境的协调,以求得自身的稳定与发展。

(3)护理系统是一个动态的系统:随着科学技术的发展,社会对护理的需求也在不断变化,对护理的组织形式、工作方法、思维方式提出变革的要求。护理系统要适应变化,主动发展,就必须深入研究护理系统内部发展机制和运作规律,要学习,勤于思考,勇于创造。

(4)护理系统是一个具有决策和反馈功能的系统:在护理系统中,护士和患者构成系统的最基本要素,而护士又在基本要素中起支配、调控作用。患者的康复依赖于护理人员的全面收集资料并正确分析基础上的科学决策和及时评价与反馈,修正和调整护理策略,为患者提供连续的整体的护理。因此,护理系统中要大力发展系统教育,开展整体护理实践,不断提高护理人员科学决策和独立解决问题的能力。

3. 用系统论指导护理管理者的日常工作　一般系统论在护理管理中同样起着重大的作用。根据一般系统论,医院护理管理系统是医院整体系统的一个子系统,与医院的其他子系统如医疗、医技、后勤、行政等部门相互联系、相互支持。因此,护理管理者在实施管理的过程中运用一般系统论的方法,调整与各部门之间的关系,取得医院行政部领导、医疗和后勤的支持与配合,并不断优化自身内部的管理结构,使护理系统得以高效、合理地运行。

二、需要理论

(一)概述

1. 需要的概念　需要是人脑对生理与社会要求的反应,是包括人在内的一切生命体的本能。它的概念和定义很多,不同的人对其有不同的理解,护理学家奥兰多对需要的定义:个体需求,一旦得到满足,可消除或减轻其不安与痛苦,维持良好的自我感觉,获得舒适感。

需要是有机体、个体和群体对其生存与发展所表现出来的依赖状态,是个体和社会的客观需求在人脑中的反映,是个人的心理活动与行为的基本动力。需要与人的活动密切相关,每个人的活动都是直接或间接、自觉或不自觉地为了满足某种需要。

2. 需要的特征

(1)需要的对象性:人的任何需要都指向一定的对象。人类需要的对象既可以是物质性的东西,也可以是精神性的内容,如空气、食物;自尊、追求等。

(2)需要的发展性:需要是个体生存与发展的必要条件,个体生存与发展的不同阶段,有不同的优势需要和需要特点。例如,婴儿期的优势需要是生理的需要,而老年期突出的需要是尊重的需要。

(3)需要的独特性:人的需要有相同的方面,也有不同的方面。这种需要的独特性是由个体的遗传因素、环境因素所决定的。护理人员应仔细观察患者的独特需要,及时合理地给予满足。

(4)需要的无限性:需要并不会因暂时的满足而终止。当一些需要满足后,又会产生新的需要,而新的需要又推动人们去从事新的满足需要的活动。正是在不断产生与满足需要的活动过程中,个体获得了自身的成长与发展,并推动了社会的发展。

(5)需要的历史制约性:人有各种各样的需要,但需要的产生与满足要受到人所处的环境条件与社会发展水平的制约。人的需要总是随着历史的发展而发展,总是随着社会生产力的发展而发展。早期社会,人类的需要较为简单,主要追求的是生理和安全的需要。后来,随着历史的发展,社会的进步,生产力的提高,才产生了更复杂的物质需要,才产生了文化与精神的需要。

(二)人类基本需要层次理论

1. 马斯洛的人类基本需要层次论

(1)主要内容:美国著名心理学家马斯洛认为人类的行为受基本需要所支配,这些需要支配着人们的行为,直到需求得以满足。这些需要彼此有相关性,且有先后层次的差别。马斯洛将人的基本需要按其重要性和发生的先后次序排列分成五个层次,依次为生理的需要、安全的需要、爱与归属的需要、尊重的需要和自我实现的需要,并用"金字塔"形状来加以描述,形成人类基本需要层次论(图5-3)。

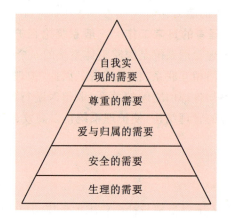

图5-3 马斯洛人类基本需要层次论示意图

①生理的需要(physiological needs):生理的需要是人类与生俱来的最基本的维持人生命与生存的需要。根据马斯洛的观点,生理的需要包括对氧气、食物、水、温度、排泄、休息、睡眠、性爱等的需要。这些需要位于"金字塔"的最底部,应首先得以满足。绝大多数健康的儿童和成人通过自我护理能够满足自己的生理需要,但对于一些患病的人、伤残者或老年人,则需要得到医务人员的帮助才能满足自身需要。人体的生理的需要一旦得到满足,个体将会产生更高层次的需要;反之,人则无法生存。

②安全的需要(safety needs):马斯洛认为,安全的需要的产生滞后于生理的需要,一旦生理的需要得到满足,安全的需要便越发变得强烈。安全的需要指希望受到保护与免遭威胁,从而获得安全感的需要,涉及生理和心理两个方面。生理安全是指个体需要处于一种生理上的安全状态,避免现存或潜在的身体上的伤害。心理安全则指个体需要有一种心理上的安全感觉,避免焦虑、恐惧等负面情绪的发生。

③爱与归属的需要(love and belongingness needs):爱与归属的需要包括给予和得到两个方面,即个体需要去爱和接纳别人,同时也需要被别人爱,被集体接纳,希望归属于某个群体,希望在群体中占有一定的位置,并与他人建立良好的人际关系,以避免孤独感。

④尊重的需要(esteem needs):尊重的需要主要包括自尊与他尊两个方面。自尊是指个体渴求能力、自信等;他尊是指个体希望受到别人的尊重,得到认可、重视和赞赏。尊重需要的满足会使人产生自信、有价值和有能力的感受,从而产生更大的动力,追求更高层次的需要;反之,则会使人失去自信,怀疑自己的能力和价值,出现自卑、软弱、无能等感受。

⑤自我实现的需要(self-actualization needs):自我实现的需要是指个体希望最大限度地发挥潜能,实现理想和抱负的需要。自我实现是最高层次的需要,是在其他需要获得基本满足后,才出现并变得强烈,其需要的程度和满足方式有很大的个体差异。

人在其一生中,总是在设法满足各个层次的需求,然而不同时期各个层次需要的主要内容是存在差异的。马斯洛视人的一生为一个从生到死不断发展、不断完善的过程。人一生中的需求可能完全得到满足,也可能仅是部分得到满足或者根本未得到满足。

(2)各层次需要之间的关系:

①人的需要从低到高有一定的层次性,但不是绝对固定的。不同的人,在不同的条件下各

需要的层次顺序会有所不同,最明显、最强烈的需要应首先得到满足。

②需要的满足过程是逐级上升的。必须首先满足较低层次的需要,再考虑满足较高层次的需要,生理的需要是人类生存所必需的、最基本的、最低级的需要,必须首先得到满足。当较低级需要满足后,就向高层次发展。层次越高,越难满足。

③人的行为是由优势需要决定的。同一时期内,个体可存在多种需要,但只有一种需要即优势需要占支配地位,此一时间段的个体的行为都是为了满足该优势需要。人的优势需要是不断变动的,随着优势需要的变化人的行为也发生相应的变化。

④各层次需要互相依赖,彼此重叠。较高层次的需要并不是在较低层次的需要完全得到满足后才会出现,而是随着前一层次需要的不断满足和基本满足,后一层次的需要就会逐渐出现,往往表现为前后层次之间略有重叠,一种需要得到满足之后出现新的需要的过程一般是从无到有、由弱到强逐步发生的。较高层次需要发展后,低层次的需要依然存在,只是对人行为影响的比重降低而已。

⑤不同层次需要的发展与个体年龄增长相适应,也与社会的经济与文化教育程度有关。随着需要层次的向上移动,各种需要的意义因人而异。它受个人愿望、社会文化的影响,由个人的身心发展决定。

⑥人的需要满足程度与健康成正比。在其他因素不变的情况下,任何需要的真正满足都有助于健康发展。生理的需要的满足是生存和健康的必要条件,有些高层次的需要虽然并非生存所必需,但却能促进生理机能更旺盛;若人体的需要无法得到满足,将导致机体的失衡,并最终导致疾病的发生。

2. 凯利希的人类基本需要层次论

在马斯洛提出人类基本需要层次论数年之后,美国心理学家理查德·凯利希将这一理论加以修改,在生理和安全需要之间增加一个层次,即刺激的需要,包括性、活动、探险、操纵和好奇心(图5-4)。他认为刺激的需要虽然也属于生理的需要,但必须在食物、空气、水、温度、排泄、休息及避免疼痛等生理的需要获得满足之后,才会寻求此需要。同时,人们为了满足好奇心,常在探索和操作各项事物的时候忽略了自身安全。因此,刺激的需要优先于安全的需要。

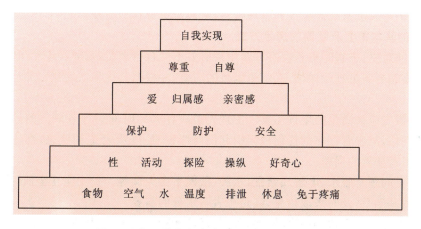

图5-4 凯利希的人类基本需要层次论示意图

3. 韩德森的患者需要模式

韩德森是美国杰出的护理理论家、教育家。她认为护理人员的基本任务是协助患者满足其基本需要,因此,她提出了护理人员应关心的14项患者需要,也就是14项基本的护理要素,其包括：①正常地呼吸；②适当地摄入食物；③通过各种途径排出代谢产物；④变换并维持所期望的姿势，如走路、坐、卧等；⑤充足的睡眠和休息；⑥恰当的穿衣打扮；⑦通过调整衣被或环境，使体温维持在正常范围；⑧保持身体的清洁和良好的修饰，保护皮肤的完整性；⑨避开环境中的危险因素，并且避免伤害他人；⑩通过表达自己的情绪、需要、观点等与他人进行沟通；⑪遵照自己的信仰进行适当的宗教活动；⑫从事可带来成就感的工作；⑬参与各种不同形式的娱乐活动；⑭学习、发展和满足各种有利于正常身心发展的好奇心。此外，韩德森还特别指出，患者的这些需要可通过不同的方式来满足。因此个体化护理非常重要。

(三) 需要层次理论在护理中的应用

需要层次理论对护理实践有着非常重要的指导意义，能指导护理人员识别患者的各种需要，明确目前未满足的需要，预测可能出现的需要，从而提供有效的护理措施以满足患者的需要，促进患者的康复。

1. 需要层次理论对护理实践的意义

(1) 识别患者未满足的需要，并满足患者的需要。护士可按照人类基本需要的不同层次，从整体的角度，系统地收集资料，评估并识别患者在各个层次上尚未满足的需要，发现护理问题。实际上，患者未满足的需要就是护士应设法采取护理措施去帮助解决的问题。

(2) 更好地领悟和理解患者的行为和情感。需要层次理论有助于护士领悟和理解患者的行为和情感。如在新入院时，患者对环境的不熟悉并流露出疑虑和担心，就是对安全的需要；当患者描述希望亲人的探望和关心就是爱与归属的需要。

(3) 预测患者尚未表达的需要，并对可能出现的问题采取预防性措施预防问题的发生。例如，患者手术前，责任护士认真、耐心为其进行术前准备，介绍手术过程，介绍主管医生等，可预防患者因手术而引起的紧张、焦虑、恐惧等情绪。

(4) 排列和区分患者护理问题的轻、重、缓、急，以便制订护理计划时排列先后顺序。按照马斯洛基本需要的层次，可将护理问题加以分类和排列先后次序，以便护士按照护理问题的轻、重、缓、急进行计划护理。

(5) 系统地收集资料和评估患者的健康问题。需要层次理论可为护士评估患者建立理论框架，有利于护理人员系统地收集和整理资料，从而避免资料的遗漏。

2. 患者的基本需要及需要的满足方式

(1) 生理的需要：患病时患者会有许多生理需要不能自行满足，需要护士给予协助，护士必须对患者需要能否满足进行评估，确定未满足的需要，并根据其优先次序制订相应的护理措施并实施。

①氧气：最先应被满足的生理需要。护理人员应在第一时间对患者氧气的满足情况做出迅速准确的评估，对患者存在的任何原因引起的呼吸困难、呼吸窘迫和窒息，都应立即采取各项措施解决患者缺氧的问题。

②水：常见问题有脱水、电解质紊乱、水肿、酸碱平衡失调等。护士应在全面评估患者的症状及其原因的基础上，及时采取措施，满足患者对水分的需要。

③营养：常见问题有营养不良、肥胖、不同疾病（如糖尿病等）的特殊饮食需要。因此，对于患者存在的营养不良的问题，护理人员应该进行全面评估，确定引起患者营养不良的原因，并根据营养不良的程度及原因积极采取措施，帮助患者满足其营养的需要。

④排泄：常见问题有便秘、腹泻、大小便失禁、多尿、少尿或无尿等。引起排泄异常的因素很复杂，如消化系统疾病、泌尿系统疾病、长期卧床、手术、饮食结构不合理、心理因素等。因

此,护士应及时发现并评估患者此方面的需要。

⑤休息和睡眠:常见问题有疲劳、各种睡眠型态紊乱等。造成患者睡眠不足的原因有很多,如疾病、环境改变、心理因素、频繁的治疗和护理等。因此,护士应注意用自己的专业知识,满足患者的睡眠需要。

⑥温度:包括人的温度和环境的温度。体温的过高或过低,环境温度的急骤改变或长期处于过冷、过热的环境中,不仅给患者带来一系列身体上的不适反应,如寒战、头痛等,还会带来精神上的反应。因此,护士应注意评估患者体温的变化并提供温度适宜的环境。

(2)安全的需要:人在患病住院时安全感会降低,如对医院环境和护理人员的不熟悉,不了解疾病的诊断和治疗,担心治疗的效果和医护技术,对各种检查和治疗感到焦虑和恐惧,担心住院带来的经济问题等。因此,护理人员一定要注意提高患者的安全感,具体方法如下。

①避免身体伤害:提供安全的住院环境,防止发生意外,如地板防滑,使用床栏,夜间开地灯,告知患者呼叫器的使用,正确用药,严格执行无菌操作以预防院内感染等。

②避免心理威胁:如及时进行入院介绍及健康教育,提供恰当的诊疗信息,告知疾病的发生、发展及预后等,耐心解答患者的各种问题和疑虑,保证良好的服务态度和过硬的护理操作技术等,以增强患者的信心及安全感。

(3)爱与归属的需要:由于人在住院时要与家人分开生活,其生活方式随住院而改变,往往会产生强烈的无助感。患者对爱与归属的需要在住院期间会显得尤其重要和突出。患者常常期望家人和朋友能在住院期间看望自己,医护人员能多关注自己的病情并与自己有较多的交谈。护士的一个问候、一个关注的目光都会让患者感到舒适。护理人员应与患者建立良好的护患关系,同时鼓励患者的家属、朋友多关心患者,创造条件让他们多探视患者,以满足患者爱与归属的需要。

(4)尊重的需要:个体患病时,因能力受限、需要依赖他人照顾、隐私得不到保护、某些疾病导致的形象改变等,会使患者失去自我价值感。因此,护士应注意使用礼貌和尊重的称呼,重视和听取患者的意见,尊重其个人习惯和宗教信仰,协助患者尽可能达到自理,保护患者的隐私,如进行各种操作时注意遮盖身体的隐私部位,指导患者适应疾病带来的形象改变,帮助患者感受到自我存在的价值。

(5)自我实现的需要:疾病会影响患者各种能力的发挥,特别是有严重的能力丧失(如偏瘫、失明等)时,或者因疾病暂时或长期失去某些能力,不得不离开自己的学习、工作岗位,使其自我实现的需要不能满足。由于自我实现需要的内容和满足方式因人而异,护士应鼓励患者表达自己的感受,教会患者适当的技巧以发展其潜能,鼓励患者根据具体情况,重新建立人生目标,并通过积极康复和加强学习,为自我实现创造条件。

三、压力与适应理论

每个人一生中可能会经历无数的、各种形式的压力,压力是把双刃剑,适当的压力可以促进个体的成长发展,而如果长期处于压力状态下,就会导致个体的不适,甚至疾病的发生。护理人员学习压力与适应理论,可以进一步正确认识压力并积极应对生活、学习和工作中的压力,能够全面评估自身及服务对象的压力,采取恰当的措施,促进身心健康。

(一)概述

1. 压力的相关概念

(1)压力:压力又称为应激或紧张,不同学科对压力有不同的解释,"压力学之父"汉斯·塞利从基本的生理学角度给压力做如下定义:压力是指环境中的刺激所引起的人体的一种非特异性反应。

(2)压力源:压力源又称应激源,是指任何能使人体产生压力反应的内外环境的刺激。生活中常见的压力源有以下几种。

①生理性压力源:生理功能改变对人体直接产生刺激,如饥饿、疼痛、疲劳、疾病等。

②心理性压力源:主要来自大脑中的紧张信息而产生的压力,如焦虑、恐惧、生气、挫折、不祥的预感、抉择冲突等。这些心理压力源会从不同程度使人产生压力。

③生物性压力源:各种生物因素的刺激,如细菌、病毒、寄生虫等的刺激。

④物理性压力源:各种物理因素的刺激,如高温、寒冷、强光、噪声等的刺激。

⑤化学性压力源:各种化学因素的刺激,如空气、水污染,药物毒副作用等。

⑥社会性压力源:各种社会现象及人际关系而产生的刺激,包括各种全球性的、国家的、地区的、团体性及个人性的社会现象或人际关系,如国内战争、自然灾害、失业、失恋等。

⑦文化性压力源:文化环境的改变而产生的刺激。例如,个体从一个熟悉的文化环境到一个陌生的文化环境后,由于语言、风俗习惯、信仰、社会价值观念等方面的改变而引起的心理冲突。

(3)压力反应:压力反应又称应激反应,个体对压力源所产生的一系列身心反应称为压力反应。一般分为生理反应和心理反应两个大类。

①生理反应:大量实验与观察证实,机体处于压力状态时,可通过一系列神经系统、神经-内分泌系统、中枢神经介质系统及免疫系统等变化影响机体内环境的平衡,出现器官功能障碍,如常见的生理反应有心跳加快、血压升高、呼吸加快、瞳孔缩小、耗氧量增加、括约肌失去控制、免疫力降低等。

②心理反应:包括认知反应、情绪反应和行为反应。a. 认知反应:认知反应指注意力是否集中,分析问题、解决问题能力的提高和下降,如注意力分散、记忆力下降、思维迟钝、判断失误等。b. 情绪反应:兴奋、激动、跃跃欲试或是焦虑、恐惧、抑郁、敌意、自怜等。c. 行为反应:有时在压力的作用下由于强烈的情绪反应及认知能力的降低,个体对行为的控制力降低或丧失,出现无目的性的动作、行为混乱等,如一些重复动作(吸烟、来回踱步)、行为紊乱或退化、动作不协调等。

2. 适应的概念 适应是指生物体以各种方式调整自己以适应环境的一种生存能力及过程。适应是应对的最终目的。个体在遇到任何压力源时,都会试图去适应它,若适应成功,身心平衡得以维持和恢复;若适应有误,就会导致患病,并需要进一步适应疾病。

(二)有关压力的学说

1. 塞利的压力学说 汉斯·塞利(1907—1982)是加拿大著名的生理心理学家,被誉为"压力学之父"。他主要通过动物实验来研究生物体在压力下的反应,形成了著名的压力与适应学说。其理论的主要观点如下所述。

(1)压力:塞利认为,压力是人体应对环境刺激而产生的非特异性反应,压力源是引起机体全身系统反应的各种刺激。压力源可分为积极压力源(eustress)和消极压力源(distress)。

(2)压力反应:塞利主要从生理角度描述了人体面对压力产生的反应,他认为压力的生理反应包括全身适应症候群(GAS)和局部适应症候群(LAS)。GAS是指机体面临长期不断的压力而产生的一些共同的症状和体征,如全身不适、体重下降、疲乏、倦怠、疼痛、失眠、胃肠功能紊乱等。这些症状通过神经-内分泌途径产生,涉及身体的各个系统。LAS是机体应对局部压力源而产生的局部反应,如卧床患者皮肤由于长时间受压而出现的红肿、破溃甚至压疮。

(3)压力反应过程:认为 GAS 和 LAS 的反应过程分为以下 3 期:警告期、抵抗期和衰竭期。

①警告期:人体觉察到威胁、激活交感神经系统而引起的搏斗或逃跑的警戒反应时期,会出现交感神经兴奋为主的改变,表现为血糖升高、血压升高、心跳加快、肌肉紧张度增加。这种复杂的生理反应的目的就是动用机体足够的能量以克服压力。如果防御反应有效,则机体会恢复正常活动;如果人持续地暴露于有害刺激之下,在产生警戒反应之后机体就转入第二期——抵抗期。

②抵抗期:此期以副交感神经兴奋及人体对压力源的适应为特征。人需要动员各种身心力量去对抗及适应压力源,在警告期所产生的各种反应如心率加快、血压升高等在此期均趋于正常水平的状态,对峙的结果有两种:一种是机体成功抵御了压力,内环境重建稳定;二是压力持续存在,进入第三期——衰竭期。

③衰竭期:在衰竭期,由于压力源过强或过长时间侵袭机体,使机体的适应性资源被耗尽,故个体已没有能量来抵御压力源,最终出现病理反应,导致个体抵抗力下降、衰竭,此时,容易出现各种身心疾病或严重的功能障碍,导致全身衰竭,甚至死亡。

2. 拉扎勒斯的压力与应对模式　拉扎勒斯(1922—2002)是美国杰出的心理学家,应激理论的现代代表人物之一,提出了压力与应对模式。1989 年获美国心理协会颁发的杰出科学共享奖。拉扎勒斯认为压力是人与环境相互作用的产物,如果人认为内外环境刺激超过自身的应对能力及应对资源时,就会产生压力。因此,压力是由内外需求与机体应对资源的不匹配从而破坏了个体的内稳态所致。压力源作用于个体后,能否产生压力,主要取决于两个重要的心理学过程,包括认知评价及应对。

3. 霍姆斯和拉赫的生活事件与疾病关系学说　美国精神病学家霍姆斯和拉赫将生活中对人的情绪产生不同影响的事件称为生活事件,提出了生活事件与疾病关系的学说。他们在研究中发现,个体在适应生活事件时,需要消耗较多的能量以维持机体内部的恒定状态。如果个体在短期内经历较多的生活事件,引起了机体的剧烈变化,机体本身就会因过度消耗而容易出现疾病。

(三)对压力的防卫

压力源所造成的影响大小取决于人的个性,对压力的感知及应对压力的能力和条件。人们除了有自然防卫能力外,还应通过学习建立新的应对技能,主动应对压力,避免严重压力反应以保护自己。以下防卫模式,有助于人们避免严重压力反应。

1. 第一线防卫——生理与心理防卫

(1)生理防卫:生理防卫指遗传因素、一般身体状况、营养状态、免疫功能等生理上对压力做出适当反应的能力。如完整的皮肤和健全的免疫系统可保护人体免于受病毒和细菌的侵袭。

(2)心理防卫:心理防卫指心理上对压力做出反应的能力。它与个体对付压力源的既往经验、智力、教育水平、生活方式、经济状况及社会支持系统等有关。同时还可以通过日常生活事件学习新的应对方式,提高应对能力。人们掌握这种应对压力的防卫机制又可以作为对抗压力源的坚强的第一防线,并有助于人的心理上的成长与发展。

2. 第二线防卫——自力救助　当一个人面对较强压力源,而自身第一线防卫功能较弱时,会出现一系列身心的压力反应。若反应严重,就必须采取自我救助的方法来对抗和控制压力反应,以减少疾病的发生。以下四种自力救助方法可用于自我或帮助他人减轻压力。

(1) 正确对待问题:首先自我评估,识别压力来源,针对问题及时解决。例如,当一个人工作繁忙,家务负担太重时,可安排家中其他成员共同分担,以减轻压力,而不要否认问题的存在,这对个体维持身心健康是很重要的。

(2) 正确对待情感:人们遭受压力时常产生焦虑、沮丧的情绪。为了排解这些负性情绪首先应确定和承认正在经历的情感,然后进行合理分析,并采用恰当的方法处理,如与朋友交谈或适当运用心理防卫机制。

(3) 利用可能得到的援助:运用家庭和社会支持系统来缓解压力带来的不良影响。如当个体遇到压力感到焦虑时,若能与一个有过类似经验并能设身处地为其设想的朋友交谈,是大有益处的。护士要了解护理对象生活中重要的支持系统,鼓励患者相信自己的亲人,参与力所能及的社会活动。

(4) 减少压力的生理影响:良好的身体状况是有效抵抗压力源侵入的基础,而当个体身体状况不好时,容易遭受严重压力反应的伤害。因此,提高人们的保健意识,如养成良好的生活卫生习惯、注意改善营养状况、禁烟限酒等有助于加强第一线防卫。此外,传统的气功疗法、松弛锻炼以及一些娱乐活动(如音乐欣赏、阅读、太极拳、散步等),均是帮助人们解脱压力的实用方法。

3. 第三线防卫——专业辅助 当强度过大的压力源突破了个体的第一、第二线防卫后导致个体出现身心疾病时,就必须及时寻求医护人员的帮助,由医护人员提供针对性的治疗和护理,如给予药物治疗、物理治疗和心理治疗等,并给予必要的健康咨询和教育来提高个体的应对能力,以利于其康复。第三线防卫对于已经遭受压力严重侵袭的个体而言非常重要,若专业辅助不及时或不恰当,则会出现病情加重或演变成慢性疾病,如溃疡性结肠炎、慢性抑郁症等。这些疾病又可成为个体新的压力源而导致个体负担加重,进一步影响其身心健康。如果防卫失败,甚至可以导致个体死亡。

(四) 对压力的适应

适应是生物体区别于无生命物体的一个特征,而人类的适应又较其他生物更为复杂,所涉及的范围更广,因为它包含的不仅仅是一个单纯的生物过程,而是躯体、智力和情绪等方面对环境做出反应的过程。人类的适应可分为4个层次,即生理的、心理的、社会文化的和技术的适应。

1. 生理层次 生理适应是指个体通过体内生理功能的调整,适应外界环境变化对机体需求的增加。人体有许多代偿性功能正是生理适应的表现。例如,初学跑步者会感觉心搏加快、呼吸急促、肌肉酸痛等,但坚持一段时间后,这些症状就会消失。这是因为体内器官的功能慢慢地增强,适应了跑步对身体所增加的需求。

某些时候适应可以表现为感觉灵敏度的降低,这是由某些固定刺激或持续反应所引起。例如,"久居兰室而不闻其香"就是由持续受到特定气味的刺激导致对其敏感度降低所致。

2. 心理层次 心理适应是指当人们经受压力时调整自己的态度、情感去认识压力源,努力摆脱或消除压力,以恢复心理上的平衡。一般可通过心理防卫机制或学习新的行为(如松弛术)来应对压力源。

3. 社会文化层次 社会适应是指个体调整个人的行为举止使其与各种不同群体(如社会集团、专业团体、家庭等)的信念、习俗和规范相协调。如新上岗的护士要学习相关的规章制度、熟悉新的工作环境等,就是为了适应特定环境下的社会道德与行为规范的要求,以便与这一特定的群体相协调。文化适应是指将个体的行为进行调整,与另一文化(如种族、民族、宗教、不同地区等)的观念、思想、传统和习俗相适应。如入乡随俗就是社会文化适应最好的例子。

4. 技术层次 技术适应是指人们在继承文化遗产的基础上,创造新的科学工艺和技术,以改善生存环境,控制自然环境中的压力源,如现代网络技术的应用,人们必须适应。也指当个人和其支持系统的能源已被利用后,仍没有解决问题,此时就应该请求专业人士的帮助,如寻求心理咨询、去医院就诊等。

(五)压力与适应理论在护理中的应用

应用压力与适应理论,可帮助护士正确认识患者和自身的压力,缓解和消除压力对护士及患者造成的影响。

1. 患者的压力及协助患者适应压力的策略

(1)医院中患者常见的压力源

①环境的陌生:患者对周围环境不熟悉,对饮食不习惯,对作息制度不适应,对负责自己的医生、护士不了解等。

②疾病的威胁:患者感受到严重疾病的威胁,如怀疑患有不治之症、即将手术、可能恶化或致残等。

③与外界隔离:患者与所熟悉的家庭环境、工作环境隔离,不能与家人和朋友谈心,与病友之间缺乏沟通,感觉不被医护人员重视等。

④信息的缺乏:对自己所患疾病的诊断、治疗和护理不清楚,听不懂专业术语,提出的问题得不到答复等。

⑤丧失自尊:因疾病而丧失自理能力,必须接受他人的照顾,不能随意按照自己的意愿做事等。

⑥医护人员的影响:若护士缺乏观察能力和熟练技术,对病情变化未能及时发现和及时处理;护理工作中对环境的安排不够妥当,如不够安静、温度不适宜、光线过强等;护理过程中忽视了言行一致的重要性,以致影响建立相互信任的护患关系,造成护患关系紧张。

(2)护理人员协助患者适应压力的策略

①评估患者所受应激的程度、持续时间、过去承受应激的经验,以及可以得到的社会支持。

②分析患者的具体情况,协助患者找出应激源。

③安排适宜的住院环境,使病室环境舒适、安全,生活方便,减少不良环境因素对患者的影响,让患者尽快适应住院生活。

④协助患者适应实际的健康状况,对可能出现的心理问题运用有效的应对方法,如指导患者运用适当的心理防卫机制或松弛术来消除对疼痛的恐惧和对预后的焦虑等。

⑤协助患者建立良好的人际关系,并与家属合作,减轻患者的陌生、孤独感,鼓励家属参与并配合治疗等来减轻患者的压力。

⑥护士应注意自身的素质修养,积极钻研业务,不断提高观察能力和护理技能,做到及时发现问题和准确及时处理。护理人员应保持乐观开朗的情绪,工作中充满饱满的热情,仪表端庄,举止得体,给患者以安全可信的感觉,这样才能取得患者的信任,更好地发挥护理人员在减轻患者压力方面的作用。

2. 护士面临的工作压力与应对策略

(1)护士工作的压力源

①工作性质紧张忙碌和责任重大:因为护理是直接关系人的生命与健康的工作,常常要面

对危重患者的抢救以及患者的生离死别;同时随着护理的发展,对护士的要求越来越高,护士要不断掌握新知识和新技术,这些都对护士产生了压力。

②超负荷的工作量:随着人们健康意识和保健需求的日益增长,以及护理队伍人力资源缺乏,护士个体所承担的任务繁重,工作量普遍超负荷。

③工作时间不定性:因为患者病情不断变化需要护理工作的连续性,要求护士工作三班倒,护士工作昼夜变更频繁,扰乱护士正常的生理节律,增加了机体的调适难度。

④工作中复杂的人际关系:进行护理工作要维护护患关系、医护关系、护护关系,护士与后勤、行政人员关系,护士与患者家属关系等诸多复杂的人际关系,这无疑增加了护理人员的压力。

⑤高风险的护理工作:随着人们法律意识、维权意识的增强,以及我国实施医疗举证责任倒置政策,护士面临着更高的职业风险,以及有着其所带来的更大的心理压力。

⑥不良的工作环境:医院是患者集中的地方,是治病救人的场所,护士可能随时受到细菌、病毒等许多有害致病因子的侵害,同时要应对许多血腥的场合和生离死别的场面,因此,给护士带来了一定的压力。

如果这些压力情况没有得到有效的调节,就会导致护士身心疲惫、护理队伍不稳定、工作质量下降等负面影响的产生。因此,护理人员应该正确认识和分析自身存在的压力,调节和适应护理工作。

(2)护士工作压力的应对策略

①提高自身业务素质:加强学习,不断提高自身的专业知识和业务技能水平,树立自信心和正确的职业价值观,提高自我调整、解决问题等应对压力的能力。

②调动社会支持系统:建立社会支持系统,利用各种社会支持系统,如可向亲属、朋友、同事倾诉等,以疏导不良情绪,寻求必要的帮助。

③妥善处理人际关系:护理工作面对着复杂的人际关系,护士应设法积极应对、妥善处理,以减少人际关系紧张或冲突所带来的压力。

④应用恰当的应对方法:a. 培养个人业余兴趣、爱好,以便工作之余得以放松和调节。b. 保持健康的生活方式,如适当运动、充足睡眠、合理饮食,保持愉快、稳定的情绪状态等。c. 寻求合适的自我情绪放松、发泄的途径,如听音乐、绘画、看书等。d. 学习一些松弛技巧(如自我催眠术、瑜伽术、按摩、应用心理暗示方法等)并加以应用。

四、成长与发展的理论

人类的生命是一个连续不断发展变化的过程。在人生的每一个阶段中,均有其特殊的问题需要解决。护理工作贯穿于人的一生,涉及各个年龄阶段的人,帮助其解决每个阶段的问题。因此,护理人员需要学习和运用有关成长与发展理论,了解不同年龄阶段护理对象的身心特征,开展具有针对性的护理,以提高护理的质量。

(一)成长与发展的概述

成长与发展,又称为生长与发育,是人类生命过程中具有的基本特点。根据整体护理的观点,成长与发展不仅是指生理的发展,同时还包括认知、情感、道德、精神等心理社会各个方面的发展。成长、发展以及成熟相互联系、相互影响,不能将其截然分开。

1. 成长与发展的基本概念

(1)成长(growth):成长又称生长,是指人生理方面的改变,是细胞增殖的结果。成长表现为机体整体和各器官的长大,即机体在量方面的增加。成长是可以观察到的,如身高、体重、骨密度等。一般成长的形态可分为四类:①增量性增长:如身高的增加。②更新:机体维持正常生理所需而进行的更新换代,如表皮细胞的更新。③肥大:细胞体积的增大,如脂肪细胞的长大。④增生:细胞数量的增多。

(2)发展(development):发展又称发育,是生命过程中有顺序的、可预期的功能改变,是个体随着年龄的增长以及与环境间的互动而产生的身心变化过程。发展表现为细胞、组织、器官功能的成熟和机体功能的演进,即质方面的改变,通常不易被测量,如行为改变、技能增强等。发展是学习的结果和成熟的象征。人必须不断地发展和改变,才能有效地适应日趋复杂的生物和社会环境。

(3)成熟(maturation):成熟是指个体生理上的成长与心理、智能发展充分发挥的过程,是成长和发展的结果,由遗传基因所决定,但又受环境影响。狭义的成熟是生理上的生长发育;广义的成熟还包括心理-社会的发展。

(4)年龄(age):年龄是衡量成长与发展的阶段性指标之一,人的年龄可以分为两种:时序年龄及发展年龄。时序年龄指个体自出生之日起计算的年龄;发展年龄代表身心发展程度的年龄,包括生理年龄、心理年龄、社会年龄、精神年龄、道德年龄等。

2. 成长与发展理论的基本内容

成长与发展是一个整体的概念,对个体成长和发展的了解和评估主要包括以下几个方面的内容。

(1)生理方面:生理方面的发展主要是指体格的生长,以及各器官系统功能的增加和成熟,如骨骼生长、体重增加、智力发育等。

(2)认知方面:认知的发展是指获得和使用知识的能力增强,包括观察、想象、推理、判断等能力的增强和对知识、技能的应用的增强。

(3)情感方面:情感方面的发展是指人在对客观事物认识过程中判断能否满足各种需要而产生的喜、怒、哀、乐、悲、恐、惊等各种体验和发展。

(4)社会方面:社会方面的发展是指个体在与外界其他个体的交往过程中有关社会态度和社会角色的形成、社会规范的建立等。其表现为与他人、群体、社会的相互作用,如能够正确处理人际关系等。

(5)精神方面:精神方面的发展指人在成长与发展过程中,获得的对生命意义及生存价值的认识,如人生观、价值观的形成等。

(6)道德方面:道德方面的发展是指个体的道德认识、道德情感、道德意志、道德行为等方面的发展。简单地说,其指人的是非观念和信仰的形成。不同社会文化背景的人会形成不同的道德价值观念。

3. 成长与发展的规律

人的成长发展过程非常复杂,受诸多因素的影响。所有正常人均依照预期的生长发育规律成长,但最终每个人所表现出的成熟方式又具有个体的差异性。

(1)规律性和可预测性:人的成长发展具有一定的规律,以可预测的方式进行。主要体现在,虽然每个人生长发展速度各不相同,但都遵循相同的发展过程,即每个人都要经过相同的发展阶段。

(2)顺序性:人的成长发展以一定的顺序进行,这种顺序不可逾越和不可逆转,一般遵循由上到下或由头到尾、由近到远、由粗到细、由简单到复杂、由低级到高级的顺序或规律。

(3)连续性和阶段性:成长和发展在人的一生中是不断地进行的,是一个连续的过程,是非等速进行,但发育是分阶段性的。每个人都要经过相同的发展阶段,每个发展阶段都各具一定的特点,与一定的年龄相对应,占优势的特征是该阶段的本质特征,也包含前一阶段的特征,并且为下一阶段打下基础。发展的阶段不能跨越也不能逆转。

(4)不平衡性:在人的体格生成方面,各器官系统的生长发育快慢不同、各有先后,具有非直线、非等速的特征,心理社会的发展同样存在不平衡性。

(5)个体差异性:成长发展在一定范围内受各种因素的影响而存在一定的个体差异。例如,在正常标准范围内,体格成长的个体差异随年龄增长而增大,青春期差异更明显。心理社会方面也因社会文化背景、家庭教养等不同而存在较大差异,并随年龄增长个体差异越大。

4. 影响成长与发展的因素

个体的成长与发展受内、外环境因素的影响。

(1)遗传因素:人体的成长发展受到父母双方遗传因素的影响,遗传因素是影响个体成长、发展的最基本因素,其影响不仅表现在身高、体重及肤色等生理方面,还可表现在性格、气质、智力、能力等方面。

(2)环境因素:环境因素是影响个体成长、发展的另一重要因素,环境因素包括自然环境和社会环境。良好的生活环境与卫生条件、有效的健康保健措施、接受良好的教育、和谐的人际关系,有利于个体的成长、发展,尤其对儿童的身心健康发展、良好品德的养成以及性格、智能的发展具有一定的促进作用。

(3)营养因素:充足和合理的营养是成长发展的物质基础,尤其对于儿童,其成长、发展受营养因素影响较大。处于成长、发展时期的有机体需要不断从外界吸收各种营养物质。如果长期营养不良,不仅会妨碍正常的生长发育,还会导致营养不良和各种营养缺乏症,降低机体对疾病的抵抗力,影响心理、社会能力与智力的发展。营养长期过剩同样会影响个体的身心发展。

(4)健康状况:一个人的健康状况能够影响其体格、心理以及智力的发育。良好的健康状况能够促进个体正常的成长、发展,使个体顺利通过各个发展阶段,并对后阶段的成长、发展产生影响。与之相反,疾病、创伤等因素均会妨碍人的成长、发育。

(5)社会文化因素:社会文化因素对个体尤其是儿童的成长、发展有较大的影响。不同的社会文化环境对人在各个发展阶段所需完成的任务有不同的要求,因此,不同文化背景下的教养方式、生活习俗、宗教信仰及社会事件等,都对人的成长发展有一定程度的影响。

(6)其他因素:包括个人动机、学习与生活经验、心理能力的发展水平、宗教、季节变化等,都会影响到个体的成长发育。

(二)弗洛伊德的性心理发展理论

性心理发展理论又称为古典精神分析理论,代表人物是被称为"现代心理学之父"的奥地利著名精神病学家西格蒙德·弗洛伊德。弗洛伊德通过多年对精神病患者的观察及治疗,形成了独特的性心理发展学说。弗洛伊德认为,人的本能是追求生存、自卫及享乐,而原欲或称为性本能是刺激人活动的原动力。原欲是人的精神力量,也是性心理发展的基础。人的一切活动都是为了满足性本能,但条件及环境不允许人的欲望任意去满足,因此,人的本能压抑后会以潜意识的方式来表现,从而形成了性压抑后的精神疾病或变态心理。其学说包括意识的层次、人格结构和人格发展三大理论要点。

1. 弗洛伊德的意识层次理论　弗洛伊德把人的心理活动分为意识、潜意识和前意识三个层次,并将其形象地比喻为漂浮在大海上的一座冰山。

(1)意识(consciousness):意识是对外部刺激和内部心理事件的觉察性,是直接感知的心理活动,是人对自己身心状态以及外部环境中的各种变化的综合觉察与认识,是心理活动中与现实联系的部分,如知觉、情绪、意志和思维等,被形容为海平面以上的冰山之巅部分。

(2)潜意识(unconsciousness):潜意识是人们没有意识到的深层的心理活动和过程,潜意识包括大量的观念、愿望、想法等,这部分的内容通常是不被外部现实和道德理智所接受的各种本能冲动、需求和欲望。潜意识虽然不被意识所知觉,但它是整个心理活动中的原动力,被形容为海平面以下的冰山部分,是一切意识活动的基础,其中潜伏的心理矛盾、心理冲突等常是导致个体产生焦虑不适乃至心理障碍的症结。

(3)前意识(preconsciousness):前意识介于意识与潜意识之间,主要包括目前未被注意到或不在意识之中,但通过自己关注或经他人提醒又能被带到意识区域的心理活动,被形容为介于海平面上下的部分,随着波浪的起伏时隐时现。

意识、潜意识和前意识是人的基本心理结构,在个体适应环境的过程中各有其功能。意识保持着个体与外部现实联系和相互作用的部分,潜意识的心理活动是一切意识的基础,潜意识使个体的心理活动具有潜在的指向性,前意识介于意识和潜意识之间。

2. 弗洛伊德的人格结构理论　弗洛伊德在对人的心理活动分析的基础上,提出了"三部分人格结构说",即本我、自我和超我。在正常情况下,发展的过程就是通过这三部分相互联系、相互作用,使其处于相对平衡状态,人格才得以正常发展。但是,三者具有各自相同的行动原则,所以冲突是无法避免的。当这种平衡被破坏,个体就会产生压抑、焦虑等心理问题,甚至可能导致神经症和人格异常。

(1)本我(id):本我处于潜意识深处,是人格形成的基础,是人格中与生俱来的,是最原始、最主要的无意识结构部分。在心理发展过程中,年龄越小,本我的作用就越重要,如婴儿就几乎全部处于本我的状态。快乐以及需要原则支配本我,目的在于争取最大的快乐与最小的痛苦以及满足个体的需要,是人类非理性心理活动的部分。如人们因为对于安全感的需要会本能地选择自己熟悉的环境。

(2)自我(ego):自我存在于意识中,是从本我中分化出来的人格中最具理性、策略的部分。自我包含对自己的确认以及与外界接触后的各种感觉的确认,自我受现实原则支配,在本我的冲动欲望与外部现实的制约之间起调节作用,从而使人的行为适应社会和环境。自我是大脑中作用于本我与外部世界的一个中介桥梁,如果本我的冲动与超我的控制发生对抗时,自我会平衡本我与超我,用社会所能接受的方式,指导个体本身的行为。自我的发展及其功能决定着个体心理健康的水平。

(3)超我(superego):超我存在于意识中,是人格中最理性的部分,由社会规范、道德观念等内化而成。超我包括两个部分,一个是良心,一个是自我理想。它代表道德标准和人类生活的高级方向。良心是超我的惩罚性的、消极性的和批判性的部分,而自我理想则是由积极的雄心和理想所构成。超我可以克制本我的冲动,使其符合个体的理想与良心,保证个体的行为符合社会道德规范。从支配人性的角度来看,超我按照至善至美的原则进行活动,它的功能是根据社会伦理道德监督自我、限制本我的本能冲动,使个体达到至善至美的高度。

3. 弗洛伊德的人格发展理论　弗洛伊德的人格发展理论是建立在他的性心理发展论的基础上的,因此人格发展理论也称为"性心理发展理论"。人格发展理论注重于儿童性心理的发展,他认为人格的发展按照顺序可以分为五个阶段。每个阶段都有一个特殊的区域成为心理动机兴奋和满足的中心,这个区域被称为性感区。如果在某一个阶段,个体的行为受到过分限制或放纵,相应的需要不能得到及时满足,个体可能出现发展迟滞,其人格就会固定在该时期,出现人格的发展固结,产生一定的心理问题。

(1)弗洛伊德的人格发展理论主要论述了性心理的发展,他将性心理发展分为以下五个阶段。

①口欲期(0~1岁):此期原欲集中在口部。婴儿专注于与口有关的活动,通过吸吮、吞咽、咀嚼等与口有关的活动获得快乐和安全感。如果口部的欲望得到满足,则有助于情绪及人格的正常发展;如果这些欲望得不到满足或过于满足,则会产生固结现象,形成自我为中心、过度依赖、悲观、退缩、猜疑等人格特征,并可能出现吮手指、咬指甲、饮食过度、吸烟、酗酒和吸毒等不良行为。

②肛欲期(1~3岁):此期原欲集中在肛门。此期儿童肛门括约肌的神经系统已发展近成熟,小儿有能力自控排尿、排便,愉快感主要来自排泄所带来的快感及自己对排泄的控制。如果父母对儿童的大小便训练得当,则会使儿童养成清洁、有秩序的习惯,学会控制自己,并形成以后人际关系的基础;如果训练过早或过严,则会形成洁癖、吝啬、固执、冷酷等人格特征;如果训练过松,会形成自以为是、暴躁等人格特征。

③性蕾期(3~6岁):此期原欲集中在生殖器。儿童的兴趣转向生殖器,并察觉到性别差异,恋慕与自己性别相异的父母,而排斥与自己性别相同的父母,出现恋父(母)情结。如果此期能与同性别的父亲或母亲建立性别认同感,则有利于儿童形成正确的性别行为和道德观念;此期固结会造成性别认同困难或由此产生各种性偏离行为,成为日后心理问题的根源。

④潜伏期(6~12岁):此期儿童早期的性欲冲动被压抑到潜意识中,把精力投入到学习、游戏等各种智力和体育活动上,儿童的兴趣从自己的身体和对父母的感情转移到外界环境,愉快感来自对外界环境的体验,喜欢与同性别的伙伴一起游戏或活动。如果此期顺利发展,可获得许多人际交往经验,促进自我发展;此期固结会形成强迫性人格。

⑤生殖期(12岁以后):此期原欲重新回到生殖器,注意力转向年龄接近的异性伴侣,逐渐培养独立性和自我决策的能力,性心理的发展趋向成熟。此期发展不顺利则会导致性功能不良,难以建立融洽的两性关系或出现病态人格。

(2)弗洛伊德的人格发展理论在护理中的应用。

运用弗洛伊德的理论,护士可根据各个年龄发展阶段的心理特点给予相应的护理。

①口欲期:注意满足婴幼儿口部的欲望,通过恰当的喂养和爱抚给婴幼儿带来舒适和安全感,以利于正常情绪及人格的发展。

②肛欲期:对幼儿进行恰当的大小便训练,并注意适当地鼓励和表扬,以给幼儿带来愉快的体验,避免训练过早或过严,培养其自我控制的能力。

③性蕾期:鼓励儿童对同性别的父亲或母亲的认同,帮助其解决恋父或恋母情结的矛盾冲突。孩子对同性别父母的认同有助于其日后走出家庭,建立良好的两性关系。

④潜伏期:为儿童提供各种活动的机会,包括游戏、学习文化知识、身体活动等,鼓励其追求知识,认真学习与积极锻炼身体。

⑤生殖期:提供青少年为自己做决定的机会,鼓励自立、自强、自己做出决定,正确引导青少年与异性的交往。

知识链接

弗洛伊德简介

西格蒙德·弗洛伊德是奥地利犹太心理学家、精神病医师,精神分析学派创始人。曾在维也纳大学医学院学习,1881年获医学博士学位。次年起作为临床精神病学家私人开业。早期从事催眠治疗工作,后创用精神分析法。1936年当选为英国皇家学会通讯会员。1938年奥地利被德国侵占,赴英国避难,不久因颌癌逝世。

他把人的心理分为意识、前意识和潜意识,后又分为意识和无意识(包括被压抑的无意识和潜伏的无意识)。认为存在于无意识中的性本能是人的心理的基本动力,是支配个人命运、决定社会发展的力量;并把人格区分为自我、本我和超我三个部分。其学说被西方哲学和人文学科各领域吸收和运用。主要著作有《梦的解析》(1900)、《日常生活的精神病理学》(1904)、《精神分析引论》(1910)、《图腾与禁忌》(1913)、《精神分析引论新编》(1933)等。

(三)艾瑞克森的心理社会发展理论

艾瑞克森(Erik Erikson)是弗洛伊德的学生,是美国哈佛大学心理及人类发展学教授。他将弗洛伊德的理论扩展至社会方面,故称为心理社会发展学说。该学说认为人格发展并不是一个完全静止的过程,而是随着生物、心理、社会的改变而不断塑造的过程。在发展的各阶段分别形成人格的各个部分,个体应通过所有的阶段以发展成一个完整的整体。

1. 艾瑞克森心理社会发展理论的主要内容 艾瑞克森将人格发展分为八期,即婴儿期、幼儿期、学龄前期、学龄期、青春期、青年期、中年期和老年期。每一时期都有一个主要的心理社会危机要面对,危机由正常发展而产生,属于正常现象,是人生每一时期特定的问题或困难。危机处理得好与不好,将导致正性或负性的社会心理发展结果。困难不能得以解决,心理危机将持续存在。若困难被解决,危机被化解,危机会变为转机,人格得以顺利发展。

(1)婴儿期(0~18个月):此期的发展危机是信任与不信任,任务是建立信任感。

此期的重要关系人是母亲或母亲的代理人,如果婴儿能够得到父母等人相应的爱抚与良好的照顾,各种需要能及时得到满足,就能使婴儿对周围人产生一种基本的信任感,这种最基本的信任感是婴儿日后与他人建立良好人际关系的基础,是形成健康人格的基础;相反,如果婴儿的基本需要得不到满足,就会产生不信任感和不安全感,表现为日后与人交往时焦虑不安、萎缩及疏远,对周围环境无安全感,并将影响以后的人生发展。

如果这一阶段的危机得到积极解决,就会形成有希望的品质;反之,将会形成惧怕的品质,缺乏安全感,怀疑一切。

(2)幼儿期(18个月~3岁):此期的发展危机是自主对羞愧或疑惑,任务是促进自我控制感、自信和自主性。

此期幼儿的重要关系人是父母。父母在对儿童的养育中,一方面应根据社会的要求对儿童的行为有一定的控制和限制,另一方面又要给儿童一定的自由,不能过分伤害他们的自主性,并给予适时的表扬与鼓励,鼓励儿童进行力所能及的活动,对限制约束或痛苦治疗,应解释清楚并予以安慰。如果父母对儿童的行为限制、惩罚或批评过多,会使孩子怀疑自己的能力并使他感到羞怯。

如果这一阶段的危机获得积极解决,就会形成自我控制和有意志的品质;反之,则会形成缺乏自信、自我疑虑的人格特征。

(3)学龄前期(3～6岁):此期的发展危机是主动对内疚,任务是获得主动感,体验着目标的实现。

此期儿童的重要关系人是家庭成员。儿童的心理社会发展取决于父母对孩子独创性活动的反应。如果父母对儿童的好奇和探索性活动给予理解、鼓励和正确引导,儿童的主动感就会得到增强;反之,如果父母任意指责儿童的独创性行为,嘲笑儿童的离奇想法或游戏,或刻意设计教育活动,要求儿童完成其力所不及的任务,就会将儿童提前置于失败的压力之下,使其缺乏自信,产生内疚或罪恶感。

艾瑞克森认为,此阶段的教育应以游戏为主,个人能在未来社会中取得的工作上的成就,都与此阶段儿童的主动性发展有关。

如果此阶段的危机得以积极解决,主动超过内疚,就会形成方向和目标,儿童一般会有自己的生活目标,能够独立进取,敢于有目的地去影响和改变环境;反之,则会产生自卑感,畏惧退缩,过于限制自己的活动,无自我价值感。

(4)学龄期(6～12岁):此期的发展危机是勤奋对自卑,任务是获得勤奋感而克服自卑感,体验着能力的实现。

此期儿童的重要关系人是老师、同学及邻居。如果儿童在学业上的成功得到重要关系人的鼓励和赞赏,会强化勤奋感,形成勤奋进取的性格,敢于面对困难及挑战,并为以后继续追求成功打下基础;但如果儿童的努力和成绩得不到赞赏,或无法胜任关系人所指定的任务,遭受嘲笑和指责,会导致自卑感的产生。

如果此阶段的危机得以积极解决,儿童会有与人竞争、合作、守规矩以及基本的学习、待人处世的能力;反之,儿童则会产生自卑心理和失败感,缺乏基本生活能力。

(5)青春期(12～18岁):此期发展的危机是自我认同对角色紊乱,任务是建立自我认同感。

自我认同是人格上自我一致的感觉,青少年需要从周围世界中明确自己的社会角色,选择人生的目标。他们极为关注别人对自己的看法,一方面要适应自己必须承担的社会角色,如实现父母的期望,考上理想的大学;另一方面又想扮演自己喜欢的新潮形象。因此,青少年为追求个人价值观与社会观念的统一而困惑和奋斗,从而获得自我认同感。

此期重要的关系人是同龄伙伴及偶像。此期顺利发展的结果是能接受自我,有明确的生活目标,并为设定的目标而努力,形成忠诚的品质;如果发展障碍,会产生认同危机,导致角色紊乱,迷失生活目标,彷徨无措,可能出现堕落或反社会的行为。

(6)青年期(18～35岁):此期发展的危机是亲密对孤独,任务是发展与他人的亲密关系。

青年期已经建立了自我认同感,形成了独立的自我意识、价值观念及人生目标,此期的主要发展任务是发展与他人的亲密关系,承担对他人的责任和义务,建立友谊、爱情和婚姻关系,从而建立亲密感。此期需要选择固定的职业目标,选择社交范围,选择伴侣和朋友,建立相互信任、相互理解以及分享内心感受的友谊或爱情关系。

此阶段的重要关系人是朋友和同龄的异性。此期顺利发展的结果是有美满的感情生活、有亲密的人际关系、具有良好的协作精神、形成爱的品质,并为一生的事业奠定稳固的基础;如果此期发展障碍,人就缺乏人际交往,不能体验和经历亲密感,逃避工作或家庭,从而出现孤独、缺乏密友和性格孤僻等状态。

(7)中年期(35～65岁):此期发展的危机是创造对停滞,主要发展任务是养育下一代,获得成就感。

在前几期发展顺利的基础上,成年人建立了与他人的亲密关系,关注的重点扩展为整个家庭、工作、社会以及养育下一代,为社会创造着物质和精神财富。同时,中年人知识的积累日益增多,对问题的认识有一定的深度和广度,不再为表面的现象所迷惑,遇事能够沉着冷静,不像青年人那样充满憧憬,而是脚踏实地、满怀信心地创造未来。

此期的重要关系人是同事和配偶。此期顺利发展的结果是用心培育下一代,热爱家庭,能够创造性地努力工作并形成关心他人的品质;如果此期发展障碍,或前几期的发展不顺利,则可能出现停滞不前的感觉,表现为过多关心自己、自我放纵和缺乏责任感。

(8)老年期(65岁以上):此期发展的危机是完善对失望,主要发展任务是建立完善感。

老年人机体的各个器官逐渐老化,功能下降,部分老年人体力和健康状况不佳,如果再丧失了配偶和朋友,容易出现抑郁、悲观及失落等情绪。并且老年人开始回顾人生,评价自己人生的价值,他们会对自己没实现的理想感到遗憾,对自己所犯的错误感到失望。尽管存在不可避免的错误或遗憾,但老年人也在努力发现一种完善感和满足感,进一步发挥其潜能,以弥补自己的缺憾,使自己的晚年生活更有意义。

此期的重要关系人是老伴和子女。此期发展顺利的结果是对自己的人生产生完美无缺的感觉,表现为乐观、满足和心平气和地安享晚年,形成有智慧的品质;如果发展障碍,则会出现挫折感、失落感和绝望感,处于整日追悔往事的消极情感中。

2. 艾瑞克森心理社会发展理论在护理中的应用 艾瑞克森心理社会发展理论有助于护士了解人生命全过程的心理社会发展规律,识别不同阶段所临的发展危机及其发展结果,更好地理解不同年龄阶段的人格和行为特点,从而采取不同的护理方式,帮助患者顺利解决各发展阶段的发展危机,促进人格的健康发展,预防人格发展障碍。

(1)婴儿期:此期应及时满足婴儿食物和卫生等生理需求,拥抱、抚摸婴儿,轻柔交谈,提供视觉刺激,减轻其父母的焦虑,促进患儿信任感的形成。

(2)幼儿期:此期应鼓励儿童进行力所能及的自理活动,对其所做的努力加以赞赏与肯定。为儿童提供自己做决定的机会,但不要评价其所做的决定是否正确。

(3)学龄前期:此期应鼓励和表扬儿童有益的主动行为,重视游戏的重要性。对住院患儿提供创造新活动的机会,包括允许使用无伤害性的玩具,满足患儿提出的合理要求,倾听其感受,耐心解答提出的问题,对患儿有益的主动行为加以赞扬。

(4)学龄期:此期应帮助患儿在住院期间继续完成学习任务,鼓励他们将业余爱好带到医院,帮助患儿适应医院的环境,鼓励其参与力所能及的护理活动,在治疗或护理过程前后可允许儿童帮助准备或整理用物,如静脉输液后,可教会患儿正确按压注射部位,使其体验到成就感。

(5)青春期:此期应为青少年创造更多的机会,使他们参与讨论所关心的问题,对其做出的决定及时给予支持与赞赏,注意帮助他们保持良好的形象,尊重患者的隐私,尽可能安排青少年与同龄组的病友一起娱乐和交流。

(6)青年期:此期应帮助患者保持与亲友的联系,为处于恋爱时期的人提供尽可能多的相处机会,不要嘲笑、讽刺其浪漫的行为,帮助患者重新设定现实的生活目标。

(7)中年期:这一期的患者生活负担较重,在家庭和工作中承担着多种角色,是家庭重要的支柱,其健康状况的好坏对家庭的影响较大,因此在护理中要充分调动社会环境因素,如患者的亲属朋友、同事和病友等,共同关心支持患者,给予患者尽可能多的感情支持,帮助其调整和尽快适应患病后的角色,并对其个人成就给予适当赞扬。

(8)老年期:此期应耐心倾听患者的诉说,对其已取得的成就加以肯定,发掘其潜能,鼓励其交往和参加活动,及时发现不良情绪,采取相应措施,避免意外发生。

> **知识链接**
>
> **艾瑞克森简介**
>
> 米尔顿·艾瑞克森,出生于1901年12月5日,是医疗催眠、家庭治疗及短期策略心理治疗的顶尖权威,被喻为"现代催眠之父"。他在潜意识操作的研究及实务成就极具开创性,被誉称为至目前为止世界上最伟大的沟通者,心理学学者尊称他为20世纪的首席心理治疗师。他是美国临床催眠学会的创办人兼第一任主席,同时创办了学会的官方刊物《美国临床催眠期刊》,并担任编辑长达十年。艾瑞克森的贡献在于治疗实务,他所研发的治疗方法已在全球被广泛应用,并公认对许多高效的心理治疗法起着重大的影响,这包括:短期策略心理治疗、家庭系统治疗、策略性家庭治疗、方案焦点治疗及神经语言程式学等多项主流治疗系统。

(四)皮亚杰的认知发展理论

让·皮亚杰(Jean Piaget,1896—1980)是瑞士杰出的心理学家和哲学家。基于对儿童数十年的观察和研究,他提出了一套有关儿童思维、推理和问题解决的理论,即认知发展理论。

该理论认为,人的智力发育是人与环境的相互作用、相互适应的过程,经同化及顺应两个基本认知过程而形成的。每个个体都有一个原有的认知结构,又称为基模。当个体面临一个刺激情境或困难情境时,企图用自己原有的认知结构来解决所遇到的问题,这种认知经历称之为同化。如果原有的认知结构不能对新事物产生认知作用,就出现心理上的失衡。为了重新达到平衡,个体只有通过改变或扩大原有的认知结构,以适应新的情况,这种认知心理历程称为顺应。

1. 皮亚杰的认知发展理论的主要内容　皮亚杰认为认知发展是一个有序的、连续的过程,分为4个阶段,各个阶段之间互相关联、相互影响。

(1)感觉运动期(0~2岁):处于这一时期的儿童主要是靠感觉和动作来认识周围世界的,如吸吮、抓握、观看等。儿童在这个时期还不能对主体与客体做出分化,因而"显示出一种根本的自身中心化",还没有达到运思的水平,他们所具有的只是一种图形的知识,即仅仅是对刺激的认识。婴儿看到一个刺激,如一个奶瓶,就开始做出吮吸的反应。图形的知识依赖于对刺激形状的再认,而不是通过推理产生的。

(2)前运思期(2~7岁):这一期儿童的思维发展到使用符号的水平,即开始用语言表达自己需要。但在这个阶段,儿童还不能形成正确的概念,他们的判断受直觉思维支配;他们的思维缺乏逻辑性和系统性,以自我为中心,认知物体人格化,认为动植物和其他物体都与自己一样,具有人的属性和生命;对成人研发制订的规则,采取服从的态度。在这个时期,儿童还没有思维的可逆性,因而也没有守恒性。

(3)具体运思期(7~11岁):这一期的儿童摆脱以自我为中心的思维方式,开始思考问题的多个方面,想法比较具体,如在与人相处时,能考虑到他人的需要;具备复杂的时间和空间概念,能理解现在、过去和将来;能按物体的特征进行分类。在具体运思阶段,儿童的思维已具有可逆性和守恒性,但这种思维运演还离不开具体事物的支持。

(4)形式运思期(11岁起):这一期儿童的思维能力迅速发展,接近成人水平,从具体思维发展到抽象思维和假设推理,能对抽象的和表征性的材料进行逻辑运思。能整理自己的思想,并能按可能性做出判断;富有想象,迷恋科学幻想。

皮亚杰在概括他的认知发展阶段的理论时强调,各阶段出现的一般年龄虽因各人智慧程度或社会环境不同可能会有差异,但各个阶段出现的先后顺序不会变。而且,各个阶段作为一个整体结构,它们之间不能彼此互换。

2. 皮亚杰的认知发展理论在护理中的应用 皮亚杰的认知发展理论被护理工作者广泛应用在与儿童的沟通及儿童的教育上。护理人员在认知发展理论的指导下,可以了解各阶段儿童的认知、思维方式,有助于针对不同认知发展阶段的儿童采取适当的语言和方法进行沟通和护理,从而达到有效沟通,进而加速儿童恢复的进程。在儿童教育方面则是根据不同年龄阶段儿童的特点,采用启发式教学,设计出有利于儿童发展的活动,促进儿童智力的充分发展。

(1)感觉运动期(0~2岁):此期护士应提供各种感觉和运动性刺激,促进婴儿智力发展,如色彩的视觉刺激,轻柔悦耳的语言听觉刺激,轻柔抚摸的触觉刺激;提供玩具和游戏等。应注意不要触及危险物品,如药品、过小的玩具等以免误入口中;输液时注意固定好,以免婴儿因抓握动作造成伤害。

(2)前运思期(2~7岁):此期护士应利用儿童的象征和表象思维,通过游戏、玩具等方式进行沟通,通过绘画让其表达自己的感受;尽量从儿童的角度出发满足其需求,可通过适当的规则,要求儿童服从及配合完成任务,如治疗与护理等。

(3)具体运思期(7~11岁):此期护士可用图片、模型及配上简短的文字说明等具体方式与儿童进行沟通,不用抽象的词语解释有关治疗护理过程及其必要性,并提供适当的机会让其进行选择,如输液时可让其选择在哪个部位进行等。

(4)形式运思期(11岁起):此期护士可对治疗和护理过程做更详尽的解释,鼓励青少年做出合理选择;尊重其隐私,不嘲笑或否定其天真的想法。

第二节 护理模式

任何一门学科都应建立其独特的理论体系,护理学作为一门年轻的学科,除了应用护理学的支持性理论外,护理学者一直致力于建立和确定能指导护理实践的学科的自身独特的理论或模式,因为学科的理论体系能为专业实践提供的理论依据,使专业行为成为有本之木。

一、奥瑞姆(Orem)的自理模式

自理模式由美国当代著名的护理理论家奥瑞姆提出。该模式认为个体应对与其健康有关的自我护理负责,护理介入的目的是为了帮助人们提高自我护理能力。奥瑞姆在其理论中着重阐述了三个问题,即什么是自理,人何时需要护理,以及人如何提供护理。

> **知识链接**

> ### 奥瑞姆与自理理论
>
> 1914年多罗西娅·奥瑞姆出生于美国马里兰州的一个工人家庭。她毕业于美国华盛顿区普罗维登斯医院护理学校,获大专学历;1939年和1945年分别获得美国天主教大学护理学学士学位和护理教育硕士学位;1976年授予华盛顿乔治城大学荣誉博士。奥瑞姆的护理工作经验非常丰富,曾当过临床护士、临床护理管理者、护理教育者、护理教育管理者、护理教育咨询者、临床护士培训者和护理研究者等多重角色,在临床护理、护理教育、护理管理和护理科研等多个领域的工作经验和经历,为其今后发展理论打下了坚实的基础。
>
>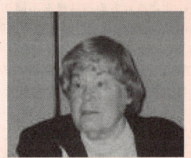
>
> 奥瑞姆在印第安纳州健康委员会担任护理顾问期间,对护理的各个领域有了更为广泛和深入的接触,同时也激发了其对于"一个人在什么情况下需要接受护理照顾"的思考。1959年,奥瑞姆开始逐渐发展形成自理模式的概念和框架。1971年,奥瑞姆的理论著作《护理——实践的概念》首次出版,在该书中奥瑞姆较为系统地阐述了自理理论。之后多次再版,每一次再版,奥瑞姆都结合护理专业的发展对自理理论进行了完善和发展,以使之能更好地指导实践。20世纪90年代,奥瑞姆的自理模式被运用于临床护理实践,已经成为当今护理领域应用最为广泛的理论。

奥瑞姆的自理模式主要包括3个相关理论结构:自理理论、自理缺陷理论、护理系统理论。其中自理理论解释什么是自理,人有哪些自理需求的问题;自理缺陷理论是该模式的核心,解释人什么时候需要护理的问题;护理系统理论则阐述如何通过护理系统帮助个体满足其治疗性自理需求。

1. 自理理论(the theory of self-care) 在自理理论中,奥瑞姆重点说明了什么是自理,人有哪些自理需要,哪些因素会影响个体的自理能力。奥瑞姆认为每个人都有自理的需要,而自理需要根据个人的不同健康状况及生长发育的不同阶段而有所不同;当自理需要小于或等于个体的自理能力时,人就可以达到自理。

1)自我护理(self-care) 也称自理、自护或自我照顾,是个体为了维持生命,确保自身结构完整和功能正常,增进健康与幸福而采取的一系列自发的调节行为和自我照顾活动。自理是一系列连续的、有目的的活动,贯穿于日常生活中,自理可以通过学习或经他人的帮助、指导而获得。有效地执行自理活动有助于维持人的结构完整性及其正常功能,并有利于个体的发展。

2)自理能力(self-care agency) 人进行自理活动或自我照顾的能力。个体的自我照顾能力和方法是在个人成长过程中逐渐学会和提高的,需要智慧、经验和他人的指导与帮助,这种能力的大小受年龄、发展水平、生活经历、文化背景、健康状况及可得到的条件等因素的影响。不同的人,甚至同一人在不同的发展阶段,或者处于不同的健康状况下,其自理能力不同。奥瑞姆认为自理能力包括10个方面:①维持并训练对影响个体内、外部环境的因素保持警惕的能力。②对执行自理活动的身体能量的控制能力。③对执行自理活动的躯体运动的控制能力。④在自我照顾框架范围内的推理能力。⑤目标是指向自我照顾的行为动机。⑥做出并执行自理决策的能力。⑦获得、保持并运用有关自理所需的相关知识和技能的能力。⑧完成自理活动所需的认知、感知、操作、沟通等全部技能。⑨有效安排自理活动的能力。⑩寻求恰当社会支持和帮助的能力。

3)自理主体(self-care agent) 能完成自理活动的人。在正常情况下,成人的自理体是其本身;而儿童、老年人、残疾人等由于各种原因导致自理活动受限的个体,需要依赖他人的照顾,其依赖性照顾(dependent care)是通过其父母、监护人或照顾人完成,所以,其自理主体部分是自己、部分是健康服务者或照顾者。

4)自理总需要(self-care requisites) 在某一时期内,个体所面临的所有自理需要的总称,包括一般性的、发展的和健康不佳时的自理需要。

(1)一般性的自理需要是指与生命过程、维持和保持机体结构和功能的完整性有关的,是所有人在生命周期的各个发展阶段都需要的直接提供自我照顾的活动。奥瑞姆认为其包括:①摄入足够的空气、水和食物等;②排出体内的代谢产物,主要包括排泄过程的控制和调节;③维持活动、休息和睡眠的平衡;④维持独处和社会交往的平衡;⑤预防或避免对生命、机体功能和健康有危害的因素;⑥努力达到群体所认同的正常状态。

(2)发展性的自理需要是指在一般发展过程中的特殊需要,或在成长发展过程中遇到不利情况时出现的需要。奥瑞姆认为包括两个方面:①生理的不同发展时期有不同的需要,如婴儿期有学会控制大小便,学习说话、走路的需要;青少年期有自我认可的需要;老年期则需要接受身体的衰老,适应退休后生活等。②当个人在成长发展过程中遇到不利情况时,有预防和处理这些不利情况的需要,如失去至亲时的调整,对新工作的适应等。

(3)健康不佳时的自理需要是指个体在患病或受伤时出现的需要,或由于一些诊断性或治疗性措施引起的需要。奥瑞姆认为包括6个方面:①寻求及时而适当的医护帮助,如患病时及时就医。②认识、预防、警惕和应对疾病所产生的身心反应,如糖尿病可能引起糖尿病足,患者要学会如何进行足部的日常护理措施。③有效地执行诊断、治疗和康复方法等方面的医嘱,如按医嘱服药,按医嘱进行各项检查和复查等。④认识、警惕或调整由于治疗措施所带来的不良反应,如化疗可引起脱发、卧床可能引起压疮等。⑤修正自我概念,接受并适应自身健康状况的改变和需要医护照顾的事实,适应患者角色。⑥学会在患病、治疗情况下的生活,适应疾病、诊断、治疗措施对个体生活带来的影响,以促进自我继续发展,如结肠癌手术后,患者需要适应带有人工肛门的生活。

5)治疗性自理需要(therapeutic self-care demand) 个人通过正确而有效的途径以满足自己的发展及功能的需要。奥瑞姆把所有满足个体一般性的、成长发展性的和健康偏离时的自理需要混合行为需求称为治疗性自理需要。

2. 自理缺陷理论(the theory of self-care deficit) 自理缺陷理论是奥瑞姆自理模式的核心。在该部分奥瑞姆重点阐述了个体什么时候需要护理。奥瑞姆认为当个体的自理能力不足以满足其治疗性自理需要时,就出现自理缺陷,此时就需要护理的介入。主要原因可能是个体因患病等原因导致自理能力下降,或自理需要增加,使其自理能力低于治疗性自理需要,当个体不能完成所有自理活动时,就需要护士的帮助;对于儿童、老年人或其他依赖他人照顾的个体,当其父母、监护人的依赖性照顾力量低于依赖照顾需要时,也就需要护士的帮助。

奥瑞姆认为当个体的自理力量能够满足其当前的所有自理需要时,个体处于一种平衡状态;当个体的自理力量无法满足其自理需要时,平衡就被破坏,出现了自理缺陷。这时,为使平衡得以恢复,就需要借助外界的力量,如护士的帮助。因此,自理缺陷的出现是个体需要护理的原因。

3. 护理系统理论(the theory of nursing system) 护理系统理论说明了患者的自理需要如

何被满足的问题。护理系统是由护士为患者提供照顾的护理行为和患者自身的自理行为共同构成的行为系统。奥瑞姆指出护士应根据患者的自理需要和自理能力的不同而分别采取三种不同的护理系统(图5-5):完全补偿系统、部分补偿系统、支持-教育系统。

(1)完全补偿系统:该系统适用于患者完全没有能力完成自理活动,由护士提供全面护理来满足个体需要的患者。完全补偿护理系统适用于以下情况:①没有体力满足自理需要,但有意识的,如中风、高位截瘫、限制活动的患者;②有满足自理需要的体力,但智力或精神方面存在严重问题的,如精神病患者、老年痴呆患者;③体力和精神上均不能满足自理需要的昏迷患者、全身麻醉患者、植物人等。

(2)部分补偿系统:该系统适用于能够完成部分自理活动的个体。在此系统中,由护士和护理对象共同承担自理活动。例如,下肢骨折的患者,患者可以完成洗漱、穿衣、进食等自理活动,但需要别人帮助端水、端饭、提供便器等。

(3)支持-教育系统:该系统适用于患者有自理能力,但缺乏自理相关的知识和技术,需要在护士协助下做出决策、控制行为、学习相关知识和技能。护士的角色是促进、提高患者的自理能力,促使患者成为自理者,如糖尿病患者要通过学习,掌握自己测量血糖的方法。

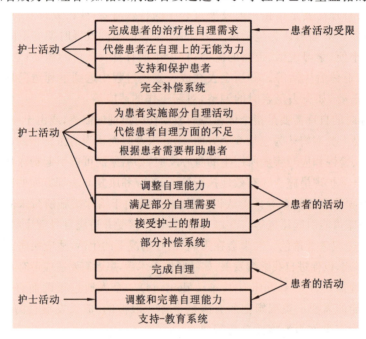

图5-5 奥瑞姆的护理系统示意图

以上三种护理系统的采用应根据患者自理能力和治疗性自理需求灵活掌握,可以对一个患者从入院到出院整个过程采用不同的护理系统。如一个择期手术的患者,入院时可选择支持-教育系统;术前准备期采用部分补偿系统;术后麻醉未清醒前选择完全补偿系统;清醒后采用部分补偿系统;出院前又可以采用支持-教育系统。因此可以认为,选择正确的护理系统就是选择正确的护理方法。

奥瑞姆结合其自理模式将护理工作分为以下三个步骤。

1. 评估患者的自护能力和自护需要 相当于一般护理程序中的评估及诊断两个步骤。可提出以下问题:患者的自理不足有哪些?是什么原因引起的?来确定"患者是否需要护理照顾"。

2. 设计恰当的护理系统 相当于一般护理程序中的计划阶段。根据自护需要及其自护能力,在完全补偿系统、部分补偿系统和支持-教育系统中选择一个恰当的护理系统,设计提供护理照顾的方案。包括:具体的护理方法、措施,实施方案的时间安排、先后顺序等。

3. 调整护理计划,满足自理需求 相当于一般护理程序的实施及评价部分。要求护士根据设计及计划的结果对服务对象实施护理,评价护理结果,并根据实际情况不断地调整护理方案,以帮助和协调患者恢复和提高自护能力。

二、罗伊的适应模式

适应模式由美国护理理论家卡利斯塔·罗伊提出,适应模式是以系统论、压力与适应理论等理论为基础建立起来的。罗伊的适应模式深入探讨了人的适应机制、适应方式和适应过程。罗伊认为人是一个整体适应系统,人的生命过程是对内外环境的各种刺激不断适应的过程;护理的目的就是要促进人的适应性反应和提高人的适应性,从而提高人的健康水平。

(一)适应模式的主要内容

罗伊的适应模式是围绕人的适应行为,即人对周围环境中的刺激的适应而组织的。认为人是一个适应系统,该系统在结构上可分为5个部分,即输入、控制过程、适应方式(效应器)、输出和反馈。其中刺激和个体的适应水平构成适应系统的输入;用应对机制来说明这个系统的控制过程,包括调节者和认知者;调节结果反映在适应方式上,表现在四个方面,即生理功能、自我概念、角色功能和互相依赖;人通过对刺激的调节与控制所最终产生的行为是适应系统的输出,分为适应性反应和无效性反应;这两种反应又作为新的刺激输入该系统(图5-6)。

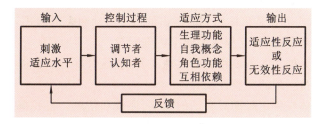

图5-6 罗伊的适应模式示意图

知识链接

罗伊与适应模式

卡利斯塔·罗伊(Callista Roy)是美国当代著名的护理理论学家,临床护理人员、护理教师。1939年,生于美国的洛杉矶。1963年,毕业于洛杉矶的圣玛丽学院,取得了护理学学士学位。1966年获得了加利福尼亚大学的护理学硕士学位,1973年和1977年分别获该校社会学硕士和博士学位。20世纪70年代提出了适应模式,1970年适应模式正式发表于《护理瞭望》之后,先后出版《护理学导论——一种适应模式》《护理理论的构建:适应模式》《罗伊的适应模式》等著作来不断地发展和完善其理论。目前,罗伊适应模式已经发展成为结构完整、内容充实的护理理论模式。它同时被广泛地应用于护理实践、科研及教育等方面。

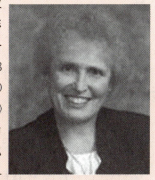

1. 输入 罗伊认为适应系统的输入部分由刺激和个体的适应水平组成。

1)刺激 罗伊认为能激发个体反应的任何信息、物质或能量单位都是刺激。刺激可以来自外界环境和人的内部,包括主要刺激、相关刺激和固有刺激。

(1)主要刺激:人所直接面对的、需要立即适应的刺激。主要刺激可以是病理生理的改变,也可以是环境或关系角色的变化等,如疾病、住院或生育等。

(2)相关刺激:所有内在的或外在的,对当时由主要刺激所导致行为有影响的刺激,通常是可以观察或测量的,如年龄、性别、文化背景等。

(3)固有刺激:原有的、构成本人特性的、可能对行为产生影响的一些不确定的因素,通常是不易观察和测量的,如性格、信念、态度、过去的经历等。

2)适应水平 个体所能承受或应对的刺激的范围和强度。适应水平受个体的发展水平和应对机制的影响,不同的人适应水平不同,同一个人在不同的时期其适应水平也处于动态变化中。一个人面对刺激时,能否输出适应反应,取决于其适应水平。如果刺激的数量和强度在个体的适应水平内,适应系统将输出适应性反应;如果超出个体的适应水平,则输出无效性反应。

2. 控制过程 罗伊用应对机制来描述适应系统的控制过程,是指个体对于外界或内在环境中刺激的内在应对过程,包括生理调节和认知调节。

(1)生理调节:人先天所具备的应对机制,通过神经-化学-内分泌过程,调节及控制个体对刺激的自主性反应,又称调节者。

(2)认知调节:人后天习得的应对机制,通过认知、信息处理、学习、判断和情感调试等途径,调节与控制个体对刺激的自主性反应,又称认知者。

3. 适应方式 适应方式是机体对刺激做出的适应活动和表现形式,又称为效应器。包括生理功能、自我概念、角色功能、互相依赖四个适应层面。

(1)生理功能:与人的基本需要相关的生理需要,包括氧气、水、营养、排泄、休息和活动等方面。目的是为了保持生理的完整性。

(2)自我概念:个体在特定时期对自己的感觉、评价和信念。自我概念的形成源于自身的感知和他人的评价,经过自我内化而形成。包括两个部分:躯体自我和人格自我。躯体自我是个体对自己躯体的感知与评价,包括身体心像及躯体感觉;人格自我是个体对自己的智力、能力、性情、伦理道德、社会地位等方面的感知和评价。主要是维持人的心理、精神上的完整。

(3)角色功能:个体在特定场合履行所承担的角色以及满足社会对其角色期待的情况。罗伊认为人的角色分为主要角色、次要角色及临时角色。主要角色与个人的性别及年龄相关,是一个人行为方式的决定因素。次要角色是个人能力或血缘及社会关系获得的,是一个人社会功能的体现。临时角色,又称业余角色,是由人的业余生活或暂时性的一些活动所取得的。目的是为了维持社会功能的完整性。

(4)互相依赖:个体与其重要关系人或支持系统间的相互关系。目的也是维持个体的社会功能完整性。

4. 输出 根据罗伊的适应系统模式,内外环境中的刺激作用于个体后,个体通过调节与控制所最终产生的行为是系统的输出部分。输出的结果分为两种形式:适应性反应和无效性反应。

(1)适应性反应:个体能够适应刺激并维持自我的完整统一。

(2)无效性反应:个体不能适应刺激,自我完整性受到破坏。

人对变化能否适应取决于输入的刺激和个体的适应水平的综合效应,如果输入的刺激在适应水平的范围内,个体会输出适应性反应行为;如果超过适应水平,则会输出无效性反应行为。罗伊认为护理的主要目的就是要促进个体的适应性反应,减少或消除无效性反应,从而促进个体恢复和维持健康。

5. 反馈 当输出的结果是适应性反应时,可以促进人的完整性,使个体能够生存、成长、繁衍、主宰及自我实现。反之,无效性反应则无助于达到以上目标,容易导致疾病。所以,恢复、维持和促进健康可以提高机体的适应水平,促进个体适应性反应,减少或消除无效性反应。

(二)适应模式与护理实践

罗伊根据适应模式将护理工作分为6个步骤:一级评估、二级评估、护理诊断、制订目标、护理干预和护理评价。

1. 一级评估 一级评估指收集与生理功能、自我概念、角色功能、互相依赖4个方面的输出性行为,又称行为评估。护士要判断护理对象四个方面有关的输出是适应性反应还是无效性反应;分析这些反应能否促进其完整性,是否有助于健康;确定无效性反应和需护士帮助才能达到的适应性反应。

2. 二级评估 二级评估是对影响服务对象行为的三种刺激(主要刺激、相关刺激、固有刺激)资料的收集和分析,又称影响因素的评估或刺激评估。通过二级评估,可以帮助护士识别造成无效性反应的原因。

3. 护理诊断 护理诊断是对护理对象的适应状态的陈述或判断。护士通过一级和二级评估,可明确服务对象的无效性反应及其原因,进而可推断出护理问题或护理诊断,为制订护理目标提供依据。

4. 制订目标 目标是对护理对象接受护理后无效性反应改变为适应性反应或维持和增强适应性反应的陈述。目标的制订应以服务对象为中心,尽可能与护理对象及其家属共同制订,并尊重其选择,目标应是可观察的、可测量的和可达到的。根据目标达到的时间长短,可分为短期目标和长期目标。

5. 护理干预 护理干预是护理措施的制订和落实。罗伊认为护理干预一方面要改变或控制作用于适应系统的刺激,即消除、增强、减弱或改变刺激,使其全部作用于个体适应范围内,在控制刺激时,先主要刺激再相关刺激和固有刺激;另一方面要提高机体的应对能力、扩大适应范围,以减少无效性反应、促进适应性反应。

6. 护理评价 在评价过程中,护士应将干预后患者的最终行为与目标行为相比较,确定护理目标是否达到,找出未达目标的原因,根据评价结果对干预方案的制订和执行进行修订或调整。

三、纽曼的健康系统模式

健康系统模式是由美国护理理论学家纽曼在一般系统论、压力与适应理论、三级预防系统概念等的基础上提出的。该模式以整体观、系统观探讨人与环境的互动。

(一)健康系统模式的主要内容

纽曼认为人是一个与环境持续互动的开放系统,称为个体或个体系统(client system)。人在环境中面对多种多样的压力源,人必须不断地调整自我和环境,以达到相互适应的目的;护理就是根据个体对压力源的反应进行有针对性的干预,来维持或恢复系统的平衡。该模式重点阐述了与环境互动的人、应激源、个体面对应激源的反应、对应激的预防(图5-7)4方面内容。

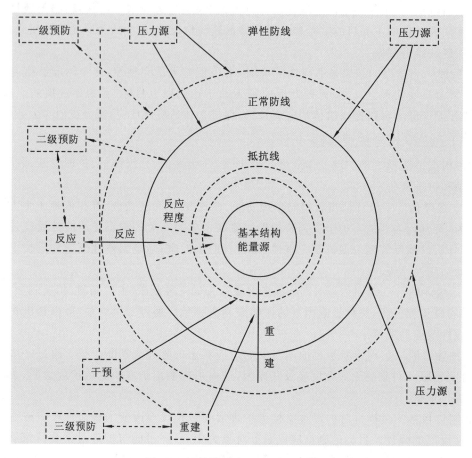

图 5-7 纽曼的健康系统模式示意图

知识链接

纽曼与健康系统模式

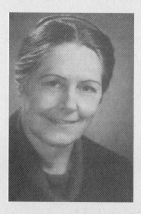

贝蒂·纽曼 1924 年出生于美国俄亥俄州一个农场主的家庭。1947 年毕业于俄亥俄州阿可诺医院护校,获大专学历。

1957 年和 1966 年分别获得加州大学护理学学士学位和精神卫生、公共卫生硕士学位。1985 年获得西太平洋大学临床心理学博士学位。纽曼的工作经历涉及临床护士、护士长、护理部主任、公共卫生护士、精神病咨询专家、护理系教授、护理系主任等,有较丰富的护理教育、临床护理和家庭社区护理方面的经验。纽曼的系统模式于 1972 年在《护理研究》杂志上首次公开发表;1982 年其理论专著《纽曼的系统模式:在护理教育和护理实践中的应用》出版,详细阐述了健康系统模式。该模式已被广泛应用于指导社区护理及临床护理实践。

1. 人 健康系统模式中，人是与环境持续互动的开放系统。这个系统可以是一个人，也可以是家庭、群体或社区。纽曼重点描述了个体，并用围绕一个核心的一系列同心圆来表示其结构。

(1) 基本结构(basic structure)：核心部分为基本结构，是机体的能量源。由生物体共同的生存基本因素组成。基本结构受人的生理、心理、精神、成长、社会文化这五方面变量的功能状态及其相互作用的影响和制约。能量生产和储存大于需求时，机体稳定健康。机体具有三种防线抵抗有害因素干扰，维持自身系统的稳定与完整。基本结构一旦遭到破坏，个体便处于危险状态。

(2) 弹性防线(flexible line of defense)：位于最外层的虚线圈，是系统的第一道防御机制。弹性防线的作用主要是防止应激源入侵，缓冲、保护正常防线，从而维持系统的稳定性。当环境施加压力时，它是正常防线的缓冲剂，可以防止应激源侵入系统；而当环境给予支持并有助于成长和发展时，它是正常防线的过滤器。它是动态的，其功能会在短期内因一些变化，如失眠、营养不良、身心压力过大或其他日常生活变化而降低。弹性防线可在其与正常防线之间快速扩张和回缩，两条线之间的距离拉开的越大，则弹性防线所提供的对抗应激源的保护作用就越大；反之，则所提供的保护作用就越小。

(3) 正常防线(normal line of defense)：位于弹性防线和抵抗线之间的实线圈，这是系统的第二道防御机制，是每个系统经过一定时间逐渐形成的对外界反应的正常范围，能反映个体系统的稳定状态及通常的健康良好状态。这条防线也是动态的，只是变化速度慢很多，与系统随时需要应对各种应激源，保持系统的稳定有关。当弹性防线不能再保护系统对抗应激源时，应激源就会破坏正常防线而导致疾病。

(4) 抵抗线(lines of resistance)：系统的第三道防线，位于基本结构外，是紧贴基本结构外围的一系列虚线圈，是保护基本结构，防御应激源的一些内部因素。个体抵抗线的强弱程度与个体的生长发育情况、生活方式、以往经验有关。它的作用是当应激源侵入正常防线时，试图稳定个体系统并促使恢复正常防线；也有可能在应激源作用后上升至更高的稳定水平。如果抵抗线的作用是有效的则系统平衡可以恢复；如果抵抗线的作用是无效的，则系统会能量耗尽而崩溃。

以上三种防御机制，既有先天的，也有后天习得的，其抵抗效能取决于个体系统心理、生理、社会文化、发展、精神五个变量的发展情况和之间的相互作用。其中，弹性防线保护正常防线，抵抗线保护基本结构。当个体遭遇应激源时，弹性防线首先被激活，如果弹性防线抵抗无效，正常防线受到侵犯，机体出现应激反应，此时，抵抗线也被激活，如果抵抗有效，个体又恢复健康；如果抵抗无效，则个体出现疾病甚至死亡。

2. 应激源 应激源又称压力源，是环境中任何可导致个体紧张并影响个体稳定和平衡状态的所有刺激。系统需要应对一个或多个应激源，应激源可来自于个体系统内部，也可以来自外部环境。纽曼将压力源分为以下几种。

(1) 个体内应激源(intrapersonal stressor)：来自于个体内与内环境有关的压力，如愤怒、悲伤、疼痛、失眠、形象紊乱、自尊紊乱等。

(2) 人际间应激源(interpersonal stressor)：来自于两个或多个个体之间的压力，如夫妻关系、上下级关系、同事关系紧张、护患冲突等。

(3) 个体外应激源(extra-personal stressor)：发生于体外，距离比人际间应激源更远的压力，如经济状况欠佳、下岗失业、大气污染等。

压力源因人而异，多数情况综合作用于机体，可突破机体的三种防卫线。

3. 反应 纽曼同意塞利的压力与适应理论，认为对压力源的反应体现在生理、心理、社会文化、精神与发展多方面的综合反应。应激反应的强度取决于应激源的性质、数量、持续时间，也受到机体对资源、应对方式和既往经验等的影响。压力反应的结果可以是负性的，也可以是正性的，因此，并非所有压力都对机体有害。

4. 预防 护理活动的主要功能是控制应激源或增强人体各种防御系统的功能，以促进个体系统保持和恢复平衡与稳定，达到最佳的健康状态。纽曼认为护士可根据个体系统对应激源的反应采取三级预防措施。

(1)一级预防(primary prevention)：个体系统在应激反应发生之前就进行干预。一级预防的目的是预防应激反应的发生。护理人员通过减少应激源侵犯的可能性，降低应激源的强度和增强防线等方法来预防应激源通过正常防线或减轻反应的程度。干预措施可包括预防免疫注射、健康教育等。

(2)二级预防(secondary prevention)：应激源穿过正常防线，导致机体发生应激反应，出现症状或体征时进行干预。护士通过早发现、早诊断、早治疗，试图增强内部抵抗力以减轻或消除反应，保护个体系统的基础机构，使系统恢复稳定并促使其恢复到健康状态，如观察病情变化，进行各种治疗和护理等。

(3)三级预防(tertiary prevention)：个体系统在经过治疗后，系统达到一定程度的稳定时进行干预。护理重点是帮助护理对象恢复和重建功能，减少后遗症，并防止应激源的进一步损害。三级预防的目的是进一步维持系统稳定，避免其他的应激源的刺激或目前的健康状况进一步恶化。如进行患者教育，提供康复条件等都属于三级预防。

可见，一级预防是保护系统的稳定；二级预防是获得系统的稳定；三级预防是维持系统的稳定。三级预防措施可以应用于同一护理对象压力反应的不同时期，也可应用于不同护理对象。

(二)健康系统模式与护理实践

纽曼提出的护理程序包括3个步骤，即护理诊断、护理目标和护理结果。

1. 护理诊断 护士需要对个体的基本结构、各防线的特征以及压力源进行评估，再收集压力反应的资料，最后就其中偏离强的方面做出诊断并排出优先顺序。

2. 护理目标 应用三级预防原则来规划和组织护理活动，来保证获得和支持个体系统的稳定性。包括护士与护理对象共同商讨制订护理对象所期望的结果以及为达到这些目标应采取的护理措施。

3. 护理结果 护士对干预效果进行评价并验证干预有效性的过程。评价压力源是否发生变化、防御机制是否增强、压力反应是否缓解等。根据评价效果，重新收集资料，对护理目标及干预措施进行重新修订。

直通护考

一、单项选择题

1. 下列哪项不属于系统的基本属性？（   ）
   A. 整体性　　B. 相关性　　C. 闭合性　　D. 动态性　　E. 目的性

2. 关于人这个系统的说法下列哪项不正确？（　　）

 A. 人是一个开放的系统   B. 人是一个动态的系统

 C. 人是一个适应的系统   D. 人是一个多层次的系统

 E. 人是一个独立的系统

3. 按照马斯洛"人类基本需要层次论"，生理的需要满足后，则应满足（　　）。

 A. 爱的需要   B. 自尊的需要

 C. 社交的需要   D. 安全的需要

 E. 自我实现的需要

4. 按照马斯洛需要论的观点，人和人之间哪个层次的需要满足方式的差异最大？（　　）

 A. 生理的需要   B. 安全的需要

 C. 爱与归属的需要   D. 尊重的需要

 E. 自我实现的需要

5. 患者的床边摆满了亲朋好友送来的鲜花，能满足患者什么的需要？（　　）

 A. 生理 B. 安全 C. 爱与归属 D. 尊重 E. 自我实现

6. 凯利希对马斯洛的基本需要层次论做了修改，认为生理的需要满足之后应先满足（　　）。

 A. 刺激的需要   B. 安全的需要

 C. 爱与归属的需要   D. 自尊的需要

 E. 自我实现的需要

7. 当个体经受某种压力时，调整自己的态度去认识和处理情况属于（　　）。

 A. 生理适应 B. 心理适应 C. 文化适应 D. 社会适应 E. 技术适应

8. 关于压力与适应理论的解释，错误的是（　　）。

 A. 适应是所有生物的特征

 B. 多种压力源可以导致一种压力反应

 C. 面临压力唯一的结果是对人造成不利影响

 D. 适应是应对行为的最终目标

 E. 压力是身体对任何需要做出非特异性反应的一个过程

9. 第三线防卫是指（　　）。

 A. 利用支持力量   B. 求助于专业医护人员

 C. 正确对待感情   D. 成功地适应

 E. 以上都不是

10. 个人到陌生的环境中生活，由于语言、风俗习惯、信仰、社会价值观念等方面的改变而引起的心理冲突，这种压力源属于（　　）压力源。

 A. 躯体性 B. 心理性 C. 社会性 D. 文化性 E. 技术性

11. 下列哪项符合奥瑞姆对自理概念的阐述？（　　）

 A. 自理能力是人天生就具有的

 B. 自理能力具有稳定性，不易受其他因素的影响

 C. 自理是连续的、有意识的行动

 D. 能够自理是值得尊敬的，而无法自理则难以被社会接受

 E. 自理就是指进食、沐浴、如厕、更衣等日常生活活动

12. 奥瑞姆认为护理患者时采取何种护理系统取决于（　　）。
   A. 护士的编制　　　　　　　　　　B. 患者的病情
   C. 患者的自理需求　　　　　　　　D. 患者的自理能力
   E. 医生的医嘱

13. 自理缺陷理论的内容是（　　）。
   A. 什么是自理　　　　　　　　　　B. 人有哪些自理需要
   C. 人何时需要护理　　　　　　　　D. 人有哪些自理缺陷
   E. 如何提供护理帮助

14. 下述患者应提供支持-教育系统的是（　　）。
   A. 全麻未醒的患者　　　　　　　　B. 高位截瘫的患者
   C. 严重精神障碍的患者　　　　　　D. 糖尿病平稳期的患者
   E. 下肢骨折牵引的患者

15. 根据奥瑞姆的自理模式，对于昏迷患者一般应采取的护理系统是（　　）。
   A. 完全补偿系统　　　　　　　　　B. 功能补偿系统
   C. 部分补偿系统　　　　　　　　　D. 支持-教育系统
   E. 锻炼补偿系统

16. 根据奥瑞姆的自理模式的内容，属于健康不佳时的自理需求是（　　）。
   A. 维持独处和社会交往的平衡　　　B. 摄入空气、水、食物
   C. 应对失去亲人的情况　　　　　　D. 患病后做出相应的生活方式改变
   E. 预防对健康有危害的因素

17. 下述内容不属于适应方式类型的是（　　）。
   A. 生理功能　　B. 自我概念　　C. 角色功能　　D. 互相依赖　　E. 适应水平

18. 在 Roy 适应模式中，对输入刺激的描述不正确的是（　　）。
   A. 凡能够激发个体反应的信息均为刺激
   B. 对个体影响程度最大的为主要刺激
   C. 相关刺激通常是可以观察和测量的
   D. 固有刺激通常是不可以观察和测量的
   E. 主要刺激是原有的、构成本人特征的刺激

19. 根据 Roy 适应模式，下述行为反应属于生理功能方面的是（　　）。
   A. 自我形象紊乱　　　　　　　　　B. 角色冲突
   C. 分离性焦虑　　　　　　　　　　D. 营养不良
   E. 自卑自责

20. 下列有关纽曼的健康系统模式中弹性防御线的叙述不正确的是（　　）。
   A. 弹性防御线位于个体防御系统的最外层
   B. 弹性防御线是一个虚线圈
   C. 弹性防御线也受系统 5 个变量的影响
   D. 弹性防御线是后天获得的，与个体生长发育无关
   E. 弹性防御线可由于失眠等原因迅速削弱其防御效能

21. 流感高发期，学校组织在校小学生注射流感疫苗，根据纽曼的健康系统模式，学校此行为属于哪一级预防行为？（　　）

A. 一级预防　　B. 二级预防　　C. 三级预防　　D. 早期预防　　E. 次级预防

二、共用题干选择题

(22~25题共用题干)

李女士,38岁,回族,因肝癌入院,常对家属发火,心情烦躁,情绪低落,不能很好地配合治疗。

22. 为该患者护理时,尤应注意(　　)。
　　A. 文化适应　　B. 社会适应　　C. 代偿适应　　D. 技术适应　　E. 生理适应

23. 该患者表现的情绪反映,属何种心理防卫?(　　)
　　A. 否定　　　　B. 反向　　　　C. 忽视　　　　D. 代偿　　　　E. 精神发泄

24. 护士在为该患者进行疏导时下列哪项不妥?(　　)
　　A. 设法了解患者的感觉　　　　　　　　B. 鼓励患者表达其感受
　　C. 详细向患者介绍病情　　　　　　　　D. 倾听患者的诉说
　　E. 给予恰当的解释和安慰

25. 患者术后不能自己进食、如厕、洗澡等,需要别人照顾,情绪更加低落,很少开口说话,此刻可能存在的压力源是(　　)。
　　A. 环境陌生　　B. 疾病威胁　　C. 缺少信息　　D. 丧失自尊　　E. 与家庭或他人分离

三、思考题

1. 简述医院内患者常见的压力源有哪些,护士应怎样协助患者应对压力。
2. 简述奥瑞姆自理模式中选择护理系统的依据以及分类。
3. 案例:患儿,谌某,男,8岁,因"支气管肺炎并发哮喘"入院。查体:神志清醒、口唇轻度发绀,T 39 ℃,P 114次/分,R 26次/分,听诊双肺闻及湿啰音和哮鸣音。当病情稳定后,谌某闷闷不乐,并不停地说:"妈妈去哪里了?妈妈怎么还不来看我?"此时患儿的哪种需要尚未得到满足?此时患儿存在的压力源有哪些?经过护士耐心地解释并给患儿讲故事等,谌某心情好转,这属于哪种适应?

(段微秀　魏娜)

第六章 护理程序

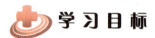

掌握：收集患者资料的内容和方法；护理诊断的规范性书写；护理计划和护理措施的制订；护理评价的内容和步骤；应用护理程序的工作方法和整体护理思想进行护理实践活动。
熟悉：护理程序的五个步骤；护理诊断和医疗诊断的区别；护理病历的书写。
了解：护理程序的发展简史和理论基础。

【案例引导】

案例：患者，女，25岁，因"转移性右下腹疼痛"来院就诊，护理体检：精神萎靡，身体蜷曲，T 39.5℃，右下腹腹肌紧张，压痛、反跳痛（＋）。
问题：1. 接诊护士收集到患者哪些有价值的资料？
2. 在收集的患者资料中，属于主观资料的是什么？该患者存在哪些护理问题？
3. 请针对患者的首优问题制订护理措施。

护理程序是一种科学的确认问题和解决问题的工作方法和思想方法，是现代护理的核心，为护士工作提供了指南。新的医学模式要求医疗护理服务必须把人看作是生物、心理、社会环境相互联系的统一体，用整体的观点指导护理工作，实施系统化护理。

第一节 概 述

一、护理程序的概念及发展史

护理程序（nursing process）是以促进和恢复护理对象的健康为目标所进行的一系列有目的、有计划的护理活动，它是一个综合的、动态的、具有决策和反馈功能的过程，对护理对象进行主动的、全面的整体护理,以使其达到最佳健康状态。护理程序是一种科学确认问题和解决问题的工作方法,是有目标、系统的、能进行评价的护理方法,是一个持续的、循环的、动态的过程。

1955年美国护理学者海尔首先提出责任制护理,强调以患者为中心实施护理。1961年奥兰多撰写的《护士与患者的关系》一书中,第一次使用了"护理程序"一词,并提出了三个步骤:患者的行为、护士的反应、护理行动有效计划。1967年尤拉和渥斯完成了第一本权威性的护理程序教科书的编写,确定护理程序有四个步骤:评估、计划、实施和评价,其中评估的步骤中包含了护理诊断的内容。1973年北美护理诊断协会成立,第一次会议之后,编辑出版了《护理实践的标准》一书,之后罗伊等许多护理专家提出护理诊断这一概念,由此护理程序才由以往的四步成为目前的五步,即评估、诊断、计划、实施和评价。1977年美国护理学会正式发表声明,把护理程序列为护理实践的标准,从而使护理程序走向合法化。

二、护理程序的特点及意义

(一)护理程序的特点

1. 目标性 运用护理程序的最主要目的就是解决护理对象的健康问题及因健康改变而引起的反应,从而保证护理人员能为护理对象提供高质量、全面及高效的护理。

2. 个体性 护理人员运用护理程序时需要充分考虑护理对象的个体特性,根据护理对象的生理、心理和社会等方面的需求计划护理活动,充分体现以人为中心的指导思想。

3. 科学性 护理程序是在吸收多学科理论的基础上构建而成的,是系统的、动态的、有计划地安排护理活动的科学工作程序。护理程序中不仅体现了现代护理学的理论和观点,也涉及系统论、人类基本需要层次论、应激与适应理论、沟通理论等。遵循护理程序将呈现出护理人员以科学的方法解决问题的能力,明确地表明护理专业的特征。

4. 循环性和动态性 护理程序的各个步骤不是孤立的,而是一个开放、连续、动态的循环过程,随着时间、护理对象健康问题及反应、家庭和社会等各种变化而不断调整。

5. 互动性 在护理程序的每个环节中,护理人员都需要与护理对象及亲属、医生及其他医务人员进行沟通与协作,作为合作伙伴共同工作,建立起相互尊重和信任的关系,为恢复和促进护理对象的健康而服务。

(二)护理程序应用的意义

护理程序使护理工作的范畴和护士的角色更加清晰,有利于护士明确自己的职责范围和标准。它是护士给患者提供有计划、有目的、高质量的护理服务的有力保证,同时也使护士摆脱了过去多年来"执行医嘱+常规工作"的被动局面,也对护理管理提出更高的要求。护理程序是护理专业化、护理工作科学化的重要标志。

三、护理程序的相关理论基础

护理程序是在吸收其他学科理论的基础上发展而来的,这些理论相互联系、相互支持,共同为护理程序提供理论支持,同时又分别在护理程序实践过程中的不同阶段、不同方面发挥特有的指导作用。

(一)一般系统论

系统是由若干相互联系、相互作用的要素所组成的具有特定结构及功能的有机整体。系统广泛存在于自然界、人类社会及人类思维中。系统论(systems theory)最早于20世纪20年代由美籍奥地利理论生物学家路·贝塔朗菲(Ludwig von Bertalanffy)提出。

护理服务对象是人,人是由生理、心理、社会、精神、文化等多要素组成的系统。人是一个开放的系统,不断与外界环境进行物质、能量及信息的交换,以维持生命的健康状态;人是一个动态的系统,健康机体内可能存在着潜在的致病因素,患病机体内也存在着有利于康复的因素,人的健康状态总是相对的,并保持动态变化。

护理程序作为一个开放的系统,由五个次系统组成,即评估、诊断、计划、实施和评价。

该系统的输入即是护理对象的评估资料,输出即是评价结果。评价的结果作为反馈,又可以对护理对象进行再评估。

(二)控制论

控制论(cybernetics)是研究动物和机器中控制及通信的规律,即各种开放系统的控制规律的科学。1948年由美国数学家维纳(N. Wiener)首先提出。控制论可应用于任何系统,主要研究系统行为的操纵控制和反馈调节,即研究系统在何种条件下处于稳定状态,采取何种措施可使系统稳定,以及如何使系统从一种稳定状态向另一种所期望的稳定状态过渡。

(三)其他理论

在运用护理程序的过程中,还需要引用其他理论,如需要理论、压力与适应理论、成长与发展理论、信息论以及解决问题论等。这些理论在护理程序的不同阶段、不同方向发挥着独特的指导作用。

四、护理程序各步骤之间的关系

护理程序由评估、诊断、计划、实施、评价五个步骤组成(图6-1)。

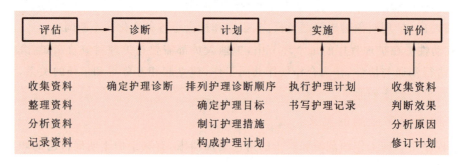

图6-1 护理程序基本步骤

护理程序的五个步骤是相互联系、相互影响的,是一个循环往复的过程。它们有各自的功能作用又相互关联依赖,为了增进或恢复患者的健康,贯穿于从患者入院直至出院的整个过程中。当患者入院后,护士应根据其生理、心理、社会等方面的情况进行评估,收集这些方面的相关资料,然后根据这些资料判断其存在哪些护理问题,即做出护理诊断,围绕护理诊断制订护理计划,之后实施计划中制订的护理措施,并对执行后的效果及护理对象的反应进行评价。当护理程序的任何一个步骤出现问题时,都会影响到其他步骤的有效进行。如果在评估阶段收集资料不准确或不全面,那么根据这些不完整的资料所确定的护理诊断必然不能体现出护理对象的真正问题,所制订的护理计划也会因此而出现问题;另一方面,评价虽然是护理程序的最后一步,但同时评价又贯穿于护理程序的各个步骤,它不仅要对预期目标是否实现以及实现的程度做出评价,更需要根据护理对象的具体情况对评估所收集的资料是否全面准确、护理诊断是否科学合理、计划是否具有针对性以及实施过程是否存在问题等随时进行评价,以便及时对护理活动进行调整和修正,确保护理对象得到高质量的整体护理服务。

> **知识链接**
>
> **逻辑思维**
>
> 逻辑思维(logical thinking) 人们在认识过程中借助于概念、判断、推理等思维形式能动地反映客观现实的理性认识过程,又称理论思维。它是作为对认识者的思维及其结构以及起作用的规律的分析而产生和发展起来的。只有经过逻辑思维,人们才能达到对具体对象本质规定的把握,进而认识客观世界。它是人的认识的高级阶段,即理性认识阶段。
>
> **思维过程** 思维过程包括分析与综合、分类与比较、归纳与演绎、抽象与概括等。

第二节 护理评估

护理评估(nursing assessment)是指有系统、有组织地收集资料,并对资料加以整理与分析的过程,目的是明确服务对象所要解决的健康问题。护理评估是护理程序的第一步,也是最关键的一步。评估所收集的资料如果不准确,将直接影响到护理诊断的正确性,从而导致护理计划和实施出错,使护理目标无法实现。

护理评估从护士与患者第一次见面时就已经开始,直到患者出院或护理照顾结束时才终止。护理评估贯穿于护理程序的全过程,护士应随时收集有关患者病情变化和反应的资料,及时对护理计划进行补充。护理评估分为收集资料、整理资料和记录资料三方面工作。

一、收集资料

收集资料是护士系统、连续地收集服务对象健康状态信息的过程,主要目的是建立患者健康状况的基本资料,为做出正确的护理诊断、制订护理计划、评价护理效果提供依据,也为护理科研积累资料。

(一)收集资料的目的

(1)为做出正确的护理诊断提供依据。
(2)为制订护理计划提供依据。
(3)为评价护理效果提供依据。
(4)为护理科研积累资料。

(二)资料的来源

1. 直接来源 患者本人是资料的直接来源。只要护理对象意识清楚,精神稳定,又不是婴幼儿,就应通过患者的主诉和对患者的观察、交谈、体格检查等方法来获取资料。

2. 间接来源

(1)与护理对象相关的人员,如亲属、朋友、同事等。

(2)其他医务人员,如医师、营养师、理疗师或其他护理人员等。

(3)病案记录及实验室检查报告。

(4)主观资料即患者的主诉,包括患者的经历、感觉以及他所看到、听到或想到的对于健康状况的主观感觉,如疼痛、恶心、麻木、胀痛、瘙痒、软弱无力等。

(三)资料的分类

1. 主观资料 主观资料即患者的主诉,包括患者的经历、感觉以及他所看到、听到或想到的对于健康状况的主观感觉,如疼痛、恶心、麻木、胀痛、瘙痒、软弱无力等。

2. 客观资料 护士通过感官,即视、触、叩、听、嗅等方法或借助医疗仪器检查而获得的有关患者的症状和体征,如体温 38.5 ℃、血压 130/70 mmHg、面色苍白、咽喉部红肿等。

(四)资料的内容

在进行护理评估时,护士不但要了解服务对象的身体状况,还要关心其心理、社会、文化、经济等情况,才能做出全面评估。主要包括一般资料、生活状况及自理程度、健康检查及心理-社会状况等。

1. 患者的一般资料 包括:①患者姓名、性别、出生年月、民族、职业、文化程度、住址、宗教信仰、婚姻状况及联系人等。②此次住院的情况:主诉、现病史、入院方式、医疗诊断及目前用药情况。③既往史、家族史、有无过敏史。④对健康的预期:对治疗方案、家庭照顾方案、治理结果等的预期。了解服务对象对健康的预期对于提高护理服务满意度非常重要。

2. 生活状况及自理程度 包括:①饮食型态:服务对象饮食的种类、营养搭配及摄入情况,食欲、咀嚼及吞咽情况。②睡眠休息型态:服务对象在睡眠、休息后的体力恢复情况以及是否需要辅助睡眠。③排泄型态:服务对象排便、排尿情况以及有无排泄异常。④健康感知与健康管理型态:服务对象保持健康的能力以及寻求健康的行为、生活方式、保健知识及遵守医嘱的情况。⑤活动与运动型态:服务对象生活自理能力、活动能力、活动耐力的情况以及躯体有无活动障碍。

3. 健康检查 包括:①意识状态、定向力和语言能力。②皮肤黏膜:皮肤的颜色、温度、湿度、弹性、完整性、伤口外观及眼睛和口腔黏膜情况等。③呼吸系统:呼吸的节律,有无呼吸困难及咳嗽、咳痰情况,呼吸方式及呼吸音是否正常等。④循环系统:心率、心律、心音情况,有无杂音,组织有无水肿、脱水以及足背动脉搏动情况等。⑤消化系统:有无消化道症状,如恶心、呕吐、腹痛、腹胀等反应,腹部有无肌紧张、压痛、反跳痛,有无引流管、造瘘口,以及引流液的颜色、性质及量等。⑥性生殖系统:月经周期及月经量是否正常,外阴、阴道及乳房有无异常,性生理及心理情况等。⑦肌肉骨髓系统:骨骼发育情况、活动能力、活动耐力、步态等。⑧认知感受型态:患者有无疼痛、眩晕、麻木、瘙痒等感受,感觉如听觉、嗅觉、味觉、触觉有无异常,认知过程如思维活动、记忆能力等有无障碍。

护士在收集资料时应详细询问相关资料,如发病时间,症状是突然出现还是逐渐出现,是否持续存在,持续时间、部位、强度等信息。例如,一位患者描述其感到疲乏,护士应询问患者活动中或运动中疲乏是否加剧,是在某一特定时间出现还是持续存在,有无其他加剧或减轻疲乏的行为或因素等。

4. 心理-社会状况 包括:患者对疾病的认识,对治疗有无信心,有无恐惧、焦虑、沮丧等情绪,是否有无能为力、孤独等心理感受,社会、家庭角色及角色关系有无障碍,对疾病和住院的反应以及对生活事件的适应能力,人生观、价值观以及宗教信仰,等等。

(五)收集资料的方法

收集资料的方法包括观察、交谈、护理体检及查阅。

1. 观察 观察是指用感官或借助一些辅助器具如血压计、听诊器、体温计等,有目的地收集患者有关资料的方法。通过观察,护士可以获得患者生理、心理、精神、社会、文化等方面的资料。护士观察能力的高低与其专业理论知识、技能和临床经验密切相关,任何一方面的不足都会造成护士在观察时不够全面,或者即使观察到了某些资料,却因知识有限或经验不足而不知资料所包含的意义。任何一个护士都必须随时观察患者的变化,并且能够迅速地做出反应。当然观察作为一种技能,需要护士在临床实践中不断培养和锻炼,才能得到发展和提高。

2. 交谈 交谈是获取患者客观资料最常用的方法,是有计划、有目的地交流或谈话,其主要目的是有效地收集与护理对象健康相关的资料和信息,建立良好的护患关系。临床上,交谈有正式和非正式两种。正式交谈是指事先通知患者,有目的、有计划地交谈,如新患者入院时的病史采集;非正式交谈是指护士在日常工作中与患者进行的随意交谈,此时患者可能感到是一种闲谈,这样的谈话可以让患者及家属感到放松,反而愿意说出内心的真实想法和感受。护士可以从中了解患者的多种信息,从中筛选有价值的资料。

3. 护理体检 护理体检是护理评估中收集客观资料的方法之一。护士运用视诊、触诊、叩诊、听诊等体格检查的方法,按照身体各系统顺序对患者进行全面体检。其目的是收集资料,确定患者的护理诊断,从而制订护理计划,因此护理体检不同于医生所做的体格检查。例如,对一名脑血栓患者,护士应着重评估患者双侧肢体活动度、感觉和肌肉张力情况,不必进行整个神经系统的检查。

4. 查阅 包括查阅患者的医疗病历(门诊病历、住院病历)、护理病历、实验室及其他检查结果等。

二、整理分析资料

(一)整理

通过收集获得了大量有关护理对象的资料,为了有效地分析这些繁杂的资料,首先要对其进行整理、分类,以便护士能迅速地从中发现问题。目前整理资料的方法主要有以下几种。

1. 按马斯洛的需要层次论分类

(1)生理的需要:营养需求、呼吸道阻塞、疲劳、大小便失禁等。

(2)安全的需要:对医院环境陌生、对医护人员不信任、手术前紧张等。

(3)爱与归属的需要:患者想家、害怕孤独、希望有人来探视等。

(4)尊重的需要:外貌受损不敢见人、个人的宗教信仰等。

(5)自我实现的需要:担心住院影响学习或工作和怕受疾病的影响不能实现自己的理想等。

2. 按 Majory Gordon 的 11 个功能性健康型态分类 此种分类方法通俗易懂,易掌握,是目前在临床中使用较广泛的分类方法。

(1)健康感知-健康管理型态:个体自觉健康状态如何以及为维护或促进健康所采取的措施及效果。如有无烟酒嗜好,是否知道自己所患疾病的影响因素,等等。

(2)营养-代谢型态:食物、水的摄入量、种类,有无咀嚼或吞咽困难、消化不良、恶心、呕吐,近期体重变化及原因,有无皮肤损害,等等。

(3)排泄型态:每日排尿及排便的次数、量、颜色及形状,有无排泄异常及影响因素,等等。

(4)活动-运动型态:进食、穿衣、沐浴等日常生活能力如何;有无运动障碍,是否借助拐杖、轮椅等辅助工具,等等。

(5)睡眠-休息型态:日常睡眠、休息情况,有无失眠、早醒等睡眠异常及其影响因素,是否借助药物入睡,等等。

(6)认知-感知型态:有无视、触、听、嗅等感觉的改变,有无疼痛及其部位、性质、程度、持续时间,等等。

(7)自我认识-自我概念型态:感觉自己如何,有无焦虑、恐惧等情绪及其原因,等等。

(8)角色-关系型态:社会交往情况,角色及适应情况;家庭结构;经济收入能否满足个人需要,等等。

(9)性-生殖型态:性生活满意程度,性别角色认同;女性月经和生育情况,等等。

(10)应对-应激耐受型态:是否经常感到紧张,采用什么方法进行调节;近期有无重大生活改变,等等。

(11)价值-信念型态:有无宗教信仰,健康问题出现后是否影响到某些观念或价值观的改变,等等。

3. 按人类反应型态分类 交换、沟通、关系、赋予价值、选择、移动、感知、认识、感觉九种。北美护理诊断协会将护理诊断也按此九种型态进行了分类,因此可以从某型态有异常的资料直接推导出护理诊断,但这种分类方法比较抽象,使用起来不方便。

(二)核实

护士将收集到的资料进行核实,以确保资料是真实和准确的。

(1)核实主观资料:主观资料是护理对象的主诉,核实主观资料并非由于护士不信任护理对象,而是因为有时护理对象和医务人员在认识上存在差异,这就需要用客观资料对主观资料进行核实。

(2)澄清含糊的资料:当资料不够明确时,护士必须进一步收集更加详细的资料,以清楚护理对象的真实情况。如患者主诉"胸口疼",这需要护士询问患者疼痛的性质、发作的时间、持续的时间以及可能的诱发因素和缓解的方式等详细资料。

(三)分析

分析资料的目的是发现健康问题,为护理诊断做准备。首先将护理对象的资料与正常值进行对比找出异常部分,并进一步找出引起异常的相关因素。

三、记录资料

资料目前尚无统一的格式,可以结合各医院的特点自行设计,但无论记录的格式如何,在记录中均应注意以下问题:①记录必须全面、及时、准确,应客观地记录患者情况,不要掺杂自己的主观判断和结论;②客观资料的描述应使用专业术语;③收集到的各种资料都应记录,记录时应清晰、简洁,避免错别字。

> **知识链接**
>
> **主观资料与客观资料**
>
> (1)主观资料即为患者所讲的。
> (2)客观资料是护士观察到的或体验、化验所获得的。
> ①视觉观察是护士看到的。
> ②触觉观察是护士用手摸到的。
> ③听觉观察是护士用耳朵或听诊器听到的。
> ④嗅觉观察是护士用鼻子闻到的。

第三节 护理诊断

护理程序的第二步,是护士对所收集到的资料进行分析和判断,进而确定护理对象的健康问题,也就是找出和形成护理诊断的过程。

护理诊断一词首次是由弗吉尼亚弗尔在1953年提出的,她认为护理专业要得到充分的发展,首要工作就是制订护理诊断和制订有针对性的护理计划,但在当时并未受到重视。直到1973年,美国护士协会才正式将护理诊断纳入护理程序中,并开始在护理实践中使用。在护理诊断的发展历史中,北美护理诊断协会(NANDA)起到了非常重要的作用,从1973年开始,NANDA一直致力于护理诊断的确定、修订、发展和分类工作,到2005年已确定了172个护理诊断。我国1995年9月由卫生部护理中心在黄山召开全国第一次护理诊断研讨会,建议在我国医院中使用被NANDA认可的护理诊断名称。

一、护理诊断的定义

护理诊断(nursing diagnosis)是关于个人、家庭或社区对现存的或潜在的健康问题或生命过程中的反应的一种临床判断,是护士为达到预期结果选择护理措施的基础,这些结果由护士负责。

二、护理诊断的组成

NANDA提出的护理诊断是由名称、定义、诊断依据和相关因素四部分组成。

(一)名称

名称(label)是对护理对象的健康问题的概括性描述,如"气体交换受损""营养失调:低于机体需要量""体温过高"等。

(二)定义

定义(definition)是对名称的一种清晰、正确的描述,NANDA用定义解释每一个护理诊断的含义,并以此与其他诊断区别。如体温过高的定义为个体处于体温高于正常范围的状态。

(三)诊断依据

诊断依据(defining characteristics)是护理诊断的具体表现和特征,是做出诊断的临床判断标准。诊断依据可以是患者所具有的症状、体征和有关病史,也可以是危险因素。诊断依据分为三种:必要依据是指做出一个护理诊断必须存在的症状和体征;主要依据是做出某一护理诊断时通常需要存在的依据(80%~100%的患者会具备此依据);次要依据是指可能会有的症状和体征,可能对做出某一诊断有支持作用,但不是每次做出该诊断时都存在的依据(50%~79%的患者会具备的依据)。

(四)相关因素

相关因素(related factors)是指导致护理诊断成立或持续的原因或情境。影响个体健康状况的因素可以是多方面的:①疾病方面,如"体温过高"可能是与感染、脱水、排汗能力下降有关;②治疗方面,如"活动无耐力"可能与长期卧床、肢体制动、服用镇静催眠药等有关;③心理方面,如"便秘"可能与患者处于严重的抑郁状态有关;④情境方面,包含环境、生活经历、生活习惯、角色等方面的因素。如"营养失调:高于机体需要量"可能与不良的饮食习惯有关,如饮食结构不合理、脂类摄入过多等;⑤发展方面,是指与年龄相关的各方面,包括认知、心理、社会、情感的发展状况,如老年人发生便秘,常与活动少、肠蠕动减慢有关。

护理诊断的相关因素常常不是一个方面,而是涉及多方面的,如"清理呼吸道无效",可以与手术伤口疼痛有关,也可以是由于分泌物黏稠引起,也可以是和体质虚弱、无力咳嗽有关。所以,一个护理诊断可以有很多相关因素,确定具体的相关因素可以为制订护理措施提供依据。

三、护理诊断的类型

(一)现存性护理诊断

现存性护理诊断是指个人、家庭或社区对目前健康状况或生命过程所产生的反应的描述。如"皮肤完整性受损""焦虑""尿潴留"等。

(二)潜在性护理诊断

潜在性护理诊断是对一些易感的个人、家庭或社区对健康状况或生命过程中可能出现的反应的描述。护理对象目前虽然没有发生护理问题,但若不采取护理措施就有可能会发生,如"有皮肤完整性受损的危险""有感染的危险""有窒息的危险"等。

(三)健康性护理诊断

健康性护理诊断是对个体、家庭或社区具有加强健康以达到更高健康水平潜能的描述。健康性护理诊断是护士在为健康人群提供护理时用到的护理诊断,如"执行治疗方案有效""母乳喂养有效"等。这一类护理诊断1994年才被NANDA认可,这类护理诊断的应用国内外护理界仍在探索中。

四、护理诊断的陈述

护理诊断的陈述包括三个要素,即问题(problem,P)、相关因素(etiology,E)、症状与体征(signs and symptoms,S)。护理诊断的陈述方式主要有以下三种。

(一)三部分陈述

PSE 公式,具有 P、S、E 三个部分,多用于现存性护理诊断的陈述。

例如:焦虑(P)、失眠(S)　与身体健康受到威胁有关(E)。

(二)二部分陈述

PE 公式,只有护理诊断名称和相关因素,没有临床表现,多用于潜在性护理诊断的陈述,也可用于现存性护理诊断的陈述(省略了 S)。护士在对 PSE 公式使用熟练的情况下,也可以省略其中的 S 部分。例如:

①有皮肤完整性受损的危险(P)　与长期卧床有关(E)。

②体温过高(P)　与肺部感染有关(E)。

(三)一部分陈述

只有 P,这种陈述方式用于健康性护理诊断。

例如:有增强精神健康的趋势(P)。

五、合作性问题

在临床实践中,护士经常遇到问题没有包含在 NANDA 所认可的护理诊断中,但这些问题确实需要护理提供干预,因此,1983 年 Lynda Carpenito 提出"合作性问题"这个概念。她把需要护士提供护理措施的问题分为两种:一种是护士直接采取措施就可以解决的,属于护理诊断;另一种就是合作性问题,是要与其他健康保健人员尤其是医生共同合作解决的,护理的职责在于监测。

合作性问题需要护士进行监测,以便能够及时发现身体的变化,是需要护士运用医嘱和护理措施共同处理以减少并发症发生的问题。当然并不是所有的并发症都属于合作性问题,如果通过护理措施能够预防和处理的并发症属于护理诊断;而那些护士不能通过护理措施预防和独立处理的并发症才是合作性问题,如手术后患者伤口出血,通过护理措施是无法预防其发生的,护士的作用主要是监测有无出血发生,一旦发生及时与医生配合共同解决问题。

合作性问题的陈述方式为:"潜在并发症(PC):××××",如"潜在并发症:出血"或"PC:出血"。

六、护理诊断与医疗诊断的区别

医疗诊断是用一个名称描述疾病或病理状态,重点在于对患者的健康状态及疾病的本质做出判断,以指导治疗。护理诊断是用于判断个体和人群对健康问题的综合的反应,这种反应可以是现存的,也可以是潜在的,是制订护理措施的依据。护理诊断与医疗诊断的区别见表6-1。

表 6-1　护理诊断与医疗诊断的区别

区别点	护理诊断	医疗诊断
诊断的对象	个人、家庭、社区现存的或潜在的健康问题/生理过程的反应	个体的病理、生理变化的临床判断

续表

区别点	护理诊断	医疗诊断
描述的内容	个体对健康问题的反应,随患者反应的变化而变化	一种疾病,一旦确诊不会改变
决策者	护理人员	医疗人员
职责范围	在护理职责范围内进行	在医疗范围内进行
适用范围	既有适用于个体的又有适用于家庭和社区的	只有适用于个体的
数量	可有多个	一般只有一个

七、书写护理诊断的注意事项

1. 明确医疗与护理工作的职责范围 医疗诊断、护理诊断、合作性问题所描述的均为人类健康问题,但各自侧重点大不相同,不可以混为一谈。护理诊断所描述的人类健康问题,必须在护理工作范围之内,是能够通过护理职能解决或缓解的问题。例如:案例中,护理人员如果提出"肺炎 与受凉有关"的护理诊断则是错误的,错在把医疗诊断判断成了护理诊断。而"有出血的危险 与胃底静脉曲张破裂有关"这一护理诊断则是对合作性问题与危险性护理诊断区分不清,应为"潜在并发症:消化道出血"。在临床应用中应注意避免片面强调护理诊断,相对忽视医护合作性问题的倾向。尤其对于危重患者,合作性问题往往比护理诊断更需要优先考虑。因为在危重疾病的救治中,首要的目标是拯救患者的生命,而这通常都不属于护理工作独立的职责范畴,需要与医生紧密合作解决才能达到目的。

2. 确保"资料"与"健康问题"的一致性 评估收集的资料应与护理诊断符合,如果资料上没有,不可擅自提出。例如,一新入院老年女性患者,护理人员不能凭主观想象护理对象可能会有入睡困难问题,就提出"睡眠型态紊乱"这一诊断,而应该根据收集到的资料,按护理诊断的推理过程判断是否存在"睡眠型态紊乱"的问题。

3. 根据定义和诊断依据确立护理诊断 每个护理诊断均有相应的定义和诊断依据,以规范其应用范围。护理人员应明确护理诊断的定义、特征和诊断依据,掌握易混淆的护理诊断定义中的鉴别要点,慎重确立护理诊断,否则将造成护理诊断的引用错误,给护理计划的制订带来困难或者引起争议。

4. 贯彻整体护理理念 护理诊断应涉及与人的生命有关的生理、心理、社会、文化、发展和精神各个方面的问题,以体现整体护理理念。

5. 规范陈述护理诊断 书写护理诊断的原则如下:
(1)使用统一的护理诊断名称。
(2)一个护理诊断只针对一个护理问题。
(3)正确陈述和确定相关因素,相关因素应使用"与……有关"的方式陈述,同时要避免将相关因素与该诊断的症状、体征相混淆。
(4)知识缺乏的护理诊断的陈述方式应为"知识缺乏:缺乏××(方面的)知识",如"知识缺乏:缺乏胰岛素注射方法的知识"。
(5)避免使用可能引起法律纠纷的语句。

> **知识链接**
>
> **北美护理诊断协会**
>
> 20世纪70年代,随着北美护理诊断协会(NANAD)诊断分类的研发,开始出现了标准化护理语言。护理诊断就是关于个人、家庭、社区对现存或潜在的健康问题及生命过程反应的一种临床判断。护理诊断为选择护理措施以达到护士可负责的结局提供了依据(NANDA International,2005)。1973年,一组护士在美国密苏里州圣路易斯市组成首届全国护理诊断分类大会会议组(NANDA,1999)。2002年,该组织更名为北美护理诊断协会,以更好地反映其成员来自于各个国家。北美护理诊断协会是一个会员组织,由一位推举的主席和一个委员会领导。诊断审阅委员会负责审阅会员提交的新诊断及优化的现有诊断,分类委员会负责将诊断加入分类学中并不断优化分类学。2005年,NANDA分类包括172个诊断,分类学Ⅱ包括13个领域和47个类别(NANDA International,2005)。

第四节 护理计划

护理计划(nursing planning)是护理程序的第三步,是针对护理诊断制订的护理措施,是护理行动的方向。同时也是以护理诊断为依据,制订护理目标和护理措施,以解决护理对象现存的和潜在的健康问题的具体决策过程。

制订护理计划的步骤包括:排列护理诊断顺序、设定预期目标、制订护理措施、护理计划成文。

一、排列护理诊断顺序

患者的多个护理诊断需按照其重要性确定顺序,以便护士能根据问题的轻、重、缓、急采取护理行动,以保证护理工作高效、有序的进行。

(一)排序方法

1. 首优问题 直接威胁患者生命,需要立即采取行动解决的问题。如果不及时采取措施,将直接威胁患者的生命。如"清理呼吸道无效""体液不足""组织灌注量不足"等。

2. 中优问题 虽然不直接威胁患者的生命,但给护理对象精神上或躯体上带来极大的痛苦,严重影响其健康的问题。如"压力性尿失禁""腹泻""活动无耐力"等。

3. 次优问题 人们在应对发展和生活变化时所产生的问题。这些问题与疾病的关系不大,往往不是很急迫或需要较少帮助即可解决。如"睡眠型态紊乱""缺乏娱乐活动"等都可以等患者进入恢复期后再处理。

(二)排序原则

(1)优先解决危及患者生命的问题。

（2）按需要层次论排序，先解决低层次需要，再解决高层次需要。一般来说，影响了生理需求满足或威胁生理功能的平衡状态的问题，要首先解决。

（3）在与治疗、护理原则无冲突的情况下，尽可能尊重患者的意见，患者主观上迫切需要解决的问题，可优先解决。

（4）现存的问题优先处理，但不要忽视潜在的问题，虽然目前还没有发生，但有时也会成为首优问题需要立即采取措施。

护理诊断的先后顺序并不是固定不变的，而是随着疾病的发展及患者反应的变化而不断变化的。因此，护士应该充分运用评判性思维的方法，创造性地进行工作。

知识链接

常见的首优问题

（1）支气管扩张：清理呼吸道无效或者窒息（患者出现咯血时）。
（2）心肌梗死：疼痛。
（3）上消化道大出血、异位妊娠、产后大出血：体液不足或有体液不足的危险。
（4）急性感染性喉炎：低效性呼吸型态。
（5）肺炎链球菌肺炎：高热。
（6）维生素D缺乏性手足搐搦症：有窒息的危险。
（7）急性肾小球肾炎、右心衰竭：体液过多。

二、设定预期目标

预期目标也称预期结果，是指护理对象在接受护理后，期望能够达到的健康状态或行为的改变。设定护理目标可以明确护理工作的方向，也可以作为效果评价的标准。

（一）陈述方式

目标的陈述方式主要包括：主语、谓语、时间状语、行为标准、条件状语。

1. 主语　护理对象或护理对象的一部分，有时可省略"患者"二字。

2. 谓语　护理对象将要完成的行为，该行为必须是可评价的。

3. 行为标准　护理对象完成该行为所要达到的程度。

4. 时间状语　护理对象应在何时达到目标中陈述的结果，即何时对目标进行评价。

5. 条件状语　护理对象完成该行为所必须具备的条件。条件状语不一定在每个目标中都出现。例如：

（1）两周后　患者　借助双拐　行走　100米。
　　时间状语　主语　条件状语　谓语　行为标准

（2）出院前　患者　学会　自己注射胰岛素。
　　时间状语　主语　谓语　行为标准

（二）目标分类

按照实现目标所需时间的长短可将预期目标分为长期目标和短期目标两大类。

1. 短期目标　在短期内能达到的目标，一般少于7天，如"24 h后患者排出大便"。

2. 长期目标　需要较长时间才能达到的目标，如"患者化疗期间不发生感染"。长期目标中的预期结果往往需要通过一系列短期目标才能实现。如长期目标"患者出院前学会皮下注射胰岛素",包含的一系列短期目标如下:第一天,患者能说出自我注射胰岛素的重要性;第二天,患者能够指出注射器无菌与非无菌区;第三天,患者在护士指导下,学会用注射器抽吸药液;第四天,患者能说出常用注射部位;第五天,患者学会皮下注射法,并在代用品上练习;7天后患者在护士指导下,能正确地注射胰岛素。一系列的短期目标可以使护士分清各阶段的工作任务,患者也会因短期目标的逐步实现而增加信心。

(三)制订预期目标的原则

(1)目标主语必须是护理对象或护理对象的一部分;预期目标是护士期望护理对象接受护理后发生的改变,而不是护理行动本身。如"护士在出院前教会患者皮下注射胰岛素"的主语是护士,所以不正确。

(2)一个目标中只能出现一个行为动词,否则若只完成了一个行为动词的行为标准就无法判断该目标是否实现。

(3)目标必须是可测量、可评价的,避免使用含糊、不明确的词句,如增强、了解、尚可、好等。因为不同的护士对这些词语的理解可能不同,不方便评价。

(4)目标必须具有现实性和可行性。在制订预期目标时,应充分考虑护理对象的身体状况、心理承受程度、经济水平及既往经历等,使所制订的目标切实可行。如车祸后的患者"两周内能自行走路"是不现实的。

(5)预期目标应是护理范畴内的,是通过护理措施可以达到的。

三、制订护理措施

护理措施是护士为帮助护理对象达到预期目标所采取的具体方法。护理措施的制订是根据患者的护理诊断,结合评估所获得的具体情况,运用专业知识和自身的临床经验做出决策的过程。

(一)护理措施的类型

1. 依赖性护理措施 护士遵照医嘱执行的措施,如"遵医嘱给药"等。

2. 相互依赖性护理措施 护士与其他健康保健人员合作共同完成的护理活动。如患者出现"营养失调:高于机体需要量"的问题时,护士为帮助患者恢复理想的体重而咨询营养师或运动医学专家,并将他们的意见纳入护理计划中。

3. 独立性护理措施 护士不依赖医嘱,根据评估所收集的资料,独立思考和判断后提出和采取的措施。独立性护理措施包括:①协助患者完成日常生活活动:如协助进食、洗漱、如厕等自理活动。②治疗性的护理措施,如氧气吸入、吸痰、饮食护理、引流管的护理等。即使是进行依赖性护理措施时,护士也应发挥独立思考功能,例如,遵医嘱静脉输入硝酸甘油时,护士除了遵医嘱进行输液,还需要观察患者用药后的效果、不良反应,另外还要定期监测血压,指导患者及家属不要擅自调节滴速等。③危险问题的预防,如防止患者坠床,预防感染的措施等。④观察患者病情变化和心理、社会反应,并为其提供心理支持。⑤为患者及其家属提供健康教育和咨询。⑥制订出院计划。

(二)制订护理措施的注意事项

(1)护理措施应与医疗措施保持一致,如意见不合时应与其他医护人员一起协商,否则会让患者产生不信任感。

(2)制订护理措施是为了解决护理对象的健康问题,达到预期目标,所以应针对预期目标制订护理措施,同时应根据护理诊断的相关因素进行选择。

(3)护理措施应切实可行,制订护理措施时应考虑:①患者的具体情况;②护理人员的情况,是否有足够的人员,人员的知识和技术水平能否胜任;③医院病房现有的条件、设施、设备等。

(4)护理措施应全面、具体并有指导性,使护士和护理对象均能准确、容易地执行措施。如高热的患者,指导患者多饮水就不具体,多到什么样的程度,应该量化。

(5)护理措施的前提是保证患者的安全。护理措施应有科学依据,禁止将没有科学依据的措施用于患者。

(6)护理措施应具体明确。护理措施要明确时间、做什么、如何做、谁来做,以便于其他护理人员以及护理对象清楚如何实施该护理措施。

(7)应鼓励护理对象参与,护理对象参与护理措施的制订过程,会促进他们理解护理措施的内容和意义,积极地接受、配合治疗护理工作,获得护理措施的最佳效果。

四、护理计划成文

护理计划是将护理诊断/合作性问题、预期目标、措施等各种信息按一定格式记录组合而形成的护理文件。护理计划在患者入院时就开始书写,并且随着患者病情变化不断修订,是对患者做出诊断和处理的记录,也是医护工作者之间信息交流的资料。护理计划的书写格式,不同医院有不同的条件和要求,不管采取何种形式,只要能够反映患者的情况并且方便就可以采用。

第五节 护理实施

护理实施(implementation)是将护理计划付诸行动,是执行和实现护理计划的过程。能否成功实施与护理人员是否有丰富的专业知识、熟练的操作技能和良好的沟通交流能力有很大的关系。一般来说,实施发生于护理计划完成之后,包括实施前的准备、实施和实施后记录三个步骤。

一、实施过程

(一)实施前的准备

护士在执行护理计划之前,为了保证护理对象及时得到全面的护理,应思考安排以下几个问题,即解决问题的"五个 W"。

1. 做什么(What) 评估患者目前情况,回顾已经制订好的护理计划,保证实施的措施与患者目前情况相符合,确保各措施是合适的、科学的和安全的。然后,将准备给患者实施的措施进行组织,分清先后顺序,提高护理工作效率。例如,护理人员拟按照计划对一位糖尿病患者进行如何测定尿糖的指导,当她与之交谈时发现患者因为家庭成员没有来探视而心情沮丧,护理人员应该改变指导计划,因为此时患者不可能接受有关测定尿糖知识的指导,而需要心理指导。

2. 谁去做(Who) 将措施进行分工,确定护理措施是由护士做还是辅助护士做;是由护士单独完成,还是多名护士相互配合完成。

3. 怎样做(How) 要考虑实施时将使用什么技术或工具设备,并对需要进行的护理操作过程或仪器设备使用的方法是否非常熟练;另外,还需要考虑实施过程中可能会遇到的问题,如操作过程中出现意外或患者不配合等,护士应如何应对,而所有这些都需要护士在实施前补充知识,应及时查阅资料、请教专家或请求协助。

4. 何时做(When) 护士应根据患者的具体情况选择执行护理措施的时机。如健康教育应选择在护理对象身体状况良好、情绪稳定的情况下进行,否则就无法取得预期效果。

5. 在何地(Where) 确定实施护理措施的场所,特别是涉及护理对象隐私的操作,更应注意环境的选择。

(二)实施

实施是护士运用操作技能、沟通技巧、观察能力和应变能力执行护理措施的过程。护理的对象是人,实施中必须注意既要执行规范的护理操作,又要照顾每个患者的生理、心理的个性化的护理要求。因此在实施的过程中不仅能使护理诊断得以解决,也提高了护士的能力,增长了工作经验,并有利于建立良好的护患关系。安排工作方案时需要考虑到所有患者的健康问题优先次序、护理计划、个人需求及本病区的常规工作和时间安排。

在实施过程中还需要观察患者的身心状态及执行后的反应,根据变化灵活处理,而不是机械地完成任务。既要按护理操作常规规范化地实施每一项措施,又要注意根据每位护理对象的情况个体化地实施护理,使护理措施能确实满足其健康需求。

(三)实施后记录

护理记录的要求:记录要求及时、准确、真实、重点突出,要求记录患者接受护理照顾期间的全部经过,这有利于其他医护人员了解该患者的情况,也可以作为护理质量评价的内容,同时还是护士辛勤工作的证明。护理记录的内容:主要包括实施护理措施后护理对象及其家属的反应及护理人员观察到的效果,护理对象出现的新的健康问题与病情变化,所采取的临时性治疗、护理措施,护理对象的身心需要及其满足情况,各种症状、体征、器官功能的评价,护理对象的心理状态等。护理记录的格式:目前没有统一规定,比较常用的是PIO的方式记录护理活动。PIO的含义是:P(problem)代表问题,I(intervention)代表措施,O(outcome)代表结果。

二、实施过程中的注意事项

在护理措施的实施过程中,护士应具有"人是一个整体"的观点,护理的核心是人,因此在实施过程中应充分考虑患者各方面的情况,以满足患者的需求;同时,护士在进行护理措施时,动作必须轻柔,防止因动作粗暴而伤害患者;护士在实施过程中应随时收集患者的资料,对病情及时做出判断,合理组织护理活动并对计划进行调整,而不是机械地执行计划;实施时护士应鼓励患者积极主动地参与护理活动,从而提高护理的效率。在实施中注意与患者的交流,并适时对患者进行健康教育和心理安慰。护士在执行医嘱时,如果患者提出疑问,护士应核实清楚后再执行。

第六节 护理评价

护理评价（evaluation）是将患者的健康状况与护理计划中的预期目标进行比较并做出判断的过程。通过评价可以了解到患者是否达到预期目标，患者的需求是否得到满足。评价虽然是护理程序的最后一步，但是实际上评价一直贯穿于护理全过程中，而且也并不意味着护理程序的结束。反而，通过评价可以发现新问题、做出新诊断和计划，使护理程序循环往复地进行下去。

一、评价形式

护理评价根据不同的目的和形式，分为过程评价和效果评价。

（一）过程评价

过程评价是评价护士进行护理活动的行为过程是否符合护理程序的要求，是对护理评估、护理诊断、护理计划、护理实施等各个护理环节均进行的评价。在实施护理程序中的每一步骤时，护理人员一直是在进行及时评价和再评估的过程。通过评价能及时发现护理中存在的问题，及时修订计划，以便真正实现为护理对象解决健康问题的目标。

（二）效果评价

评价中最重要的组成部分，评价的重点是实施护理措施后，护理对象的行为和身心健康情况是否达到了预期目标。

目标实现大致可以分为三种水平：①目标完全实现；②目标部分实现；③目标未实现。

二、评价步骤

（一）收集资料

收集实施护理措施后患者的反应、目前的健康状态的资料。

（二）判断效果

将患者目前的健康状态与预期目标相比较，判断目标实现的程度。目标实现的程度有三种：

(1) 目标完全实现。

(2) 目标部分实现。

(3) 目标未实现。

例如：预期目标"患者两周后能行走 100 m"，两周后的评价结果为

患者能走 100 m——目标完全实现；

患者能走 50 m——目标部分实现；

患者拒绝下床行走——目标未实现。

(三)分析原因

如果目标部分实现或未实现,应该寻找相关的原因。护士可从以下几点分析。

(1)护理评估是护理程序的第一步,所收集到的资料是否准确、全面会直接影响到后续步骤的进行。

(2)护理诊断是否正确,如果提出的护理诊断是不正确的,护理措施自然就不可能解决患者目前的问题。导致护理诊断不正确的原因常包括:①资料收集有误;②护士没有严格按照诊断依据判断患者存在的问题;③寻找的相关因素不正确;④"潜在性护理诊断"和"潜在并发症"混淆。

(3)目标是否可测量、可观察,是否因未考虑到护士或患者的实际情况,从而导致目标无法实现。

(4)护理措施的设计是否恰当,有无超出护理的工作范围;执行是否有效。

(5)患者在具体实施时,是否配合护理计划的执行。如果对计划中任何一部分拒绝,实施中不配合,都会影响目标的实现。

(四)重审计划

应该根据患者的具体情况,随时对护理计划进行修订。护理计划的调整包括以下几种方式。

1. 停止 目标完全实现的护理诊断,也就是说护理对象的问题已经得到解决,停止相应的护理诊断及护理措施。

2. 继续 护理问题尚未彻底解决,经过评价确定护理目标和护理计划没有问题,继续执行原计划。

3. 删除 经过评价或实践证明不存在或判断错误的护理诊断,应予以删除。

4. 修订 对于目标部分实现和未实现的护理诊断,应重新收集资料,分析原因,找出护理计划中不恰当的或错误的内容,并及时修改。

5. 增加 在护理评价过程中发现患者出现新的护理诊断,应及时将其加入护理计划中。

护理程序以系统思维、逻辑思维、批判性思维、循证思维为思考方式,以护理评估、护理诊断、护理计划、护理实施、护理评价五个步骤为护理工作方法,以实施解决健康问题的个体化护理为目的,以为护理专业提供科学化的发展方向为总体框架,使其成为护理学中基本理论以及实践方法的重要组成部分,成为提高护理质量,实施整体护理的根本保证。

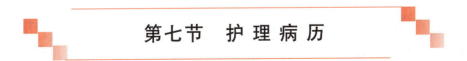

第七节 护理病历

在应用护理程序的过程中,有关患者的健康资料、护理诊断、护理目标、护理措施、护理记录及效果评价等均有书面记录,这些记录构成了护理病历。目前,这些记录格式尚无统一的标准,通常由护士自行设计。因此各家医院的护理病历不尽相同,现列举其中一种供参考学习。

一、入院护理评估单

入院护理评估单用于对新入院患者进行初步的护理评估,为形成护理诊断和护理问题建立资料库,也是护理人员了解患者的第一手材料。目前,全国各家医院的入院护理评估单不尽相同,现介绍其中一种供学习(表6-2)。

表6-2 患者入院护理评估单

科别:	住院号:		床号:	姓名:		年龄:	性别:□男□女
入院日期:____年__月__日			入院方式:□门诊□急诊□步行□平车□轮椅□转入				
民族:____	宗教:____		职业:□无□学生□工人□农民□个体□干部□退休				
家庭:□未婚 □已婚 □离异			教育:□无□小学□初中□高中□大专□大学				
入院诊断:							
体格检查和身体评估							
T:__℃ P:__次/分 R:__次/分 BP:__/__mmHg				神态:□清醒□嗜睡□躁动□昏迷□其他			
表达:□清晰□含糊□失语□方言□其他				心理:□平静□焦虑□紧张□抑郁□恐惧			
皮肤:□正常□皮疹 部位____□破损 部位____□黄染□蜘蛛痣□肝掌□巩膜黄染□晦暗							
口腔:□黏膜完整□溃疡□假牙□其他			视物:□清晰□模糊□其他			听力:□正常□下降	
心肺:□未闻及异常□心律失常□啰音			肝脾:□肋下未及□肝脾肿大□未查□其他				
脊柱:□未查□无异常□畸形			四肢:□未查□无异常□畸形			肛门:□未查 □无异常	
神经:□正常□克氏征□布氏征□颈项强直□巴宾斯基征□偏瘫□癫痫□帕金森□其他							
腹水:□无□有 腹泻____			水肿:□无□有 部位_____			吸烟:□不吸□吸__支/日	
出血:□无□呕血□便血□鼻衄□牙龈出血□皮肤淤斑						饮酒:□不饮□饮__两/日	
睡眠:□正常□有时失眠□失眠□服安眠药				饮食:□正常□纳差□呕吐□过敏____			
小便:□正常□浓茶色□肉眼血尿□失禁□潴留□保留导尿管							
大便:□正常□陶土色□黑便□柏油便□便秘□腹泻□失禁□造口 □停止排便							
导管:□无□输液导管□胃管□净化用导管□导尿管□引流管							
自理:□完全自理□部分自理□不能自理□其他							
其他:□医保□社会保险□新农合□自费□重大生活事件							
既往史	既往病史:□无□____		长期用药:□无□____			手术史:□无□____	
	家族病史:□无□____		药物过敏:□无□____			住院史:第____次住院	
此次入院原因							
入院健康教育	对象:□家属□患者□陪护人员					宣教人:_____	
	□环境介绍□医护人员介绍□病房制度□探视制度□安全防护□膳食介绍□住院规则							
护嘱	护理级别:□三级□二级□一级□特级____护理常规 陪护:□一人□不需要							
	伙食规定:□普食□软饭□半流质□流质□低盐□低脂□糖尿病饮食□其他							
	吸 氧:□无□p.r.n□长期____L/min 心电监护:□无□p.r.n□长期							
	雾化吸入:□无□qd □bid 其他:							

二、护理计划单

1. 护理计划单 护士对患者实施护理措施的具体方案,是护士进行护理活动的行动指南。在临床应用时,应根据收集到的资料制订个体化的护理方案,包括护理诊断、预期目标、护理措施、效果评价等内容(表6-3)。

2. 标准护理计划单 将本病区常见病、多发病的护理计划事先制订出来,在患者入院后,护士根据患者出现的护理问题,选择标准护理计划单中的某些或者全部护理计划项目,不用临时书写,这样可以减轻护士的工作负荷。其格式与护理计划单基本相同。

表6-3 护理计划单

姓名_____ 床号_____ 年龄_____ 科别_____ 病室_____ 住院号_____

日期	护理诊断	护理目标	护理措施	效果评价	停止日期	签名
3-05	知识缺乏:缺乏糖尿病饮食控制知识	1. 3天内患者能说出饮食控制的重要性 2. 10天内患者会制订糖尿病食谱	1. 讲解控制饮食的重要性 2. 告诉患者食糖量低的食物种类 3. 告诉患者饮食计划制订的原则 4. 指导患者制订食谱	1. 患者能叙述含糖量低的食物并能说出糖尿病的并发症 2. 能独立制订糖尿病食谱	3-08 3-16	

三、住院护理评估单

住院护理评估单是对患者每天、每班进行评估,以便全面掌握患者的情况。临床上,根据患者病情轻重、住院时间长短、病情的稳定程度决定评估的时间,但对危重患者、ICU和CCU的患者必须每天、每班进行评估。住院护理评估单的内容可根据不同的科室、不同的病种和病情分别设计,以方便评估和记录为目的(表6-4)。

表6-4 患者住院护理评估单

姓名_____ 床号_____ 年龄_____ 科别_____ 病室_____ 住院号_____

项目	日期			
呼吸:A.咳嗽 B.气急 C.哮喘 D.呼吸困难 E.其他				
循环:A.心悸 B.水肿 C.高血压 D.晕厥 E.低血压 F.其他				
意识:A.清楚 B.嗜睡 C.烦躁 D.昏睡 E.昏迷 F.谵妄 G.其他				
皮肤:A.完整 B.感染 C.水肿 D.压疮 E.其他				

续表

项　　目	日　　期			
口腔:A.清洁　　B.口臭　　C.黏膜完整 　　D.出血　　E.黏膜破损　F.其他				
排尿:A.正常　　B.失禁　　C.尿潴留 　　D.血尿　　E.困难　　F.其他				
排便:A.正常　　B.失禁　　C.未解便 　　D.腹泻　　E.便秘　　F.其他				
食欲:A.正常　　B.差　　　C.其他				
活动:A.自如　　B.受限　　C.其他				
日常生活:A.自理　B.协助　　C.其他				
睡眠:A.正常　　B.紊乱　　C.其他				
舒适:A.轻度疼痛　B.剧烈疼痛 　　C.不适　　　D.其他				
安全:A.易跌倒　B.易坠床 　　C.易烫伤　D.其他				
心理:A.稳定　　B.焦虑　　C.恐惧 　　D.抑郁　　E.其他				
健康知识:A.了解　B.缺乏　　C.其他				
签名				

四、护理记录单

护理记录单是护士运用护理程序的方法为患者解决问题的记录。记录的方式多种多样，目前比较常用的是 PIO 方式(表 6-5)。

P(problem)——护理问题:护理对象的健康问题。

I(intervention)——护理措施:针对护理对象的健康问题制订的护理干预措施。

O(outcome)——结果:护理措施实施后的实际效果。

表 6-5　护理记录单

姓名_____　床号____　年龄____　科别____　病室____　住院号____

日期	时间	护理动态记录	护士签名
2015-3-2	8:50	P:体温过高:39.6℃　与肺部感染有关 I:1.温水擦浴 st 　 2.头部使用冰袋降温 　 3.定时测量体温 　 4.用生理盐水口腔护理 bid 　 5.卧床休息 O:体温降至 38.2℃	

五、健康教育计划单

健康教育计划单是根据不同的疾病及病情所制订的相应的健康教育计划,目前在临床上有标准的健康教育计划,其内容可涉及与恢复和促进患者健康有关的各方面的知识和技能(表6-6)。

表6-6 健康教育计划单

姓名_____ 床号_____ 年龄_____ 科别_____ 病室_____ 住院号_____

健康教育项目	日期	时间	教育对象		教育方式		效果评价				行为改变	签字
			患者	家属	讲解	示范	能复述	能理解	能模仿	能操作		

六、出院护理评估单

出院护理评估单是对患者出院后的活动与休息、功能锻炼、疾病预防、饮食、服药、自我监测和护理及随访等方面的健康指导。各家医院的出院护理评估单不尽相同,现列举其中一种供参考学习(表6-7)。

表6-7 患者出院护理评估单

科别:	住院号:	床号:	姓名:	年龄:	性别:□男□女
健康教育	患者对所患疾病的防治知识: □有 □无 卫生习惯和科学的饮食起居知识: □有 □无 患者对现存或潜在的健康问题的认知: □有 □无 指导护士:_____				
患者出院评估	患者出院小结				
	出院日期:____年___月___日 出院诊断:_____ 病愈:□痊愈□好转□未愈□其他 心理问题:□完全解决□部分缓解□未解决 自理:□自理□部分自理□不能自理 出院方式:□步行□轮椅□平车				
患者出院指导	指导护士:_____				
护理小结					

直通护考

一、单项选择题

1. 护理诊断是针对患者的（   ）。
   A. 疾病诊断
   B. 疾病的病理过程
   C. 疾病发生的原因
   D. 疾病的治疗手段
   E. 现存的或潜在的健康问题

2. 护理程序的五个基本步骤依次为（   ）。
   A. 评估、诊断、计划、实施、评价
   B. 诊断、评估、计划、实施、评价
   C. 评估、计划、诊断、实施、评价
   D. 诊断、评估、实施、计划、评价
   E. 计划、诊断、评估、实施、评价

3. 手术前护士收集的患者资料中，属于客观资料的是（   ）。
   A. 瘙痒
   B. 恶心
   C. 腹痛
   D. 血压 126/74 mmHg
   E. 恐惧

4. 护理诊断 PSE 公式中，E 代表（   ）。
   A. 患者的既往史
   B. 临床表现
   C. 问题
   D. 患者健康问题的相关因素
   E. 体征

5. 关于护理程序的论述，不正确的概念是（   ）。
   A. 建立在人、环境、健康、护理这四个基本概念上
   B. 是一种系统的为护理对象提供全面、整体护理的工作方法
   C. 是一种临床护理工作的简化形式
   D. 是实施计划性、连续性、全面、整体护理的理论与实践模式
   E. 是一个综合的、动态的、具有决策和反馈功能的过程

6. 护理记录常采用 PIO 方式，期中"O"代表的是（   ）。
   A. 健康问题
   B. 护理诊断
   C. 护理目标
   D. 护理措施
   E. 护理计划实施的效果

7. 下列（   ）项护理诊断不妥。
   A. 皮肤完整性受损　与长期卧床有关
   B. 眼球突出　与甲亢有关
   C. 焦虑　与疾病诊断不清有关
   D. 便秘　与生活方式改变有关
   E. 有窒息的危险　与昏迷有关

8. 下列护理目标陈述正确的是（   ）。
   A. 患者的免疫能力增强
   B. 患者了解糖尿病饮食的知识
   C. 教会患者注射胰岛素的正确方法
   D. 使患者学会测尿糖
   E. 让患者学会自我护理知识

9. 患者资料最主要的来源是（   ）。
   A. 患者本人
   B. 患者病历
   C. 患者家属
   D. 患者的营养师

E. 患者的主管医生

10. 下列信息中,属于客观资料的是(　　)。
    A. 头痛 2 天
    B. 感到恶心
    C. 体温 39.1 ℃
    D. 不易入睡
    E. 常有咳嗽

11. 护士发现某患者缺乏胰岛素注射方面的知识,下列哪项陈述是正确的?(　　)
    A. 知识缺乏
    B. 知识缺乏(特定的)
    C. 知识缺乏:与糖尿病有关
    D. 知识缺乏:缺乏胰岛素注射方面的知识
    E. 知识缺乏:与缺乏胰岛素注射方面的知识有关

12. 患者,男性,50岁。患肝硬化3年,1 h前呕血800 mL,患者诉心慌、乏力。体检:精神萎靡,皮肤干燥。体温36.5 ℃,脉搏120次/分,呼吸24次/分,血压80/60 mmHg。下列资料中属于主观资料的是(　　)。
    A. 皮肤干燥
    B. 心慌、乏力
    C. 脉搏 120 次/分
    D. 呕血 800 mL
    E. 体温 36.5 ℃

13. 患者,女性,73岁,肺气肿15年,因胸闷憋气、烦躁不安就诊,查体:呼吸30次/分,鼻翼扇动,发绀。护士为患者制订护理计划,其主要的健康问题是(　　)。
    A. 清理呼吸道无效
    B. 气体交换受损
    C. 肺气肿
    D. 肺部炎症
    E. 自主呼吸困难

14. 患者,男性,56岁,心前区压榨样疼痛4 h来就诊,查体:痛苦面容、冷汗,呼吸28次/分,脉搏110次/分,血压90/56 mmHg,主诉恐惧。为评估病情,护士应重点收集的资料是(　　)。
    A. 遗传史　　B. 吸烟史　　C. 酗酒史　　D. 心绞痛病史　E. 生活习惯

15. 患者,女性,69岁,因呼吸窘迫综合征入院,护士拟系统地评估患者的健康情况,其中通过触觉可获得的健康资料是(　　)。
    A. 意识状态
    B. 营养状态
    C. 脉搏的节律
    D. 皮肤的颜色
    E. 呼吸的频率

16. 患者,男性,35岁,因颅脑外伤入院,护士评估患者后认为患者存在以下健康问题,应优先解决的是(　　)。
    A. 皮肤完整性受损
    B. 有窒息的危险
    C. 语言沟通障碍
    D. 营养失调:低于机体需要量
    E. 知识缺乏

17. 患者,男性,67岁。以"慢性阻塞性肺气肿"收住院。护士评估完后认为该患者存在下列护理问题,其中属于首优问题的是(　　)。
    A. 清理呼吸道无效
    B. 营养不良
    C. 知识缺乏
    D. 个人应对无效

E. 疼痛

18. 患者,男性,18岁,因肺炎球菌性肺炎入院,患者咳嗽、呼吸困难,诉头痛、恶心、食欲差、全身无力。体温39.5 ℃,脉搏112次/分,呼吸浅快,皮肤口唇发绀。该患者存在的首要问题是(　　)。

　　A. 舒适的改变:疼痛　　　　　　　　B. 气体交换受损
　　C. 活动无耐力　　　　　　　　　　 D. 体温过高
　　E. 焦虑

19. 患者,男性,56岁,心前区压榨样疼痛4 h来就诊,查体:痛苦面容、冷汗,呼吸28次/分,脉搏110次/分,血压90/56 mmHg,主诉恐惧。为评估病情,护士应重点收集的资料是(　　)。

　　A. 遗传史　　B. 吸烟史　　C. 酗酒史　　D. 心绞痛病史　E. 生活习惯

二、共用题干选择题

(20～21题共用题干)

患者,女性,25岁,因"转移性右下腹疼痛"入院,护理体检:精神萎靡,身体蜷曲,T 39.5 ℃,右下腹腹肌紧张,压痛、反跳痛。

20. 在收集的患者资料中,属于主观资料的是(　　)。

　　A. 体温39.5 ℃　　　　　　　　　　B. 呕吐物有酸臭味,量约为300 mL
　　C. 腹部脐周阵发性隐痛3 h　　　　　D. WBC为12×10^9/L
　　E. 痛苦面容,精神状态差

21. 对该患者做出的护理诊断,正确的是(　　)。

　　A. 腹痛:感染引起　　　　　　　　　B. 急性阑尾炎
　　C. 食欲下降　与呕吐有关　　　　　 D. 体温过高:T 39.5 ℃　与阑尾炎有关
　　E. 萎靡　与疼痛有关

(22～23题共用题干)

患者,女性,45岁。主诉头痛、失眠、头晕、心悸。查体:心率90次/分,血压160/100 mmHg。

22. 此患者的主要资料内容是(　　)。

　　A. 既往病史　　　　　　　　　　　 B. 家庭史
　　C. 此次发病的诱因和症状　　　　　 D. 心理和社会状况
　　E. 患者的生活状况和自理程度

23. 患者的健康资料中,属于客观资料的信息是(　　)。

　　A. 头痛　　　　　　　　　　　　　 B. 心率90次/分,血压160/100 mmHg
　　C. 失眠　　　　　　　　　　　　　 D. 头晕
　　E. 心悸

(24～25题共用题干)

患者,女性,35岁,自述在机关工作,因经常加班、出差和应酬,家人对其不能理解。

24. 该资料的内容属于(　　)。

　　A. 患者的一般情况　　　　　　　　 B. 患者的生活状况
　　C. 患者的心理状况　　　　　　　　 D. 患者的社会情况
　　E. 患者的自理状况

25. 该患者的资料类型属于(　　)。

A. 主观资料　　　　　　　　B. 客观资料
C. 直接资料　　　　　　　　D. 一般情况资料
E. 检查资料

三、思考题

1. 案例:刘某,女性,78岁,患肺源性心脏病14年,此次因受凉后引发肺炎而住院治疗。护理体检:体温39.8 ℃,脉搏106次/分,呼吸26次/分,血压148/100 mmHg;患者面色潮红,皮肤灼热,神志清楚,主诉疲乏、无力、头痛、头晕,患者极度烦躁,痰液黏稠不易咳出,口腔黏膜上有一个0.5 cm大小的溃疡,生活不能自理。

(1)请根据上述资料,针对患者存在的健康问题,按PSE格式列出4～5个护理诊断,并排列优先顺序。

(2)就其中一项护理诊断制订护理措施,并以PIO方式记录。

2. 案例:李某,女性,现年20岁,学生。因牙龈肿痛、鼻子出血、头痛、头晕、骨痛和胸骨下段有压痛,近4天出现发烧(T 39.5 ℃),用青霉素注射不见好转而住院。查体:T 39.5 ℃,P 110次/分,R 22次/分,BP 120/80 mmHg,肝脾中度肿大,全身体表淋巴结肿大无压痛。血象检查:白细胞计数达$110×10^9$/L,血涂片红细胞的大小不等,可找到幼红细胞,血小板$60×10^9$/L,出血时间延长。

(1)请根据上述资料,针对患者存在的健康问题,按PSE格式列出4～5个护理诊断,并排列优先顺序。

(2)就其中一项护理诊断制订护理措施,并以PIO方式记录。

3. 案例:谢某,男性,38岁,工人。3 h前工作中不慎跌入热水池中,历时约1.5 min,被救出后送往医院。患者自诉口渴,全身剧痛。查体:P 128次/分,R 30次/分,BP 70/50 mmHg。神志尚清楚,呻吟。除头颈部外均被烫伤,其双上肢、背部和胸腹部红肿,剧痛,无水泡。双下肢与会阴部的创面呈淡红色,有大片表皮脱落和大小不等的水泡,剧痛。其他未见异常。

请根据上述资料,针对患者存在的健康问题列出3～4个护理诊断,并排列优先顺序。

(龙亚香　李树青)

第七章 护理与法律

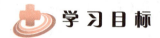

掌握：《护士条例》的相关内容。

熟悉：与护士执业注册相关的法律法规；与临床护理工作相关的法律法规；护理工作中的法律标准。

了解：法律的定义、特征、分类、作用，护理立法的意义。

【案例引导】

案例：患者，女，76岁。因"咳嗽、发热2个月"入院治疗，医院初步诊断为慢性支气管炎并发感染、肺心病及肺气肿。入院后由护士甲为其静脉输液，当完成静脉穿刺固定后，由于患者的衣袖滑下来将止血带盖住，导致护士忘记解下止血带，随后甲有事外出，交代护士乙继续完成医嘱。输液过程中，患者多次提出手臂痛及滴速太慢，乙认为疼痛是由于药物刺激静脉所致，并且解释说："因为病情的原因，静滴的速度不宜过快。"6 h后，患者输完液，由护士丙取下输液针头，发现局部轻度肿胀，以为是少量液体外渗所致，未予处理。患者局部疼痛做热敷时，家属发现止血带还扎着，于是立即解下来并报告护士乙，护士乙查看后嘱继续热敷，但并未报告医生。4 h后，护士乙发现患者右前臂掌侧有2 cm×2 cm水疱2个，误认为是热敷引起的烫伤，仍未报告和处理。又过了6 h，右前臂高度肿胀，水疱增多而且手背发紫，护士乙才向医生和院长报告。院长组织会诊决定将患者转至上级医院，因未联系到救护车，暂行对症处理。2天后，患者右前臂远端2/3已呈紫色，家属只好乘拖拉机将患者送往上级医院。转院后第3天患者才行右上臂中下1/3截肢术。

问题：1. 案例中的护士的行为是否构成违法？为什么？
2. 若是违法，属于哪种性质的违法？
3. 合理的处理方法是什么？

护理工作是卫生事业发展的重要组成部分，随着我国法律制度的逐步健全及卫生法规的不断完善，人们的法制观念和权利意识也逐渐增强。在护理实践工作中，由于护理角色与职能的拓展使得法律责任范围扩大，涉及的法律问题也日益增多。作为护士，应该学习并掌握相关的法律知识，了解与护理工作密切相关的各种法律规范，正确认识护士在工作中应享有的权利及应承担的义务,明确自身的法律责任,并能以法律的手段有效维护服务对象及自身的合法权益,避免发生医疗纠纷,提高护理质量,为促进我国卫生事业的发展做出应有的贡献。

第一节 概述

法律是由国家立法机关制定的行为规范,其严肃性、公正性及强制性是其他手段都无法取代的。法律对调节和保障人们的社会生活、经济生活、家庭生活等都具有很重要的意义。因此,必须学法、懂法,才能更好地执法、守法和求得法律的保护。

一、法律的概念

法律一词来源于拉丁语 Jurisprudentia,法是由国家制定或认可的,由国家强制力保证实施的,在其统辖范围内对所有社会成员具有普遍约束力的行为规范。它通常是通过国家制定的法律、法令、条令、决议或国家认可的判例、道德习惯等具体形式表现出来,但这些行为规范并不具有同等的地位和效力。法律有狭义和广义之分,狭义的法律是指由拥有立法权的国家立法机关依照立法程序制定的规范性文件;广义的法律指法律规范的总和,泛指享有立法权的国家机关制定和认可的、以权利和义务为主要内容的、由国家强制力保证实施的行为规则。由此可见,广义的法律除了国家立法机关制定的规范性文件之外,还包括国家行政机关制定的行政法规、地方国家机关制定的地方性法规等。法律对其管辖范围内所有社会成员都具有普遍的约束力,社会成员必须遵守。

二、法律的分类

根据不同的标准,可以将法律分为不同的种类。

(一)根据法律所规定的具体内容不同,可分为实体法和程序法

实体法规定人们在政治、经济、文化等方面的社会关系中所具有的权利和义务。程序法是为保证实体法规定的权利和义务的实现而制定的诉讼程序上的法律,如民事诉讼法、刑事诉讼法等。

(二)根据法律的地位效力及制定程序的不同,可分为根本法和普通法

根本法即宪法,规定国家的政治、经济制度,国家机构的组织、权限和活动的基本原则,公民的基本权利和义务等。根本法具有最高的法律效力,是普通法的基础,由立法机关按特定程序或一般立法程序制定和颁布。普通法规定国家的某项制度或调整某类社会关系,是依据宪法或宪法精神制定的,由有立法权的机关按普通立法程序制定和颁布,如民法、刑法、行政法等。

(三)根据法律的调整范围不同,分为一般法和特别法

一般法是适用于全国范围对全国公民都有效的法,如《民法》《刑法》等。特别法是适用于特定地区、在特定时期内有效或对特定公民有效的法,如《广东省经济特区条例》《戒严法》《护

士法》等。

(四)根据法律制定的主体和适用范围的不同,可分为国内法和国际法

国内法是由某一国家所制定或认可,实施于该国主权范围内的法律。主要由国内立法和由该国认可的习惯构成,如中国的《宪法》《刑法》《民法》等属于中国的国内法。国际法是由不同国家之间在协议和认可的基础上产生的、调节国与国之间关系的国际公法,主要由国际条约和国际社会公认的惯例构成。

(五)按照法律的制定方式和表达的形式不同,可分为成文法及不成文法

成文法是指具有制定法律权利的国家机关依照一定的程序以条文形式制定和公布施行的规范性文件。不成文法指由国家认可而赋予法律效力、不具条文形成的法律,如习惯、判例、教规等。

此外,法律还有其他的分类方法,如根据法律渊源不同,分为直接渊源及间接渊源的法律;根据法律的调节手段不同,分为《民事法》《行政法》和《刑事法》;根据法律所调节的社会关系不同,分为《卫生法》《经济法》《劳动法》《教育法》等。《食品卫生法》《民事法》《刑事法》与护理实践密切相关。

三、法律的特征

法律区别于道德、宗教等其他社会规范的基本特征是法律具有国家意志性。它既不是个人意志,也不是全社会意志,而是上升为国家意志的统治阶级意志,由国家制定或认可,并由国家强制力保证实施。以权利、义务、职责为主要内容。因此,法与其他的社会规范有明显的区别,法律的主要特征表现如下。

(一)阶级性与社会性相统一

法的内容是由社会物质生活和统治阶级的利益所决定的。统治阶级从其根本利益出发,也为了维护整个社会秩序,通过其所掌握的国家政权,把自己的意志规范化、条文化,成为人人必须遵守的行为规范。但是任何一个统治阶级,都不可能离开当时的物质条件去制定法律。法在体现统治集团意志的同时应反映大多数社会成员的共同意志。因此,法既具有阶级性、又有社会性。

(二)国家制定或认可

由国家制定或认可,是法制的两种方式。法的制定,一般由一定的国家机关,在其法定的权限内,按照一定的法定程序,制定规范性的法律文件。法律的认可,是指国家赋予社会上早已存在的某些道德、宗教、习俗、礼仪以法律效力,从而形成习惯法。法律经过国家的制定及认可,就具有国家意志性,与国家权利、权威有着不可分割的联系。

(三)国家强制力保证实施

任何社会规范都需要一定的强制力保证其实施,否则就不能成为一种社会规范。但唯有法律的实施是依靠国家强制力的保证。法具有必须遵守和不可违抗的特征,谁违法就要受到法律的制裁。但与其他社会规范相比较,法由国家强制力保证实施时强调程序、规定程序和实行程序,具有严格的程序性。

(四)以权利及义务双向规定为内容

法律规范中的行为模式是以授权、禁止及命令的形式明确、肯定而具体地规定了人们的权

利及义务。因此,权利受到法律的保护,他人不得侵犯;义务必须履行,否则法律将强制履行。

(五)在国家权力管辖范围内普遍有效

法适用范围内对任何社会成员具有普遍约束力。不论阶级、民族、性别、年龄、身份、职业、地位的差别,法律面前人人平等,任何人的合法行为都受到法律保护,违法行为将受到法律制裁,执法机关在执行中以事实为根据,以法律为准绳。这也体现了法律的公正性。

(六)具有稳定性的行为规范

所有的法律一经制定,均应向全社会公布。法的时间效力自公布生效起至被废止、修正或替代前一直有效。新制定的低级规范不具有变更或废止高级规范的效力。非法律规范不具有变更或废止法律规范的效力。

四、法律的作用

法律的作用表现为对各种社会关系应用法律手段进行调节,法律的作用主要包括法律的规范作用和法律的社会作用。

(一)法律的规范作用

法律的规范作用包括指引、评价、预测及警示作用。指引作用指法律通过授权性行为模式及义务性行为模式的规定,指导人们做出或不做出某些行为。法律的指引作用是一种规范指导,把社会成员的行为指引到合法的轨道上。法律的指引作用具有连续性、稳定性及高效率的特点。评价作用指法律作为一种行为标准及尺度,在对他人行为进行评价时所起的作用。法律的评价作用是用法律的规范性、统一性、普遍性、强制性等标准来评价人们的行为。预测作用指人们根据法律可以预先估计相互间的行为方式及行为将产生的法律后果,从而对自己的行为做出合法的安排。警示作用指法以其所包含的强制性、责任性的信息给人以启示及教育,从而提高人们的法制观念及责任意识,达到预防违法及犯罪的目的。

(二)法律的社会作用

法律的社会作用是指法律为达到一定社会目的或政治目的而对社会关系所产生的影响。法律的社会作用包括法律的政治作用及法律的社会公共作用两个方面。法律的政治作用指法律在调整各种政治关系,维护社会政治统治秩序方面所起的作用。法律的社会公共作用指法律在社会公共事务管理方面,如维护人类基本生活条件、确认技术规范等方面的作用。

五、法律意识和法律行为

(一)法律意识

1. 法律意识的概念 法律意识是社会意识的一种,是指人们在一定的历史条件下,对现行法律和法律现象的心理体验、价值评估等各种意识现象的总称。

2. 法律意识的结构
(1)法律心理:低级阶段的法律意识,是人们对法律现象认识的感性阶段。
(2)法律思想体系:高级阶段的法律意识,是人们对法律现象认识的理性阶段。
(3)法律观念:法律观念是指介于感性和理性阶段之间的一种特有的法律意识反映阶段。

3. 法律意识的作用
(1)法律意识是法律创立和完善的重要思想依据。

(2)法律意识对于正确使用法律和遵守法律也有重要作用。

(3)普及法律知识、提高全民的法律意识对于中国法治国家的形成非常重要。

(二)法律行为

1. 法律行为的概念和特征 法律行为是指具有法律意义和属性,能够引起一定法律后果的行为。具有"法律性"和"社会性"两个特征。

2. 法律行为的基本分类

(1)根据行为与法律的要求是否一致,把法律行为分为合法行为、违法行为和中性行为。

(2)根据人的具体行为方式,可以把法律行为分为积极法律行为和消极法律行为。

(3)根据法律行为的效力对象和生效范围,可以分为抽象法律行为和具体法律行为。

六、法律责任与法律制裁

(一)法律责任

1. 法律责任的含义和特点 法律责任,是指行为人由于违法行为、违约行为或者由于法律规定而应承受的某种不利的法律后果。法律责任有两个特点:①承担法律责任的最终依据是法律。②法律责任具有国家强制性。

2. 法律责任的种类

(1)刑事责任 刑事责任的特点是:第一,产生刑事责任的原因在于行为人行为的严重社会危害性。第二,刑事责任是犯罪人向国家所负的一种法律责任,刑事责任的大小和有无都不以被害人的意志为转移。第三,刑事责任是一种惩罚性责任。第四,刑事责任基本上是一种个人责任。刑事责任也包括集体责任,有些国家称为"法人犯罪"的刑事责任,在我国称为"单位犯罪"的刑事责任。第五,刑事法律是追究刑事责任的唯一法律依据,罪刑法定。

(2)民事责任 民事责任的特点是:第一,民事责任主要是一种救济责任。民事责任也执行惩罚的功能。第二,民事责任主要是一种财产责任。第三,民事责任主要是一方当事人对另一方的责任,在法律允许的条件下,可以由当事人协商解决。

(3)行政责任 行政责任的特点是:第一,承担行政责任的主体是行政主体和行政相对人。第二,产生行政责任的原因是行为人的行政违法行为和法律规定的特定情况。第三,通常情况下,实行过错推定的方法。第四,行政责任的承担方式多样化。

(4)违宪责任 违宪责任是指由于有关国家机关制定的某种法律、法规和规章,或者有关国家机关、社会组织或公民从事的与宪法规定相抵触的活动而产生的法律责任。广义上,所有违法行为都是违宪行为。在我国,监督《宪法》实施的权利属于全国人民代表大会及其常务委员会。

(5)国家赔偿责任 国家赔偿责任包括行政赔偿和刑事赔偿。

(二)法律制裁

法律制裁,是指由特定国家机关对违法者依其法律责任而实施的强制性惩罚措施。与法律责任的种类相对应,可以将法律制裁分为刑事制裁、民事制裁、行政制裁和违宪制裁。

1. 刑事制裁 承担刑事责任的主体既可以是公民,也可以是法人或非法人组织。

2. 民事制裁 民事制裁是由人民法院所确定并实施的,对民事责任主体给予的强制性惩罚措施。

3. 行政制裁 行政制裁可分为行政处罚、劳动教养、行政处分三种。

4. 违宪制裁 承担违宪责任、承受违宪制裁的主体主要是国家机关及其领导人员。

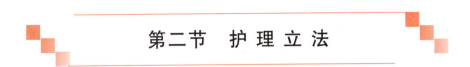

第二节 护理立法

随着我国法律制度的健全,护理人员在护理的过程中经常面对患者、家属、医生及其他各种对象的健康工作者,势必会产生各种各样的社会关系,而法律通过护理立法为规范及调节各种社会关系提供了强有力的保证,为护理学科的发展提供了法律的依据及保障。

一、护理立法的历史与现状

护理法是由国家制定或认可关于护理人员资格、权利、责任和行为规范的法律与法规,涉及护理职业活动、护士管理的法律及规章制度的总和。护理法明确了护士的地位、作用和职责范围,对护理工作有约束、监督和指导的作用,可最大限度地保护护士的职业权益和患者的合法权益,促进护理服务的健康发展。它以法律的形式对护理人员在教育培训和服务实践方面所涉及的问题予以规定,确立了护理的概念、独立性及具体明确的教育制度,规定了护理活动的内容、教师的资格、护士的考试及注册制度、护士执业的资格标准、职责范围及行政处分原则等。

护理法起始于20世纪初,第一部护理法是由英国在1919年颁布的《英国护理法》。WHO调查报告指出,各国护理法主要包括总纲、护理教育、护士注册、护理服务四大部分。

1949年以后,国家政府和有关部门非常重视护理队伍的稳定、护士的培养和护理质量的提高。我国先后发布了有关医疗卫生事业的法规、制度,其中有些内容是关于护理的,因此我国的护理法隶属于卫生法律系统,既包括国家立法机关制定的护理法规,也包括地方政府的有关法令,受宪法的制约。卫生部(现更名为国家卫生和计划生育委员会)曾先后发布了《医士、药剂士、助产士、护士、牙科技士暂行条例》《卫生技术人员职称及晋升条例》《关于加强护理工作的意见》等法规、规章和文件,但由于没有建立起严格的护士考试、注册及执业管理制度,护理教育萎缩,大量未经正规专业学习的人员经过短期岗前培训涌入护理队伍,使护理队伍整体素质不高,护理质量不高,影响了护理学科的发展。

鉴于上述情况,卫生部1982年发布了《医院工作制度》和《医院工作人员职责》,1985年开始起草了《中华人民共和国护士法》,并对草案广泛征求意见和建议,对草案进行了多次修改和完善。1993年发布了《中华人民共和国护士管理办法》(简称《护士管理办法》),并于1994年1月1日实施。《护士管理办法》提出了我国护士执业资格考试制度和执业许可制度,这是护士质量提高的基本保证,也是护理工作安全的根本保障。1995年6月,全国首次护士执业资格考试举行,标志着我国护士执业资格考试和注册制度正式建立。2008年1月31日国务院第517号令发布了《护士条例》,条例共6章35条,《护士条例》的制定旨在维护护士的合法权益,规范护理行为,促进护理事业发展,保障医疗安全和人民健康,自2008年5月12日起施行。《护士条例》首次以行政法规的形式规范了护理活动,标志着我国护理管理逐步走向规范化和法制化轨道。

二、护理立法的意义

(一)促进护理管理法制化的进程

通过护理立法制定出一系列制度、标准、规范,将护理管理纳入到规范化、标准化、现代化、法制化的科学轨道,使一切护理活动及行为均以法律为准绳,做到有法可依、违法必究,可有效保证护理工作的安全性和护理质量的提高。

(二)促进护理学科及护理教育的发展

护理法为护理专业人员的培养和毕业后的继续教育制定了法制化的规范及标准,从而保证了护理人员接受正规的学历教育和继续教育的权利和义务。同时,通过护理立法,规定了护士资格、注册、执业范围,以法律的手段促使护士必须不断地学习更新知识,从而促进护理教育和护理专业向现代化、专业化、科学化、标准化的方向发展。

(三)保证护理人员具有良好的护理道德水平

护理法规定的护理道德规范为护理人员从事护理实践提供了行为准则,护理人员必须无条件地保障公民的生命健康权利,以高度的责任心为患者服务,使护理法起到监督和指导护理工作的作用。

(四)有利于维护护理人员的正当权益

护理立法使护理人员的地位、作用和职责范围的确定有了法律依据,护士在履行法定职责时,可最大限度地受到法律的保护,任何人都不可随意侵犯和剥夺,因此增强了护理人员崇高的使命感和安全感,使他们能发挥自己的最佳才干,尽心尽职为公众的健康服务。

(五)有利于维护护理对象的合法权益

护理法规定了护士的义务是尽最大努力履行治病救人的职责,无法律的许可,护士不得以任何借口拒绝护理患者或抢救患者。对不合格或违反护理准则的行为,护理对象有权依法追究当事人的法律责任,从而最大限度地维护护理对象的合法权益。

三、与护士执业注册相关的法律法规

(一)《护士条例》

本条例对护士执业注册、权利和义务、医疗卫生机构的职责、法律责任等进行了详细的规定。

1. 护士执业注册应具备的基本条件 护理工作直接关系到患者的身体健康和医疗安全,护士以其专业知识和技能为患者提供护理服务,满足人们的健康需求,因此,护士的专业水平、专业素养与医疗安全、患者康复以及患者对医院的满意度密切相关。为保证从事护理专业的护士真正具有保障患者健康和医疗安全的水准,必须要求只有接受专业训练并经专业注册考试取得护士执业证书的人员才能从事护理工作。

按照《护士条例》的要求,申请护士执业注册应当具备以下四个条件:

(1)具有完全民事行为能力:根据《民法通则》,民事行为能力指民事主体通过自己的行为取得民事权利、承担民事义务的资格。它既包括进行合法行为从而取得民事权利和义务的资格,也包括进行违法行为而承担相应民事责任的资格。完全民事行为能力人,包括18周岁以上的成年公民和16周岁以上不满18周岁,以自己的劳动收入为主要生活来源的公民。

(2)在中等职业学校、高等学校完成国务院教育主管部门和国务院卫生主管部门规定的普通全日制3年以上的护理、助产专业课程学习,包括在教学、综合医院完成8个月以上护理临床实习,并取得相应学历证书;普通全日制是完全脱产在校学习,不包括半脱产或是在职的学历,因此专业教育方式上排除了函授、电大、自考、成教等形式。教学医院,是指承担中等职业学校、高等学校护理临床实习任务,并能够按照护理临床实习教学计划完成教学任务的医院;综合医院,是指依照《医疗机构管理条例》《医疗机构基本标准》的规定,符合综合医院基本标准的医院。本规定强调凡申请护士注册资格必须具备两个基本条件:一是专业的要求,必须经过护理专业教育;二是学历要求,必须取得普通中等卫(护)校的毕业文凭或高等医学院校大专以上毕业文凭。

(3)通过国务院卫生主管部门组织的护士执业资格考试:护理专业学生毕业当年可以参加护士执业资格考试,考试成绩合格是申请护士执业注册取得护士执业证书的必要条件之一。

(4)符合本办法护士执业注册管理办法规定的健康标准:①无精神病史。②无色盲、色弱、双耳听力障碍。③无影响履行护理职责的疾病、残疾或者功能障碍。

知识链接

国外护士的资历要求及分类

目前许多西方国家基本上采用相同或相似的资历要求及分类,以美国为例,可分为操作护士(technical nurse,TN)和注册护士(registered nurse,RN)两个水平。

1. 操作护士 操作护士在美国有两种形式,注册操作护士(licensed practical nurse,LPN),在加利福尼亚州和德克萨斯州则称为注册职业护士(licensed vocational nurse,LVN)。一般需要1年左右的专业培训,各州自行负责注册。其职责是在注册护士的监督指导下,完成较为简单的护理工作。在法律的权限范围内,操作护士不能做评估和分析,也不能静脉给药。

2. 注册护士 高中毕业后,可通过三种方式完成注册护士所需的专业基础教育:①证书教育(diploma program,DP),一般为3年制,是美国1873—1952年护理教育的主要方式,此类教育项目现已基本停止;②专科教育(associate degree,AD),一般在护理院校或社区大学,2~4学年制,是美国1952年以来护理教育的主要方式,但目前此类项目在护理教育中所占的比例越来越少;③本科教育(baccalaureate degree,BD),一般为4年制,毕业后获学士学位,是目前美国基础护理教育的主要方式。在完成以上方式的护理学专业基础教育后,必须通过国家注册护士考试委员会(National Council for Licensing Examination-Registered Nurse,NCLEX-RN)的考试才能注册。该考试由全美护士联合委员会统一举办,这样可以统一全美的护士水平,避免各个州因举办不同的考试而造成的不同州之间换发执照的麻烦。

2. 护士的权利与义务 详见第三章第二节护士角色。

3. 护士执业中的医疗卫生机构的职责 医疗机构是依法定程序设立的从事对人的疾病进行诊断、治疗、预防、保健活动的社会组织,其任务是救死扶伤、防病治病,为公民提供健康服务。医院、卫生院、诊所是我国医疗机构的主要形式。在我国,护士是在一定的医疗卫生机构中执业,护士义务的履行需要医疗卫生机构直接进行监督,护士权利的实现有赖于医疗卫生机构提供保障。《护士条例》中规定了医疗卫生机构三方面的职责。

1)按照卫计委要求配备护士 护士的配备是否合理,直接关系到护理质量、患者安全以及医疗质量。因此条例要求,医疗卫生机构配备护士的数量不得低于卫计委规定的护士配备标准。尚未达到护士配备标准的医疗卫生机构,应当按照规定的实施步骤,自条例施行起3年内达到护士配备标准。

2)保障护士合法权益

(1)应当为护士提供卫生防护用品,并采取有效的卫生防护措施和医疗保健措施。

(2)应当执行国家有关工资、福利待遇等规定,按照国家有关规定为在本机构从事护理工作的护士足额缴纳社会保险费用。

(3)对在艰苦边远地区工作,或者从事直接接触有毒有害物质、有感染传染病危险工作的护士,所在医疗卫生机构应当按照国家有关规定给予津贴。

(4)应当制定、实施本机构护士在职培训计划,并保证护士接受培训;根据临床专科护理发展和专科护理岗位的需要,开展对护士的专科护理培训。

3)加强护士管理

(1)应当按照卫计委的规定,设置专门机构或者配备专(兼)职人员负责护理管理工作;不得允许未取得护士执业证书的人员、未依照条例规定办理执业地点变更手续的护士以及护士执业注册有效期届满未延续执业注册的护士在本机构从事诊疗技术规范规定的护理活动;在教学、综合医院进行护理临床实习的人员应当在护士指导下开展有关工作。

(2)应当建立护士岗位责任制并进行监督检查。护士因不履行职责或者违反职业道德受到投诉的,其所在医疗卫生机构应当进行调查;经查证属实的,医疗卫生机构应当对护士做出处理,并将调查处理情况告知投诉人。

4. 护士执业中的法律责任

(1)医疗卫生机构违反规定,护士的配备数量低于国务院卫生主管部门规定的护士配备标准的;或允许未取得护士执业证书的人员或者允许未依照本条例规定办理执业地点变更手续、延续执业注册有效期的护士在本机构从事诊疗技术规范规定的护理活动的,由县级以上地方人民政府卫生主管部门责令限期改正,给予警告;逾期不改正,将会受到核减其诊疗科目,或者暂停其6个月以上1年以下执业活动的处理。

(2)医疗卫生机构有未执行国家有关工资、福利待遇等规定的;对在本机构从事护理工作的护士,未按照国家有关规定足额缴纳社会保险费用的;未为护士提供卫生防护用品,或者未采取有效的卫生防护措施、医疗保健措施的;对在艰苦边远地区工作,或者从事直接接触有毒有害物质、有感染传染病危险工作的护士,未按照国家有关规定给予津贴的,将会受到有关法律、行政法规规定的处罚。

(3)护士执业过程中违反法定义务应当承担的法律责任:《护士条例》规定,护士在执业活动中有下列情形之一的,由县级以上地方人民政府卫生主管部门依据职责分工责令改正,给予警告;情节严重的,暂停其6个月以上1年以下执业活动,直至由原发证部门吊销其护士执业证书:

①发现患者病情危急未立即通知医师的。

②发现医嘱违反法律、法规、规章或者诊疗技术规范的规定,未依照本条例第十七条的规定提出或者报告的。

③泄露患者隐私的。

④发生自然灾害、公共卫生事件等严重威胁公众生命健康的突发事件,不服从安排参

加医疗救护的。护士在执业活动中造成医疗事故的,依照医疗事故处理的有关规定承担法律责任。

由此可见,承担法律责任有三种形式:警告、暂停执业活动和吊销其护士执业证书,并且一旦被吊销执业证书的,自执业证书被吊销之日起 2 年内不得申请执业注册。同时所受到的行政处罚、处分的情况将被记入护士执业不良记录。

(二) 护士的执业注册申请与管理

为规范护士执业注册管理,卫生部于 2008 年 5 月 4 日颁布中华人民共和国卫生部令第 59 号,根据《护士条例》制定并通过《护士执业注册管理办法》,于 2008 年 5 月 12 日起施行。《护士执业注册管理办法》全文共二十四条,包括行政部门的职责、申请护士执业注册应当具备的条件、护士执业注册的工作程序(包括首次执业注册、变更执业注册、延续执业注册、注销执业注册等情况)以及建立护士执业记录制度。

《护士执业注册管理办法》首先明确指出,各级卫生行政部门是护士执业注册的主管部门及发证机关,负责行政区域内护士执业注册管理工作及各级医疗卫生单位护士执业注册的具体工作,确定了卫生行政部门在护士执业注册管理中的地位和作用。其次,《护士执业注册管理办法》还规定了护士执业注册的工作程序,包括护士首次执业注册、护士变更执业注册、护士延续执业注册、护士重新执业注册、护士注销执业注册。

1. 护士首次执业注册　护士首次执业注册应当自通过护士执业资格考试之日起 3 年内提出执业注册申请,提交学历证书及专业学习中的临床实习证明、护士执业资格考试成绩合格证明、健康体检证明以及医疗卫生机构拟聘用的相关材料,接受审核。护士执业注册有效期为 5 年。

2. 护士变更执业注册　执业地点发生变化的,应办理执业注册变更。承担卫生行政部门交办或者批准的任务以及履行医疗卫生机构职责的护理活动,包括经医疗卫生机构批准的进修、学术交流的,不需要办理变更手续。护士变更执业注册也需提交护士变更注册申请审核表和申请人的护士执业证书,受理及注册机关应在 7 个工作日内进行审查,护士变更注册后其执业许可期限也为 5 年。

3. 护士延续执业注册　护士的护士执业证书有效期将于某一时间到期(即行政许可时间),如继续从事护理工作,需要向卫生行政部门提出延续申请。申请应于有效期届满前 30 日提出。

4. 护士重新执业注册　对注册有效期届满未延续注册的、受吊销护士执业证书处罚,自吊销之日起满 2 年的护理人员,需要重新进行执业注册。

5. 护士注销执业注册　注销护士执业注册是基于特定事实的出现,由卫生行政部门依照法定程序收回护士执业证书。该证书自注销决定生效之日起失去效力,护士不能继续执业,继续执业属于违法。注销护士执业注册的特定情形包括由于未申请延续护士执业注册、延续执业注册的申请未被批准而造成护士执业注册有效期届满未延续的;护士死亡或者因身体健康等原因丧失行为能力的;护士执业注册被依法撤销、撤回,或者依法被吊销的。

6. 护士执业记录制度　建立护士执业记录是进行护士执业注册变更、延续的依据,是卫生行政部门进行监督管理的反映,是医疗卫生机构评价护士成绩、晋升职称、进行奖惩的基础材料。有护士执业良好记录和护士执业不良记录两种。

护士执业良好记录主要反映护士在执业活动中勤勉工作、规范服务,认真履行法定义务等情况。包括护士受到的奖励、表彰以及完成政府指令性任务的情况。护士执业不良记录主要反映护士在执业活动中不履行职责或者不正确履行职责的情况,护士因违反条例以及其他法律、法规、规章或者诊疗技术规范的规定受到行政处罚、处分的情况。

四、与临床护理工作相关的法律法规

(一)传染病防治法

《中华人民共和国传染病防治法》(简称《传染病防治法》)是在1989年9月起施行的传染病防治法的基础上,总结了传染病防治实践的经验与教训进行修订,由2004年8月28日第十届全国人民代表大会常务委员会第十一次会议修订通过,于2004年12月1日起施行的。2013年6月29日第十二届全国人民代表大会常务委员会第三次会议通过对《传染病防治法》做出修改。

修订后的《传染病防治法》列入的法定传染病共39种,其中甲类2种,乙类26种,丙类11种。

甲类传染病(2种)是指:鼠疫、霍乱。

乙类传染病(26种)是指:传染性非典型肺炎(严重急性呼吸综合征)、艾滋病、病毒性肝炎、脊髓灰质炎、人感染高致病性禽流感、麻疹、流行性出血热、狂犬病、流行性乙型脑炎、登革热、炭疽、细菌性和阿米巴性痢疾、肺结核、伤寒和副伤寒、流行性脑脊髓膜炎、百日咳、白喉、新生儿破伤风、猩红热、布鲁氏菌病、淋病、梅毒、钩端螺旋体病、血吸虫病、疟疾。

丙类传染病(11种)是指:流行性感冒、流行性腮腺炎、风疹、急性出血性结膜炎、麻风病、流行性和地方性斑疹伤寒、黑热病、包虫病、丝虫病、除霍乱、细菌性和阿米巴性痢疾、伤寒和副伤寒以外的感染性腹泻病。

上述规定以外的其他传染病,根据其暴发、流行情况和危害程度,需要列入乙类、丙类传染病的,由国务院卫生行政部门决定并予以公布。

对乙类传染病中传染性非典型肺炎、炭疽中的肺炭疽和人感染高致病性禽流感,采取本法所称甲类传染病的预防、控制措施。其他乙类传染病和突发原因不明的传染病需要采取本法所称甲类传染病的预防、控制措施的,由国务院卫生行政部门及时报经国务院批准后予以公布、实施。

省、自治区、直辖市人民政府对本行政区域内常见、多发的其他地方性传染病,可以根据情况决定按照乙类或者丙类传染病管理并予以公布,报国务院卫生行政部门备案。应着重理解和把握以下内容。

1. 立法目的和方针 制定本法的目的是为了预防、控制和消除传染病的发生与流行,保障人体健康和公共卫生。其中包含三层含义,即强调疾病发生前的预防措施、已发生后采取的控制措施,最终达到消除传染病的目的。

国家对传染病防治实行预防为主的方针,防治结合、分类管理、依靠科学、依靠群众。

2. 各级政府在传染病防治工作中的职责 各级人民政府领导传染病防治工作。县级以上人民政府制定传染病防治规划并组织实施,建立健全传染病防治的疾病预防控制、医疗救治和监督管理体系。应当加强传染病医疗救治服务网络的建设,指定具备传染病救治条件和能力的医疗机构承担传染病救治任务,或者根据传染病救治需要设置传染病医院。

3. 卫生行政部门和有关部门的职责 国家卫计委主管全国传染病防治及其监督管理工作。县级以上地方人民政府卫生行政部门负责本行政区域内的传染病防治及其监督管理工作。

4. 医疗机构的职责　医疗机构必须严格执行国务院卫生行政部门规定的管理制度、操作规范,防止传染病的医源性感染和医院感染。应当确定专门的部门或者人员,承担传染病疫情报告、本单位的传染病预防、控制以及责任区域内的传染病预防工作;承担医疗活动中与医院感染有关的危险因素监测、安全防护、消毒、隔离和医疗废物处置工作。医疗机构的基本标准、建筑设计和服务流程,应当符合预防传染病医院感染的要求。应当按照规定对使用的医疗器械进行消毒;对按照规定一次使用的医疗器具,应在使用后予以销毁。医疗机构应当按照传染病诊断标准和治疗要求,采取措施,提高传染病医疗救治能力。

医疗机构应当对传染病患者或者疑似传染病患者提供医疗救护、现场救援和接诊治疗,书写病历记录以及其他有关资料,并妥善保管。应当实行传染病预检、分诊制度;对传染病患者、疑似传染病患者,应当引导至相对隔离的分诊点进行初诊。

5. 传染病疫情报告、通报和公布　修订后的法律对现行传染病疫情报告和公布制度做了完善,并新设立了传染病疫情信息通报制度。隐瞒、谎报、缓报者将受惩处。

传染病疫情报告遵循属地原则,疾病预防控制机构、医疗机构和采供血机构及其执行职务的人员,发现本法规定的传染病时应当遵循疫情报告属地管理原则,按照规定的时限、内容、程序和方式报告。增加传染病疫情通报制度,县级以上地方政府卫生主管部门应当及时向本行政区域内的疾病预防控制机构和医疗机构通报传染病疫情以及监测、预警的相关信息。规范传染病疫情公布制度,国务院卫生行政部门和省、自治区、直辖市人民政府卫生行政部门定期公布全国或者各地的传染病疫情信息。传染病暴发、流行时,由国务院卫生主管部门负责向社会发布传染病疫情信息,并可以授权省、自治区、直辖市人民政府卫生主管部门向社会发布发生在本行政区域的传染病疫情信息。

任何单位和个人发现传染病患者或者疑似传染病患者时,应当及时向附近的疾病预防控制机构或者医疗机构报告。依照本法的规定负有传染病疫情报告职责的人民政府有关部门、疾病预防控制机构、医疗机构、采供血机构及其工作人员,不得隐瞒、谎报、缓报传染病疫情。

6. 疫情控制　修订后的法律规定,医疗机构发现甲类传染病时,应当及时采取下列措施:对患者、病原携带者予以隔离治疗,隔离期限根据医学检查结果确定;对疑似患者,确诊前在指定场所单独隔离治疗;对医疗机构内的患者、病原携带者、疑似患者的密切接触者,在指定场所进行医学观察和采取其他必要的预防措施。

甲类传染病病例的场所或者该场所内的特定区域的人员,可以由县级以上地方人民政府实施隔离措施。拒绝隔离治疗或者隔离期未满擅自脱离隔离治疗的,可以由公安机关协助医疗机构采取强制隔离治疗措施。在隔离期间,实施隔离措施的人民政府应当对被隔离人员提供生活保障;被隔离人员有工作单位的,所在单位不得停止支付其隔离期间的工作报酬。

医疗机构发现乙类或者丙类传染病患者,应当根据病情采取必要的治疗和控制传播措施。医疗机构对本单位内被传染病病原体污染的场所、物品以及医疗废物,必须依照法律、法规的规定实施消毒和无害化处置。

患甲类传染病、炭疽死亡的,应当将尸体立即进行卫生处理,就近火化。为了查找传染病病因,医疗机构在必要时可以按照国务院卫生行政部门的规定,对传染病患者尸体或者疑似传染病患者尸体进行解剖查验,并应当告知死者家属。

发生传染病疫情时,疾病预防控制机构和省级以上人民政府卫生行政部门指派的其他与传染病有关的专业技术机构,可以进入传染病疫点、疫区进行调查、采集样本、技术分析和检验。

7. 监督管理 县级以上人民政府卫生行政部门对传染病防治工作履行监督检查职责。县级以上人民政府卫生行政部门在履行监督检查职责时,有权进入被检查单位和传染病疫情发生现场调查取证,查阅或者复制有关的资料和采集样本。被检查单位应当予以配合,不得拒绝、阻挠。

8. 保障措施 国务院卫生行政部门会同国务院有关部门,根据传染病流行趋势,确定全国传染病预防、控制、救治、监测、预测、预警、监督检查等项目。中央财政对困难地区实施重大传染病防治项目给予补助。省、自治区、直辖市人民政府根据本行政区域内传染病流行趋势,在国务院卫生行政部门确定的项目范围内,确定传染病预防、控制、监督等项目,并保障项目的实施经费。县级以上地方人民政府按照本级政府职责负责本行政区域内传染病预防、控制、监督工作的日常经费。

(二)《医疗事故处理条例》

为了更好地体现程序公正和保护医患双方合法权益的目的,有助于公平、公正地处理医疗纠纷和事故,国务院发布了新的《医疗事故处理条例》,该条例于2002年9月1日起施行。条例就医疗事故的范围、鉴定、赔偿和处理做了详细的规定。新条例分总则、医疗事故的预防与处置、医疗事故的技术鉴定、医疗事故的行政处理与监督、医疗事故的赔偿、罚则、附则共七章六十三条。

1. 医疗事故的构成要素 本条例所称医疗事故,是指医疗机构及其医务人员在医疗活动中,违反医疗卫生管理法律、行政法规、部门规章和诊疗护理规范、常规,过失造成患者人身损害的事故。"医疗事故"的构成至少包括以下几方面内容。

(1)主体是医疗机构及其医务人员:"医疗机构",是指按照国务院1994年2月发布的《医疗机构管理条例》取得医疗机构执业许可证的机构。"医务人员",是指依法取得执业资格的医疗卫生专业技术人员,如医师和护士等,即依法取得执业许可或者执业资格的医疗机构和医务人员在其合法的医疗活动中发生的事故。这表明护士可能成为医疗事故的主体之一。

(2)行为的违法性:"医疗事故"是医疗机构及其医务人员因违反医疗卫生管理法律、行政法规、部门规章和诊疗护理规范、常规而发生的事故。从医疗实践看,最常用、最直接的是部门关于医疗机构、医疗行为管理的规章,诊疗护理规范、常规。

(3)过失造成患者人身损害:两个含义:一是"过失"造成的,即是医务人员的过失行为,而不是有伤害患者的主观意愿;二是对患者要有"人身损害"后果。这是判断是否构成医疗事故至关重要的一点。过失行为和后果之间存在因果关系。虽然存在过失行为,但是并没有给患者造成损害后果,这种情况不应该被视为医疗事故;虽然存在损害后果,但是医疗机构和医务人员并没有过失行为,也不能判定为医疗事故。这种因果关系的判定,还关系到追究医疗机构和医务人员的责任,确定对患者的具体赔偿数额等。

2. 医疗事故的分级 《医疗事故处理条例》第四条规定,根据对患者人身造成的损害程度,将医疗事故分为以下四级。

一级医疗事故:造成患者死亡、重度残疾的。

二级医疗事故:造成患者中度残疾、器官组织损伤导致严重功能障碍的。

三级医疗事故:造成患者轻度残疾、器官组织损伤导致一般功能障碍的。

四级医疗事故:造成患者明显人身损害的其他后果的。

关于具体分级标准,卫生部2002年颁布了《医疗事故分级标准(试行)》,要求专家鉴定组在进行医疗事故技术鉴定、卫生行政部门在判定重大医疗过失行为是否为医疗事故或医疗事故争议双方当事人在协商解决医疗事故争议时,应当按照本标准确定的基本原则和实际情况具体判定医疗事故的等级。

3. 医疗事故的预防和处置 《医疗事故管理条例》第二章规定,医疗机构有责任做好医疗事故的预防和处置。医疗机构及其医务人员在医疗活动中,必须严格遵守医疗卫生管理法律、行政法规、部门规章和诊疗护理规范、常规,恪守医疗服务职业道德。强调了病历在诊疗中的重要性与病历书写的时效性。根据《病历书写基本规范(试行)》要求,病历书写应当客观、真实、准确、及时、完整。同时病历在某些情况下也可以在一定时间内补记。患者有权复印或者复制其门诊病历、住院志、体温单、医嘱单、化验单(检验报告)、医学影像检查资料、特殊检查同意书、手术同意书、手术及麻醉记录单、病理资料、护理记录以及国务院卫生行政部门规定的其他病历资料。严禁涂改、伪造、隐匿、销毁或者抢夺病历资料。条例明确规定了患者的知情权,要求在医疗活动中,医疗机构及其医务人员应当将患者的病情、医疗措施、医疗风险等如实告知患者,及时解答其咨询;但是,应当避免对患者产生不利后果。

关于医疗事故的预防及报告制度,条例规定医务人员在医疗活动中发生或者发现医疗事故、可能引起医疗事故的医疗过失行为或者发生医疗事故争议的,应当立即逐级上报,负责医疗服务质量监控的部门或者专(兼)职人员接到报告后,应当立即进行调查、核实,将有关情况如实向本医疗机构的负责人、所在地卫生行政部门报告,并向患者通报、解释。发生或者发现医疗过失行为,医疗机构及其医务人员应当立即采取有效措施,避免或者减轻对患者身体健康的损害,防止损害扩大。

4. 医疗事故的技术鉴定 《医疗事故管理条例》规定了医疗事故技术鉴定的法定机构是各级医学会。根据《医疗事故技术鉴定暂行办法》及其他相关规定,委托鉴定的途径共有以下三种:医患双方共同委托,行政委托,司法委托。由医学会出具医疗事故技术鉴定书。鉴定意见主要是分析:医疗行为是否违反医疗卫生管理法律、行政法规、部门规章和诊疗护理规范、常规,医疗过失行为与人身损害后果之间是否存在因果关系。定结论主要是分析:医疗事故等级,医疗过失行为在医疗事故损害后果中的责任程度,对医疗事故患者的医疗护理建议。

其中医疗事故中医疗过失行为责任程度分为:
(1)完全责任,指医疗事故损害后果完全由医疗过失行为造成。
(2)主要责任,指医疗事故损害后果主要由医疗过失行为造成,其他因素起次要作用。
(3)次要责任,指医疗事故损害后果主要由其他因素造成,医疗过失行为起次要作用。
(4)轻微责任,指医疗事故损害后果绝大部分由其他因素造成,医疗过失行为起轻微作用。
第三十三条规定了不属于医疗事故的几种情形:
(1)在紧急情况下为抢救垂危患者生命而采取紧急医学措施造成不良后果的。
(2)在医疗活动中由于患者病情异常或者患者体质特殊而发生医疗意外的。
(3)在现有医学科学技术条件下,发生无法预料或者不能防范的不良后果的。
(4)无过错输血感染造成不良后果的。
(5)因患方原因延误诊疗导致不良后果的。
(6)因不可抗力造成不良后果的。

5. 罚则 条例在罚则中规定了对造成医疗事故的医疗机构与医务人员的处罚。包括:医务人员由于严重不负责任,造成就诊人死亡或者严重损害就诊人身体健康的,处三年以下有期徒刑或者拘役。该条文的罪名为(重大)医疗事故罪。以下情形属于对医疗机构违反相关规定的行政处罚:

(1)未如实告知患者病情、医疗措施和医疗风险的。
(2)没有正当理由,拒绝为患者提供复印或者复制病历资料服务的。
(3)未按照国务院卫生行政部门规定的要求书写和妥善保管病历资料的。
(4)未在规定时间内补记抢救工作病历内容的。
(5)未按照本条例的规定封存、保管和启封病历资料和实物的。
(6)未设置医疗服务质量监控部门或者配备专(兼)职人员的。
(7)未制定有关医疗事故防范和处理预案的。
(8)未在规定时间内向卫生行政部门报告重大医疗过失行为的。
(9)未按照本条例的规定向卫生行政部门报告医疗事故的。
(10)未按照规定进行尸检和保存、处理尸体的。

(三)侵权责任法

《侵权责任法》自2010年7月1日起施行,共十二章九十二条,前四章为一般侵权责任,其后的七章为特殊侵权责任。该法主要解决民事权益受到侵害时所引发的责任承担问题。第七章是医疗损害责任,对明确医疗损害责任,化解医患矛盾纠纷有着重要意义。

第五十四条规定:在诊疗活动中受到损害,医疗机构及其医务人员有过错的,由医疗机构承担赔偿责任。本条规定确定医疗损害的过错责任原则。本法生效,现行《医疗事故处理条例》有关医疗损害侵权责任的规定就丧失效力,人民法院审理医疗损害责任案件,适用本法第七章关于医疗损害责任的规定,而不再适用《医疗事故处理条例》。

第五十五条规定:医务人员在诊疗活动中应当向患者说明病情和医疗措施。需要实施手术、特殊检查、特殊治疗的,医务人员应当及时向患者说明医疗风险、替代医疗方案等情况,并取得其书面同意;不宜向患者说明的,应当向患者的近亲属说明,并取得其书面同意。医务人员未尽到前款义务,造成患者损害的,医疗机构应当承担赔偿责任。本法明确规定医务人员的"说明义务"和患者的"同意权"。体现了对患者自主决定权的尊重。

第五十六条规定:因抢救生命垂危的患者等紧急情况,不能取得患者或者其近亲属意见的,经医疗机构负责人或者授权的负责人批准,可以立即实施相应的医疗措施。就是说在抢救危急患者等紧急情况下,虽然没有患者同意,经医院负责人同意,也可以进行手术抢救。第五十六条规定,这种情形实施医疗措施应"经医疗机构负责人或者授权的人批准"。

第五十七条规定:医务人员在诊疗活动中未尽到与当时的医疗水平相应的诊疗义务,造成患者损害的,医疗机构应当承担赔偿责任。

第五十八条规定:患者有损害,因下列情形之一的,推定医疗机构有过错:违反法律、行政法规、规章以及其他有关诊疗规范的规定;隐匿或者拒绝提供与纠纷有关的病历资料;伪造、篡改或者销毁病历资料。本条明文规定,凡具备本条列举的三种情形之一时,应当"推定医疗机构有过错"。

第五十九条规定:因药品、消毒药剂、医疗器械的缺陷,或者输入不合格的血液造成患者损害的,患者可以向生产者、血液提供机构或者医疗机构请求赔偿。

第六十一条规定:医疗机构及其医务人员应当按照规定填写并妥善保管住院志、医嘱单、检验报告、手术及麻醉记录、病理资料、护理记录、医疗费用等病历资料。患者要求查阅、复制前款规定的病历资料的,医疗机构应当提供。如果医院隐匿或者拒绝提供与纠纷有关的病历资料,或者伪造、篡改或者销毁病历资料,可推定医疗机构有过错。

第六十二条规定:医疗机构及其医务人员应当对患者的隐私保密。泄露患者隐私或者未经患者同意公开其病历资料,造成患者损害的,应当承担侵权责任。

(四)献血法

为保证医疗临床用血需要和安全,保障献血者和用血者身体健康,发扬人道主义精神,促进社会主义物质文明和精神文明建设,国家制定《中华人民共和国献血法》,自1998年10月1日起实施。

我国实行无偿献血制度,提倡十八周岁至五十五周岁的健康公民自愿献血。血站是采集、提供临床用血的机构,是不以营利为目的的公益性组织。设立血站向公民采集血液,必须经国务院卫生行政部门或者省、自治区、直辖市人民政府卫生行政部门批准。血站应当为献血者提供各种安全、卫生、便利的条件。血站采集血液必须严格遵守有关操作规程和制度,采血必须由具有采血资格的医务人员进行,一次性采血器材用后必须销毁,确保献血者的身体健康。血站对采集的血液必须进行检测;未经检测或者检测不合格的血液,不得向医疗机构提供。

为保障公民临床急救用血的需要,国家提倡并指导择期手术的患者自身储血,动员家庭、亲友、所在单位以及社会互助献血。为保证应急用血,医疗机构可以临时采集血液,但应当依照本法规定,确保采血用血安全。

本法也对医疗机构用血提出要求。规定医疗机构临床用血应当制订用血计划,遵循合理、科学的原则,不得浪费和滥用血液。为了最大限度地发挥血液的功效,本法对医疗机构合理、科学用血提出了具体指导原则,如采用成分输血,既能使血液得以充分的利用,同时还可以减少浪费。

医疗机构的医务人员违反本法规定,将不符合国家规定标准的血液用于患者的,由县级以上地方人民政府卫生行政部门责令改正;给患者健康造成损害的,应当依法赔偿,对直接负责的主管人员和其他直接责任人员,依法给予行政处分;构成犯罪的,依法追究刑事责任。

(五)其他

1.《疫苗流通和预防接种管理条例》 为了加强对疫苗流通和预防接种的管理,预防、控制传染病的发生、流行,保障人体健康和公共卫生,国务院2005年3月16日第83次常务会议通过《疫苗流通和预防接种管理条例》(以下简称《条例》),决定自2005年6月1日起施行。《条例》共分八章七十三条,分别为总则、疫苗流通、疫苗接种、保障措施、预防接种异常反应的处理、监督管理、法律责任、附则。《条例》规定,疫苗的流通、预防接种及其监督管理适用本条例。国家实行有计划的预防接种制度,推行扩大免疫规划。国务院卫生主管部门负责全国预防接种的监督管理工作。国务院药品监督管理部门负责全国疫苗的质量和流通的监督管理工作。

疫苗,是指为了预防、控制传染病的发生、流行,用于人体预防接种的疫苗类预防性生物制品。疫苗分为两类。第一类疫苗,是指政府免费向公民提供,公民应当依照政府的规定受种的疫苗,包括国家免疫规划确定的疫苗,省、自治区、直辖市人民政府在执行国家免疫规划时增加的疫苗,以及县级以上人民政府或者其卫生主管部门组织的应急接种或者群体性预防接种所使用的疫苗;第二类疫苗,是指由公民自费并且自愿受种的其他疫苗。接种第一类疫苗由政府承担费用。接种第二类疫苗由受种者或者其监护人承担费用。

国家对儿童实行预防接种证制度。在儿童出生后1个月内,其监护人应当到儿童居住地承担预防接种工作的接种单位为其办理预防接种证。接种单位对儿童实施接种时,应当查验预防接种证,并做好记录。

医疗卫生人员在实施接种前，应当告知受种者或者其监护人所接种疫苗的品种、作用、禁忌、不良反应以及注意事项，询问受种者的健康状况以及是否有接种禁忌等情况，并如实记录告知和询问情况。受种者或者其监护人应当了解预防接种的相关知识，并如实提供受种者的健康状况和接种禁忌等情况。

医疗卫生人员应当对符合接种条件的受种者实施接种，并依照国务院卫生主管部门的规定，填写并保存接种记录。对于因有接种禁忌而不能接种的受种者，医疗卫生人员应当对受种者或者其监护人提出医学建议。

2.《艾滋病防治条例》 目前我国艾滋病疫情呈上升趋势，局部地区和重点人群已经呈现高流行，疫情正在从高危人群向一般人群扩散，艾滋病是我国重点防治的传染病。为预防、控制艾滋病，维护公共卫生，2006年1月29日，国务院颁布《艾滋病防治条例》。该条例共七章六十四条，于2006年3月1日起实施。就艾滋病防治，本条例突出以下重点：

第一，社会因素在艾滋病的传播中起着重要的作用，这意味着对艾滋病的防治，需要全社会的参与。一是各级政府应全面行使主要职责，对艾滋病防治工作实行统一领导，建立健全艾滋病防治工作协调机制和工作责任制等。二是政府有关部门应开展艾滋病防治的宣传教育、行为干预以及预防控制等工作。三是工会、共青团、妇联、红十字会等团体以及有关组织和个人，应开展相关的艾滋病防治工作。四是应在基层充分发挥居民委员会、村民委员会的作用。对存在感染HIV高危行为的人群，政府和政府部门应当采取措施，鼓励与支持医务人员以及有关组织和个人开展咨询、指导和宣传教育，全社会参与帮助存在感染HIV高危行为人群改变行为。推广预防艾滋病的行为干预措施，行为干预措施旨在有效减少艾滋病传播，包括：美沙酮替代治疗措施；推广使用安全套措施，以及规范、方便的性病诊疗措施；针对母婴传播艾滋病的抗病毒药物预防和人工代乳品喂养等措施；早期发现感染者和有助于危险行为改变的自愿咨询检测措施；健康教育措施；提高个人规范意识以及减少危险行为的针对性同伴教育措施。

第二，加强宣传教育。预防为主，宣传教育为主是我国艾滋病控制的工作方针。通过形式多样的宣传教育，向公众普及艾滋病防治知识，特别是向存在感染HIV高危行为的人群传递科学、准确的艾滋病防治信息，引导人们改变危险的行为，减少或者阻断艾滋病病毒传播的因素。该条例强调，必须开展全民防治艾滋病的普及性宣传教育；加强对学生、育龄人群、进城务工人员、妇女等重点人群有关艾滋病防治的宣传教育，相关政府部门和机构负有宣传教育的义务。

第三，严格防控医源性感染。该条例规定医疗机构和出入境检验检疫机构应当按照卫计委的规定，遵守标准防护原则，严格执行操作规程和消毒管理制度，防止发生艾滋病医院感染和医源性感染。该条例第三十五条规定，血站、单采血浆站应当对采集的人体血液、血浆进行艾滋病检测；不得向医疗机构和血液制品生产单位供应未经艾滋病检测或者艾滋病检测阳性的人体血液、血浆。医疗机构应当对因应急用血而临时采集的血液进行艾滋病检测，对临床用血艾滋病检测结果进行核查；对未经检测、核查或者艾滋病检测阳性的血液，不得采集或者使用。另外，条例规定，采集或者使用人体组织、器官、细胞、骨髓等的，应当进行艾滋病检测，否则与艾滋病检测阳性的一样，不得采集或者使用。无论是医疗卫生机构，还是血站、单采血浆站等，如果违反该条例的相关规定，都要依法被追究法律责任，构成犯罪的，依法追究刑事责任。

第四，条例明确规定了艾滋病病毒感染者、艾滋病患者及其家属的权利和义务。不得歧视艾滋病病毒感染者和艾滋病患者，要保障艾滋病病毒感染者和艾滋病患者的权利。条例明确规定,任何单位和个人不得歧视艾滋病病毒感染者、艾滋病患者及其家属,他们享有的婚姻、就业、就医、入学等合法权益受法律保护;未经本人或者其监护人同意,任何单位和个人不得公开艾滋病病毒感染者、艾滋病患者及其家属的有关信息;医疗机构不得推诿或者拒绝为艾滋病病毒感染者或者艾滋病患者治疗其他疾病。同时,为维护公众健康,该条例第三十八条也明确了艾滋病病毒感染者和艾滋病患者应当履行的义务:接受疾病预防控制机构或者出入境检验检疫机构的流行病学调查和指导;将其感染或者发病的事实及时告知与其有性关系者;就医时,将其感染或者发病的事实如实告知接诊医生;采取必要的防护措施,防止感染他人;不得以任何方式故意传播艾滋病。故意传播艾滋病的,依法承担民事赔偿责任;构成犯罪的,依法追究刑事责任。

第五,财政保障艾滋病防治费用,免费提供多项医疗救助。该条例从第四十三条到第四十七条规定:向农村艾滋病患者和城镇经济困难的艾滋病患者免费提供抗艾滋病病毒的治疗药品;适当减免抗机会性感染治疗药品的费用;向接受艾滋病咨询、检测的人员免费提供咨询和初筛检测;向感染艾滋病病毒的孕产妇免费提供预防艾滋病母婴传播的治疗和咨询;对生活困难的艾滋病患者遗留的孤儿和感染艾滋病病毒的未成年人减免相应的教育费用;对生活困难并符合社会救助条件的艾滋病病毒感染者、艾滋病患者及其家属给予生活救助,对有劳动能力的艾滋病病毒感染者和艾滋病患者,扶持其从事力所能及的生产和工作。该条例规定,各级政府应当将艾滋病防治经费列入本级财政预算,加强和完善艾滋病预防、检测、控制、治疗和救助服务网络的建设,建立、健全艾滋病防治专业队伍。

3.《人体器官移植条例》 近年来,随着我国人体器官移植事业的迅速发展,技术日趋成熟,人体器官移植技术已得到国内广大患者的认可。为了规范人体器官移植,保证医疗质量,保障人体健康,维护公民的合法权益,中华人民共和国国务院2007年3月21日第171次常务会议通过《人体器官移植条例》,自2007年5月1日起正式实施。在中华人民共和国境内从事人体器官移植,适用本条例;从事人体细胞和角膜、骨髓等人体组织移植,不适用本条例。条例共五章三十二条。

人体器官移植是指摘取人体器官捐献人具有特定功能的心脏、肺脏、肝脏、肾脏或者胰腺等器官的全部或者部分,将其植入接受人身体以代替其病损器官的过程。从事人体细胞和角膜、骨髓等人体组织移植,不属于人体器官移植,不适用本条例。本条例强调以下重点。

第一,捐献人体器官,要严格遵循自愿的原则。为此,条例做了五方面的规定。一是公民有权捐献或者不捐献其人体器官。任何组织或者个人不得强迫、欺骗或者利诱他人捐献人体器官。二是捐献人体器官的公民应当具有完全民事行为能力,并应当以书面形式表示。三是公民已经表示捐献其人体器官意愿的,有权随时予以撤销。四是公民生前表示不同意捐献其人体器官的,任何组织或者个人不得捐献、摘取该公民的人体器官;公民生前未表示不同意捐献其人体器官的,该公民死亡后,其配偶、成年子女、父母可以以书面形式共同表示同意捐献该公民人体器官的意愿。五是任何组织或者个人不得摘取未满18周岁公民的活体器官用于移植。任何组织和个人都不能强迫、欺骗或者利诱他人捐献人体器官,也不得通过捐献人体器官牟取任何经济利益,这是开展人体器官捐献工作必须遵守的两项基本原则。

第二,明确规定活体器官接受人必须与活体器官捐献人之间有特定的法律关系,即配偶关系、直系血亲或者三代以内旁系血亲关系,或者有证据证明与活体器官捐献人存在因帮扶等形成了亲情关系。为确保无买卖或者变相买卖人体器官的情形出现,条例在医疗机构和医务人员摘取人体器官前加上了伦理委员会进行审查的要求。

第三，条例明确规定任何组织或者个人不得以任何形式买卖人体器官，不得从事与买卖人体器官有关的活动。同时，对人体器官移植手术收取费用的范围做了界定，规定：医疗机构实施人体器官移植手术，只能依照条例的规定收取摘取和植入人体器官的手术费、药费、检验费、医用耗材费以及保存和运送人体器官的费用，不得收取或者变相收取所移植人体器官的费用。该条例规定，对买卖人体器官或者从事与买卖人体器官有关活动的，由卫生主管部门没收违法所得，并处以交易额 8 倍以上 10 倍以下的罚款；医疗机构参与上述活动的，还应当对负有责任的主管人员和其他直接责任人员依法给予处分，并由原登记部门撤销该医疗机构人体器官移植诊疗科目登记，该医疗机构 3 年内不得再申请人体器官移植诊疗科目登记；医务人员参与上述活动的，由原发证部门吊销其执业证书；国家工作人员参与上述活动的，由有关部门依据职权，依法给予撤职、开除的处分。

第四，该条例规定为了确保医疗机构提供的人体器官移植医疗服务安全、有效，条例对人体器官移植医疗服务规定了准入制度；同时，从医疗机构主动申报和卫生主管部门监督两个方面，规定了不再具备条件的医疗机构的退出制度。在准入方面，条例规定了以下三方面的内容。一是，医疗机构从事人体器官移植，应当有与从事人体器官移植相适应的执业医师和其他医务人员、设备、设施；有由医学、法学、伦理学等方面专家组成的人体器官移植技术临床应用与伦理委员会；有完善的人体器官移植质量监控等管理制度。二是，开展人体器官移植的医疗机构应当依照《医疗机构管理条例》的规定，申请办理人体器官移植诊疗科目登记。三是，省级卫生主管部门进行人体器官移植诊疗科目登记，应当考虑本行政区域人体器官移植的医疗需求和合法的人体器官来源情况。在退出方面，条例做了两个方面的规定：首先，已经获准从事人体器官移植的医疗机构不再具备条例规定条件的，应当停止从事人体器官移植，并向原登记部门报告；原登记部门应当注销该医疗机构的人体器官移植诊疗科目登记，并予以公布。其次，省级以上人民政府卫生主管部门应当定期组织专家根据人体器官移植手术成功率、植入的人体器官和术后患者的长期存活率，对医疗机构的人体器官移植临床应用能力进行评估，并及时公布评估结果；对评估不合格的，由原登记部门撤销其人体器官移植诊疗科目登记。

第三节　护理实践中的法律问题

卫生法中的护理法规及其他有关的法律规范对护理工作的行为活动有决定性意义，它规范护理行为本身，确定护理行为合法与否，并对违法行为追究相应的法律责任。护士不仅应该熟知国家的法律、法规及规章制度，而且更应准确地掌握自己在护理工作中的法律责任、义务、范围、行为规范以及与法律有关的潜在性问题，以便自觉地遵纪守法，并用法律来保护自己和服务对象的合法权益，维护法律的尊严，提高护理质量。

一、护理工作中的法律范围

（一）护士资格认证

护理工作必须由具备护士资格的人来承担，实行护士执业资格统一管理，建立护士执业资格考试制度和护士执业许可制度,以法律的手段保证护理质量及公众的就医安全。护士执业资格考试合格即取得护士执业的基本资格,但取得护士执业资格的人还不是法律意义上的护士,他还必须经过注册。注册是卫生行政机关行使许可权的一种形式。取得护士执业资格的人经护士执业注册后,便成为法律意义上的护士,应履行护士的义务,并享有护士的权利。

如果护士没有执业证书就对患者进行护理,给患者造成严重损害,应承担一定的法律责任,同时雇佣者也要承担相应的法律责任。

(二)护理工作中的法律标准

1. 护理法规 由国家或地方政府所制定,向公众展示了护理的各项法律条款。如在国家制定的众多调整卫生领域法律关系的法律、法规中,与护理密切相关的有《护士条例》《医疗事故处理条例》、《刑法》第三百三十五条关于医疗事故罪的规定等,这些法律直接规范护理行为;《传染病防治法》《药品管理法》等,对护理工作的具体事项、方法及标准等直接做出规定。护士应无条件地服从法律的规定,对不合理或违反护理法规的护理行为,公众有权依据这些条款追究护理人员的法律责任。

2. 专业团体的规范标准 由护理专业团体如中华护理学会等依据法律所赋予的权利和责任,制定的各种护理标准及操作规范,清楚地表达了护士在护理实践中能做什么,不能做什么,各种操作如何去做,其规范要求是什么等,使护士在护理实践中有章可循。

3. 医疗机构的政策和制度 各级医疗机构对护理工作制定了详细的工作要求和规范,护士应熟知医疗机构的各项政策、制度及有关规定,并在实际工作中严格执行。

上述所有来源的法律标准对护士进行护理活动都具有重要的意义。虽然专业团体的规范要求及工作机构的有关政策及制度不具有正规的法律权威,但这些条款是保证护士及公众合法权益的依据之一,具有一定的法律效力。

当行为规范与法律规范不一致时,首先服从法律规范的规定;当低级法律规范与高级法律规范相抵触时,服从高级法律规范的规定。

(三)护理工作中的违法与犯罪

1. 侵权 侵权是指侵害了国家、集体或者他人的财产及人身权利,包括生命权、隐私权、名誉权等,而给他方造成损失的行为。护理侵权是指护理人员在提供护理服务过程中因故意或过失而侵害患者的权利,依法承担民事责任。如给患者灌肠时未做好遮挡而侵犯了患者隐私权;未告知所患疾病的信息(家属允许)和治疗护理方案、用药等,侵犯了患者的知情同意权;护士在与患者交流时,态度生硬、没有尊称等侵犯了患者的受尊重权。由此可见,护理工作中会有潜在的侵权行为发生,护士应在工作中规范自己的言行,尽心尽力、尽职尽责地为患者服务。但在护理工作中为了患者治疗需要,限制患者活动,限制家属探视等不属于侵权,护士应向患者及家属解释,避免发生误解。

侵权行为可以通过民事方式,如调解、赔礼、赔款、赔物等方式来解决。

2. 犯罪 犯罪是一切危害社会秩序、触犯国家刑律、应当受到法律惩处的行为。在临床护理活动中,护理人员可能出现以下犯罪行为。

(1)疏忽大意的过失与渎职罪:疏忽大意的过失是指行为人应当预见自己的行为可能发生危害社会的后果,但因疏忽大意而没有预见,以致发生危害社会的后果。如发错药、打错针、热水袋烫伤患者等,这些过失给患者带来一定程度的损失和痛苦,但并不严重,从法律上它属于失职,不构成犯罪。

如果当疏忽大意导致患者残废或死亡时,从法律上就构成了渎职罪。例如,护士插胃管时责任心不强,违反了护理操作规程,在未证实胃管在胃内的情况下,直接给患者注入鼻饲液,导致患者窒息死亡,即构成犯罪,应承担法律责任。

(2)收礼与受贿罪:受贿罪是指国家工作人员利用职务上的便利,为行贿人牟取私利,而非法索取、接受其财物或不正当利益的行为。护士如果主动向患者索要"红包"或贵重物品,则构成受贿罪。但患者出于对护理人员优质服务的感激,而主动赠予护士一些低价物品,则不属于贿赂范畴。

二、护士与护生的法律责任

(一)护士的法律责任

1. 处理及执行医嘱　医嘱是护士对患者施行治疗护理措施的依据,具有法律效应。

(1)处理医嘱时:护理人员要用负责的态度和专业知识对医嘱仔细核查,确信无误后,准确及时地执行医嘱。随意篡改医嘱或无故不执行医嘱均属于违法行为。

(2)执行医嘱时:护理人员应熟知各项医疗护理常规,各种药物的作用、副作用及使用方法等。若对医嘱有疑问,护理人员应向医师询问以证实医嘱的准确性;若发现医嘱有明显的错误,护理人员有权拒绝执行;若护理人员向医师指出了医嘱中的错误后,医师仍执意要求护理人员执行医嘱,护理人员应报告护士长或上级主管部门。如果护理人员明知有误的医嘱不提出质疑,或由于疏忽大意忽视了医嘱中的错误,因此造成严重后果,护理人员与医师共同承担法律责任。例如,医生开出"10% 氯化钾 5 mL 静脉推注"的错误医嘱,而护士却按医嘱执行了,结果造成患者死亡,那么,即便该护士纯属机械执行医嘱,也应负法律责任。因为护士应具有 10% 氯化钾禁忌静脉推注的专业知识;若事先知晓,却没有任何拒绝的表示,则犯了渎职罪。

(3)为了保护服务对象和自己,护理人员在执行医嘱时还应注意:患者病情发生变化时,护理人员应及时通知医师,并根据自己的专业知识及临床经验判断是否应暂停医嘱。

(4)患者对医嘱提出质疑时:护理人员应核实医嘱的准确性。

(5)慎重对待口头医嘱:一般不执行口头或电话医嘱,在急诊等特殊情况下,必须执行口头医嘱时,护理人员应向医师重复一遍医嘱,双方确认无误后方可执行。在执行完医嘱后,应尽快记录医嘱时间、内容、当时服务对象的情况等,并让医师及时补上书面医嘱。

(6)慎重对待"必要时"等形式的医嘱。

2. 实施护理操作　护理工作中,护理人员可能独立完成操作,也可能委派他人实施。

1)独立完成护理活动时

(1)应明确自己的职责范围及工作规范。若超出自己职责范围或没有遵照规范要求进行护理,而对患者产生了伤害,护理人员负有不可推卸的法律责任。

(2)在进行护理前,护士应认真核查,确信无误后方可实施护理。

(3)明确自己的优势及劣势,如果护士认识到自己在某方面的能力欠佳,应尽量扬长避短,请求他人协助。如护士认为自己计算药物剂量的能力稍差,在配制复杂药物的过程中,应尽可能请其他护士帮助核对药物剂量。

2)委派别人实施护理时　委派者做到心中有数,须明确被委托人有胜任此项工作的资格、能力及知识。否则,由此产生的后果,委派者负有不可推卸的责任。

3. 书写护理记录　临床护理记录不仅是检查和衡量护理质量的重要资料,也是医生和护士观察诊疗效果、调整治疗护理方案的重要依据,在法律上有其不容忽视的重要性。我国《医疗事故处理条例》第十条规定:患者有权复印或复制其门诊病历、住院病例、体温单、医嘱单、化验单、医学影像检查资料、病理资料、护理记录以及国务院卫生行政部门规定的其他病历资料。这意味着在出现医疗纠纷时,病案将作为原始记录成为法律部门进行技术鉴定、司法鉴定、判断是非、分清责任的法律依据。《医疗事故处理办法》还规定:发生医疗事故或事件后,丢失、涂改、隐匿、伪造、销毁病案和有关资料,情节较重的,对有关责任人追究其行政责任;情节严重构成犯罪的,由司法机关依法追究其刑事责任。

因此,护理记录应做到及时、准确、无误、完整,并做到书写工整、清晰。在书写过程中出现错字,应用双画线划在错字上,不能采用刮、粘、涂、剪等方法掩盖或抹去原来的字迹。若抢救急危患者未能及时书写病历的,应在抢救结束后 6 h 内及时补记,并就此情况加以说明。如果不认真记录、漏记、错记或保管不善等均可引起医疗纠纷。如一助产士因粗心大意,在某产妇的病案记录上将女婴误写成男婴,结果该产妇以此为由,不认领自己的亲生女儿,坚持要医院给一男婴。后来在有关部门的协助下,几经周折,才使这男女一字之差的纠纷得以停息。

2002 年 4 月 1 日起开始实行的民事诉讼"举证责任倒置",规定医疗机构及其医务人员在医疗行为与损害结果的因果关系中,要通过举证来证明自己无医疗过错。因而要求护理人员及时、认真、准确地做好护理记录,一旦发生护理医疗纠纷,可以作为维护自己合法权益的证据。

4. 病区药品、仪器及物品管理

(1)药品的管理:这项工作十分重要,药品应根据种类与性质妥善放置,设专人负责。定期检查药品质量,如发现变色、过期,药瓶的标签与瓶内药物不符,标签污染模糊等,不得使用。血清制品、疫苗、某些抗生素和胰岛素应置于冰箱保存。若错用、使用过期或变质的药品,对患者造成损害的要承担相应的法律责任。对控制使用的药品,如麻醉、镇静和抗精神病药品要按特殊药品管理的规定保管和使用。1987 年和 1988 年国务院分别发布过《麻醉药品管理办法》和《精神药品管理办法》,2005 年已重新修订为《麻醉药品和精神药品管理条例》,这类药物由专人锁于专柜内负责保管,护理人员只能凭专业医嘱领取及应用这些药物。手术室及一些病房为保障及时用药可能常备有这类药物。若护理人员私自将以上药物盗取、盗卖或自己使用,则会构成贩毒、吸毒罪。因此医院及管理者应对这类药物加强管理,并对护理人员进行法制教育,使其不要以身试法。

(2)医疗仪器的使用保管:护士应保持所有的医疗器材处于备用状态,并应掌握仪器的操作程序,按照操作程序正确使用各种医疗仪器,对不熟悉的仪器不要随意使用。在工作中对患者进行使用仪器的指导,所有的护士应使用操作指南并保证所指导的操作程序是相同的,在允许患者使用仪器前,要求患者回示使用仪器的方法,以确定患者已具备独立使用的能力。护士应通过在职教育更新与保持有关仪器安全使用的知识和技能。如果错用或因技术失误而造成损害后果,则这种情况可成为对护士和医院起诉的关键证据。

(3)其他医疗用品及设备的保管:护士在工作中还接触其他各种医疗用品和设备,负责保管病房的被服、医疗、办公用品或者患者的一些贵重物品。如护士利用职务之便,将这些物品据为己有,情节严重者,将受到法律制裁。

5. 患者入院与出院

(1)入院:护士接收患者入院的唯一标准是病情的需要。护士无权将一个经济困难而生命垂危的患者拒之门外。当护士接待急需抢救的危重患者时,应以高度的责任心,全力以赴地创造各种抢救条件,配合医生及其他医务人员对患者进行救治。若因护理人员拒绝、不积极参与或工作拖沓而使患者致残或死亡,可能被起诉,以渎职罪论处。

(2)出院:多数患者病情好转或痊愈后会根据医师的建议出院,护理人员应严格按照医院的规章制度办事。也有少数患者拒绝继续治疗而自动要求出院,护理人员应做耐心的说服工作,讲明出院对康复的影响,若患者或法定监护人执意要求出院,医院则无权拒绝,但须让患者及家属签具自动出院的证明,同时如实做好记录,决不允许非法侵权扣留患者。当患者未付清住院费而想擅自离院时,护士应配合院方,合法留住患者,同时向司法部门报告,请司法部门协同处理。

6. 患者死亡及有关问题

(1)遗物遗嘱的处理:患者死亡时身边无亲友,其遗物应在至少有两人在场的情况下清点记录,并交病区负责人妥为保管。患者在死亡前若留遗嘱,护士若作为见证人,需明确以下程序:①应有2～3人参与见证;②见证人必须听到、看到,并记录患者的遗嘱内容;③所有见证人都应当签名,证实遗嘱是该患者的;④遗嘱应该有公证机关的公证。护士如果是遗嘱的受惠者,应在患者下遗嘱时回避,且不能作为见证人,否则会产生法律及道德上的争端。

(2)尸体处理及有关文件记录的书写:患者死亡后,护士应及时填写有关卡片,做好记录,特别是死亡时间,以防产生法律纠纷。如患者同意尸检、捐献遗体或器官,须有患者或家属签字的书面文书。

(3)安乐死:目前,世界上少数国家的法律允许实施安乐死,但我国的法律并没有对安乐死做出明确规定,根据法理学的逻辑分析,实施安乐死的行为符合"故意杀人罪"。我国现行《刑法》第一百三十二条以概括性的条款规定了故意杀人罪,认为只要不是依法剥夺他人生命权利的行为,均构成故意杀人罪,安乐死也不例外。因此,不论有无医嘱,护士均不能对患者实施安乐死。

> **知识链接**
>
> **安 乐 死**
>
> "安乐死"一词源于希腊文,意思是"幸福"的死亡。它包括两层含义,一是安乐的无痛苦死亡;二是无痛致死术。我国的定义指患不治之症的患者在垂危状态下,由于精神和躯体的极端痛苦,在患者和其亲友的要求下,经医生认可,用人道方法使患者在无痛苦状态中结束生命过程。安乐死可分为主动安乐死和被动安乐死。主动安乐死指无论患者有无知情同意,医务人员或其他人采取措施主动帮助患者结束生命或者加速患者死亡的过程。被动安乐死指对治疗无效又极为痛苦的患者,终止维持其生命的支持、治疗抢救设施。安乐死是20世纪70年代以来国内外医学界、哲学界和伦理学界讨论最为热烈的问题之一,至今尚未取得一致的意见。

7. 传染病的防治 护理人员依法参与传染病的预防、控制,消除传染病的发生与流行,对传染病患者实施临床护理,这是法律规范的护理行为。《消毒隔离办法》规定:凡一次性使用的医疗卫生用品,用后必须及时收回销毁;空气、物体表面和医疗用品消毒必须达到卫生标准;患者的污物,运送患者的车辆、工具必须消毒处理。《传染病防治法》规定:拒绝对传染病病原体污染的水、污物、场所和物品进行消毒处理的,要承担法律责任。

8. 其他法律责任 近几年比较突出的医患纠纷就是在医护人员的义务方面与患者的权利方面的冲突。

(1)知情同意:《医疗事故处理条例》《侵权责任法》规定了医护人员的告知义务。如安全告知不到位导致患者摔倒;擅自外出的风险未告知,患者离院外出出现意外;未对手术患者进行术后功能锻炼、注意事项、起卧等方面的告知导致患者病情恢复受到影响;特殊检查、治疗未告知签署知情同意书侵犯了患者知情同意权等。在临床实践中,医护人员未尽告知义务要承担过错赔偿责任。当患者年龄不满16岁时,除本人同意外,还必须征得其父母或其他监护人的同意;当患者神志不清或无意识时必须经其近亲属同意,除非在一些急诊无法获得同意时。知情同意必须符合三个条件:①患者必须对所接受的诊断、治疗或护理完全知情,即了解其原因、方法、优点及缺点,可能出现的反应或副作用等。②同意必须建立在完全自愿的基础上,任何强迫患者同意或患者由于害怕报复而同意的均不属于知情同意。③患者及家属是在完全清楚、有能力做出判断及决定的情况下同意的。

(2)隐私保护:隐私指患者不妨碍他人及社会利益的个人心中不愿意告诉他人的秘密。它主要包括个人身世、身体或疾病隐私、家庭生活、财产等方面的秘密。我国《民法通则》第一百零一条规定,公民的名誉权受法律保护,凡以书面、口头等形式宣传他人隐私者,被认为侵犯了公民的名誉权,将受到法律的制裁。

护士与患者接触最多,为了检查、治疗需要,护士可能了解到患者的一些个人隐私,护士要严守患者秘密,不公开任何含有患者隐私的资料和信息。

《护士条例》《侵权责任法》规定了医护人员的保密义务。如医院为了宣传,或个别医护人员撰写论文时,未经患者知情同意的情况下随意公开患者的照片;未经患者同意让护生观察治疗、护理过程或将治疗、护理过程拍摄照片、录音;把患者的资料随意给予与该患者治疗、护理无关的医护人员或者与之讨论患者的资料;护士在进行日常护理操作时如导尿、灌肠等不采取遮挡措施将患者身体私密部分当众暴露等。如果未经患者同意造成患者隐私泄露,违反保密义务的,要承担侵权责任。

(3)紧急救护:《护士条例》规定了护士在患者病情危急时紧急救治的义务,如遇患者病情危急不通知医师,不实施必要的紧急救护将承担相应的法律责任。

随着社会发展,患者法制意识增强,护士面临的潜在法律问题将日益增多。如科技发展出现的试管婴儿、器官移植等方面的法律责任;护士角色及功能变化带来的在社区护士、家庭保健方面的法律责任等。因此,必须增强护士的法律意识,强化其法制观念,使他们认识到法律在护理实践中保障护理行为合法性的作用,帮助护士在法律范围内对其护理行为负责。

(二)护生的法律责任

护生是正在学习的学生,尚未获得执业资格,根据《护士管理办法》,必须在指导老师(执业护士)的监督和指导下,严格按照护理操作规程工作。在带教护士的监督下,护生如发生护理差错或事故,除本人负责外,带教护士要负主要法律责任。所以,带教护士要严格带教,护生应虚心学习,勤学苦练。护生如果未经带教护士批准,擅自独立操作造成对患者的损害,护生应对自己的行为负法律责任。护生如发生护理差错或事故,其所在的医院也要负法律责任。因为医院为护生提供实习场所,护生被视为医院的一员。因此,护生进入临床实习前,应该明确自己的法定职责范围,认真按照护理法规规程去做,防止发生差错或事故。

三、护理工作中法律问题的防范

(一)强化法制观念

长期以来护士工作繁重,特别是在一些重症科室,患者病情危重,护士更多考虑的是如何尽快解决患者的健康问题，而有时忽略了患者的合法权益，如患者的知情同意权、身体隐私权等，极易引起法律纠纷。因此，护士在执业过程中一定要认真学习法律知识，严格依法实施护理，做到知法、懂法、守法。

（二）规范护理行为

护理工作关系到患者健康及生命安危，这就要求护士在工作中应规范护理行为，遵守护理操作规程，确保患者安全，防止法律纠纷的发生。

（三）规范护理文件书写

护理文件是患者在住院期间，护士对其进行观察、治疗、护理的扼要记载，是病历的重要组成部分，在法律上有其不容忽视的地位。一旦发生法律纠纷，护理文件就成了重要的法律原始物证。在治疗护理后护士应及时、准确、客观、真实地做好记录，如遇到患者不在时应注明患者外出或请假，不能编造填写，漏记、错记都可能成为日后法律纠纷的隐患。护理管理部门应组织有关人员进行护理文件的相关检查，对发现的问题及时纠正，确保各项护理记录全面真实。

（四）良好护患沟通

良好的沟通是减少护患纠纷的前提。护士在工作中应加强与患者及其家属的有效沟通，将患者在住院期间应注意的问题，各种治疗护理的目的、注意事项等对患者进行解释，履行告知义务，促进患者及家属对护理工作的理解和支持。沟通中做到语言通俗易懂、态度亲切温和、解释耐心细致，减少护患纠纷发生。

（五）加强专业知识技能学习

临床医学发展迅速，知识更新很快。作为医务工作者在工作中要不断学习新知识、新技术，不断提高自己的专业知识和护理技能，满足患者不断增加的护理需求。

（六）加强护理风险管理

护理行业是高风险、高责任的服务性行业，由于患者疾病的特殊性和不可预见性及医学技术的局限性等问题，使风险无处不在。工作中任何一个环节的失误，都会直接或间接危害患者的健康甚至生命，同时医院和医务人员将承担经济、法律、人身的风险。我国"患者安全目标"，明确指出了在诊疗护理活动中，医务人员保障患者安全的十大目标及实施方法。护理管理者要充分认识护理风险管理的必要性和重要性，建立长效管理机制，加强安全管理的宣传和教育，并认真检查落实情况，确保护理安全。

（七）参加职业保险

职业保险是护士保护自己从业及切身利益的重要措施之一，虽然它不能完全消除护士在纠纷或事故中的责任，但是在一定程度上帮助护士减轻了因事故发生对护士造成的负担。

> **知识链接**
>
> **举证倒置与护士的法律责任**
>
> 1. **举证责任** 举证责任是指当事人对自己提出的诉讼请求所依据的事实或者反驳对方诉讼请求所依据的事实有责任收集并提供证据加以证明。
>
> 2. **举证责任倒置** 举证责任倒置是指在医疗侵权诉讼中作为原告方的患者，将不再承担对医疗行为与损害结果之间存在因果关系及存在过错这两方面的举证责任，而改由医疗机构承担医疗行为与损害结果之间不存在因果关系及不存在医疗过错

这两方面的举证责任,即护士要证明发生的护理行为合法。

因此,护士在临床护理实践过程中要具备举证倒置的相关法律意识,在护理工作中,严格遵守相关法律法规和部门规章、操作规程、技术规范等,记录和保存好原始证据,正确维护患者及自身的权益,降低职业风险。

直通护考

一、单项选择题

1. 《护士条例》的实施时间是( )。
   A. 1979年3月12日 B. 1993年3月26日
   C. 2008年5月12日 D. 1993年4月18日
   E. 2002年4月26日

2. 申请注册的护理专业毕业生,应在教学或综合医院完成临床实习,其时限至少为( )。
   A. 6个月　　B. 8个月　　C. 10个月　　D. 12个月　　E. 4个月

3. 不与护理实践密切相关的法是( )。
   A. 教育法　　B. 民法　　C. 刑法　　D. 卫生法　　E. 医政法

4. 根据法所调节的社会关系,法可分为( )。
   A. 劳动法、卫生法和民事法等
   B. 经济法、劳动法和卫生法等
   C. 经济法、劳动法和行政法等
   D. 刑事法、教育法和劳动法等
   E. 刑事法、劳动法和行政法等

5. 护理立法的意义不正确的是( )。
   A. 维护患者的权利
   B. 促进护理学科及护理教育的发展
   C. 促进护理管理科学化的进程
   D. 保证护理人员具有良好的护理道德水平
   E. 有利于维护护理对象的正当权益

6. 护士在紧急情况下为抢救患者生命实施必要的紧急救护,应该做到以下几点,但排除( )。
   A. 必须依照诊疗技术规范
   B. 必须有医师在场指导
   C. 根据患者的实际情况和自身能力水平进行力所能及的救护
   D. 避免对患者造成伤害
   E. 及时通知医生并配合抢救

7. 某护士随意议论患者的隐私并造成扩散,则该护士的行为属于( )。
   A. 构成犯罪 B. 侵犯患者隐私权
   C. 构成渎职罪 D. 侵犯患者健康权
   E. 失职过错

8. 护士发现医师医嘱可能存在错误,但仍然执行错误医嘱,对患者造成严重后果,该后果的法律责任承担者是( )。

A. 开写医嘱的医师 B. 执行医嘱的护士
C. 医师和护士共同承担 D. 医师和护士无需承担责任
E. 以上都不对

9. 医务人员在确定辅助检查项目后,必须做到(　　)。
A. 只要检查目的明确,无需说服解释
B. 使患者知情同意,要告知患者(或家属),尊重被检查者
C. 只要有益于治疗,医生可以做出决定
D. 向患者解释清楚检查的危险性
E. 因治病需要,无需向患者说明检查项目的经济负担

10. 护生在执业护士的监督下,发生了护理差错或事故,以下说法正确的是(　　)。
A. 护生和护士均不负责 B. 护士负责,护士不负责
C. 护生负责,护士不负责 D. 护生与护士均负责
E. 护士、护生和法人均负责

11. 护士在护理工作中,因违反操作规程,造成患者中度残疾、器官组织损伤导致严重功能障碍,属于几级医疗事故?(　　)
A. 一级　　B. 二级　　C. 三级　　D. 四级　　E. 五级

12. 以下情况不属于护理差错事故发生原因的是(　　)。
A. 护士处理医嘱不认真、细致,转抄时发生错误
B. 护士业务水平低,患者出现异常不能及时发现、判断,延误抢救时机
C. 护理管理不到位,在管理中缺少有效的监督制约机制
D. 护士不按规定巡视病房,观察病情不仔细、不到位
E. 因患者及家属方面的原因延误诊疗致不良后果的

二、共用题干选择题

(13～15题共用题干)
周护士遵医嘱为患者做青霉素过敏试验,患者说:"我能用青霉素,不需要做过敏试验。"周护士未做青霉素过敏试验就在临时医嘱上写了青霉素过敏试验阴性,签了名。在注射青霉素后患者发生了过敏性休克,立即采取了急救措施才使患者病情平稳。

13. 发生该差错的责任由谁承担?(　　)
A. 患者　　B. 医生和护士　C. 医生　　D. 患者和护士　　E. 护士

14. 周护士在执行医嘱方面存在的法律问题是(　　)。
A. 篡改医嘱 B. 拒绝执行医嘱
C. 执行错误医嘱 D. 无故不执行医嘱
E. 未仔细核查医嘱

15. 周护士在临床记录方面存在的法律问题是(　　)。
A. 漏记　　B. 错记　　C. 不真实　　D. 不认真　　E. 不准确

三、思考题

1. 在临床工作中,护理人员处理和执行医嘱中的法律责任有哪些?
2. 医疗事故如何判定?

(刘玉华　王星歌)

第八章 评判性思维和护理决策

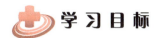

掌握：评判性思维、循证护理和临床护理决策的概念及其在护理中的应用；发展临床护理决策能力的策略。

熟悉：评判性思维的构成和特点；临床护理决策的步骤和影响因素；循证护理的基本要素和实施程序。

了解：临床护理决策的类型和模式。

【案例引导】

案例：吴女士，32岁。因出现乳房胀痛、胸前区疼痛入院检查。入院经穿刺检查确诊为乳腺癌，行乳腺癌根治术。术后2天，凌晨2点钟，护士小王看见5病房12床的床头灯是亮的，她走进了病房，问道："吴女士，我看见您的床头灯亮了，您有什么事情吗？"吴女士说："我没事，谢谢你！"但是，护士小王看到吴女士的眼睛是红红的，床单也有点湿。护士小王轻轻地握着吴女士的手说："放心，一切都会好起来，您早点休息。"吴女士点点头，就关灯睡觉了。

问题：1. 护士小王这样做对吗？
2. 上述情景体现的科学思维方法是什么？
3. 护士小王是如何思考和判断这样的情况的？

随着信息时代的到来、社会的进步及医学科学技术的不断发展，护理工作的范围也在不断地扩大，护士面对更为广阔的服务环境及复杂的临床问题，需要综合运用所掌握的知识、信息，对其进行科学的思考、分析和解决问题。学习评判性思维、临床护理决策及循证护理的相关知识和技巧，能够帮助护士在面对工作环境中的各种护理问题时，更好地进行有目的、有意义的判断、反思、推理及决策，对进一步开发护士的思维能力、有效解决护理实践中的各种复杂问题、提高护理服务质量、促进护理专业的发展有重要的意义。

第一节 评判性思维

一、评判性思维的概念

20世纪80年代以后,评判性思维作为一种新的思维方式引入到护理领域,受到了护理教育界的高度重视,许多护理学家认为评判性思维能力是高等护理教育毕业生应该具备的能力。1989年美国护理联盟在护理本科的认证指南中将评判性思维能力作为衡量护理教育水平的一项重要指标。

评判性思维(critical thinking)是由20世纪30年代德国法兰克福学派的学者提出的。其中"critical"的意思是指提出疑问、弄清楚本质,并加以分析、判断。评判性思维的概念主要来源于哲学和教育学领域,目前尚不统一。各科学者主要从认知过程、思维判断过程、思维能力等不同的角度对评判性思维的概念进行详细的阐述。

评判性思维也称批判性思维,是指个体在复杂场景中,在反思的基础上灵活应用已有的知识和经验进行分析、推理并做出合理的判断,在面临各种复杂问题及各种选择的时候,对问题的解决方法进行选择,能够正确进行取舍。从护理的角度来看,评判性思维是对临床复杂护理问题所进行的有目的、有意义的自我调控性的判断、反思、推理及决策过程。

二、评判性思维的特点

1. 评判性思维是主动思考的过程　评判性思维必须对外界的信息和刺激、他人的观点或"权威"的说法进行积极的思考,主动运用知识和技能做出分析判断。

2. 评判性思维是质疑、反思的过程　评判性思维通过不断提问题,深入探究而产生新观点,在此过程中,始终注意反思自己或他人的思维过程是否合理,客观判断相关证据,坚持正确方案,纠正错误选择。

3. 评判性思维是审慎、开放的过程　运用评判性思维思考和解决问题的过程中,要求审慎而广泛地收集资料,分析、寻求问题发生的原因,经过理性思考,得出结论。但也必须认识到评判性思维在审慎的同时,要求个体有高度的开放性,愿意听取和交流不同观点,以得出正确、合理的结论。

三、护理评判性思维的层次

评判性思维的层次是影响临床问题有效解决的重要因素。护士个体处于评判性思维的不同层次时,对相同护理实践问题解决的方式、有效性会有很大的差别。因此,护士应了解自己在评判性思维中所处的层次,促进自身评判性思维向更高的水平发展。护理评判性思维包括三个层次:基础层次、复杂层次和尽职层次。

(一)基础层次

这是个体推理能力发展的早期阶段。评判性思维的基础层次建立在一系列规则之上,是一种具体思维过程。在此层次,思维者相信专家对每个问题都有正确答案,并且坚信所有问题只有一个答案。在对患者进行护理操作时,处于此思维层次的护士会参照该操作的规范程序手册,严格遵循操作步骤,不能灵活调整步骤以满足患者的需要。此层次显示个体缺乏足够的评判性思维经验,护士可通过接受专家的不同观点和价值观指导来学习和提高评判性思维能力,使其向更高层次发展。当护士缺乏经验、能力不强或态度固执时会限制评判性思维能力向更高层次发展。

(二)复杂层次

处于该层次的思维者开始走出权威的牵制和影响,开始独立地分析和检验选择方案,对问题会依据具体的情况而定,思维能力得到一定的提高,主动性增强,认识到问题可以有不同的解决方法,而且相信每种方法各有利弊。在此层面上,护士会权衡不同方法的利弊,然后采取合适的解决方法。在面临复杂情况时,也愿意脱离标准规程和政策束缚进行思考、分析,在一定程度上会用不同的方法来创造性地解决同一问题。

(三)尽职层次

此层次思维者开始在专业信念的指导下,以维护服务对象利益为基础,进行专业决策,并为此承担相应的责任。此层次不仅要求护士对解决各种复杂临床问题的备择方案进行思考,还要根据方案的可行性来选择护理行为方式,并以专业要求的原则来执行方案。有时护士能够按照专业知识和临床经验选择延迟行动或不采取行动,但必须在专业所允许的范围内,充分考虑后果后再做出决策。

四、评判性思维的标准

评判性思维的标准包括智力标准和专业标准。明确评判性思维的标准能使护士的思维更可靠、有效,从而做出恰当的临床护理决策。

1. 智力标准 智力标准是指评判性思维应该具有的智力特点,评判性思维普遍适用的智力标准包括14项内容,即评判性思维应具有清晰、准确、详尽、正确、相关、可靠、一致、合理、深入、概括、完整、有意义、适当和公正的特点。护士在对护理实践问题进行分析判断时,应运用以上标准进行临床护理决策。

2. 专业标准 评判性思维的专业标准包括伦理标准、评价标准及专业责任标准。

(1)伦理标准:护士在护理实践中以关怀、人道及负责的态度面对患者,以职业道德伦理标准作为行为指南。随着科学技术的不断发展,对服务对象的护理已不仅局限于单纯应用科学知识,更要考虑相关的伦理问题。护士在护理实践中的伦理决策与日常生活的决策不同,必须遵守相关的职业伦理规范。因此,护士在评判性思维过程中要有意识地明确自己的信念及价值观,同时了解服务对象、家属、同事对临床具体问题的不同观点,在专业价值观及伦理要求指导下,做出公正、符合患者意愿并有利于患者健康的护理决策。

在进行评判性思维时,护士需要运用自主、公正、诚实、仁慈、保密、负责的伦理原则对临床护理决策进行指导。自主原则相信个体有权根据自己的价值观和信仰,在没有外来压力的情况下获得足够信息,对所有解决问题的方法进行考虑、判断,进而做出法律允许范围内的恰当决策;公正原则指护士应公正地对待所有患者;诚实原则指护士应告知患者真实的情况;仁慈原则指护士在实践中要具有乐于尊重他人利益、避免伤害他人的意向;保密原则指护士要尊重患者对隐私保密的需要;负责原则指护士愿意对自己的行为结果负责。除上述原则外,评判性思维还用专业标准、其他伦理守则和权利法案来指导自己的伦理行为。

(2)评价标准：以相关临床机构和专业组织发展所设定的护理标准为基准。护士在日常工作中经常用到的评价标准可分为三类：第一类是对有关临床现象的正确识别标准，如护士在评价患者头晕的特征时要考虑头晕的发作时间、持续时间、部位、严重程度、类型、表现、促进因素、缓解因素以及其他症状等评价标准。第二类评价标准是对药物治疗过程中相关现象的正确识别标准，如护士在评价药物治疗的效果时，要考虑症状和体征的改变、药物有无副作用以及达到预期效果的程度等评价标准。第三类是对患者健康教育效果进行有效识别的标准，如患者是否能够复述所学知识，正确实施所学技能，能否在家有效运用所学知识和技能等。

(3)专业责任标准：专业责任标准明确护士在提供护理服务中承担的责任和义务。此类标准主要来源于四个方面：国家的相关指导方针、护理实践中明确规定要达到的标准、专业学会制定的实践指南以及专业组织的实践标准。

五、护理评判性思维的构成

护理评判性思维的构成有专业知识、认知技能和情感意向三方面要素。

(一)专业知识

专业知识是护士进行评判性思维的基础，只有具备丰富、扎实的专业知识，才能准确分析、判断服务对象的健康需求，对自己形成的一些思维定势及时进行审视剖析，做出合理、准确的临床推理及决策。护理学的专业知识包括医学基础知识、人文知识和护理学知识。

(二)认知技能

认知技能能够帮助个体在评判性思维过程中综合运用已有的知识、经验，做出符合情境的判断。美国哲学学会提出的评判性思维的认知技能包括解释、分析、评估、推论、说明和自我调控六个方面及相对应的亚技能。

1. 解释　解释是对推理的结论进行陈述以证明其正确性。在解释的过程中，护士可以使用相关的科学论据来表述所做的推论。解释中包含分类、解析意义及阐明意义等亚技能。

2. 分析　分析是鉴别陈述、提出各种不同问题、概念或其他表达形式之间的推论性关系。分析中所包含的亚技能为检查不同观点、确认争论的存在及分析争论。

3. 评估　评估是对相关信息的可信程度进行评定，对推论性关系之间的逻辑强度加以评判。评估中所含的亚技能包括评估主张及评估争议。

4. 推论　推论是根据相关信息设计关于事项的可选假说，推测可能发生的情况，以得出合理的结论。推论所包含的亚技能有循证、推测可能性、做出结论。

5. 说明　说明指理解和表达数据、事件、规则、程序、判断、信仰或标准的意义及重要性。说明中所包含的亚技能有陈述结论、证实步骤、叙述争议。

6. 自我调控　自我调控是有意识地监控自我的认知行为，特别是将分析和评估技能应用于自己的推论性判断，以质疑、证实、确认或校正自己的推理或结果，进行及时的自我调整。自我调控中所包含的亚技能为自我检查、自我矫正。

(三)情感意向

情感意向是指评判性思维过程中个体应具备的人格特质，包括进行评判性思维时的心理状态、意愿和倾向。

1. 自信负责　自信心是指个人相信自己一定能够完成某项任务或达到某一目标的心理状态。护士能够正确认识自己运用知识和经验的能力，相信自己能够分析判断及正确解决服务对象的问题。

2. 好奇执着　好奇心可以激发个体对问题、事件、情境等进一步的调查和询问,以获得更为丰富的信息、证据。护士应具有保持好奇和质疑的态度,愿意进行深入的调查研究、愿意对服务对象的信息进行深入的了解。对于复杂的护理问题,护士需要进行执着的思考、调研,这种执着的态度倾向使护士能够努力坚持,在情况不明、结果未知或遇到困难时,也会坚持不懈地了解问题,寻求更多的信息资料,尝试不同的护理方法,直到成功地解决问题。

3. 谦虚谨慎　护理实践中护士能够不草率、不盲从。面对问题深思熟虑,对产生的新问题、新证据,愿意承认自身知识和技能的局限性,在收集大量信息的基础上做出正确的判断,谨慎思考自己的结论。

4. 诚实公正　运用评判性思维质疑和检验他人知识、观点时,也应用同样严格的标准质疑和检验自己的知识和观点,客观公正地评估自身观点和他人观点的不一致,而不是带有自己或群体的偏见、歧视。在对问题进行讨论时,护士应听取不同意见、思考不同观点,在拒绝或接受某一新观点时应努力全面理解新观点,当与服务对象的观点发生冲突时,护士应重新审视自己的观点,努力找出对双方都有益的结果。

5. 独立思考、有创造性　独立思考的习惯表现为具有对探求自己信念和行动所依赖的相关证据所必需的诚实和勇气,不管其他人或事的压力或诱惑,是一种对坚实基础的信念进行坚持的个人力量。评判性思维要求护士能够独立思考,在遇到不同意见或挫折时,应全面考虑事件的情况,查阅相关文献,在与同事讨论并分享观点的基础上做出判断。护理实践中会出现各种各样的问题,如何有效地解决并让服务对象满意,有时需要护士做出创造性的护理决策。

6. 心胸开阔、善解人意　①不草率、不盲从,对问题深思熟虑;②保持好奇和质疑的态度,在收集大量信息的基础上做出最正确的判断;③意识到自己的偏见、歧视,不使这些偏见影响判断;④能以一种开放的态度理性地看待各种观点,理解他人;⑤正确分析、评估他人及自己的信息、观点,愿意重新建构和修正自己的观点。

> **知识链接**
>
> **护理评判性思维能力的测量**
>
> 　　正确评价护理评判性思维能力可以帮助护士了解自身评判性思维能力的水平,促进护理评判性能力的发展。目前对护理评判性思维能力主要通过量表进行评价,通常使用的测量工具有:加利福尼亚评判性思维技能测验、怀森及格拉斯评判性思维鉴定量表等。
>
> 　　1. 加利福尼亚评判性思维技能测验(California critical thinking skill test,CCTST)　该量表是皮特(Peter)以美国心理协会(American Psychological Association,APA)的评判性思维定义为基础编制而成,包括34个测验项目,分为分析、评价、推论、归纳推理和演绎推理5个子量表。CCTST简体中文版经修订和测试信度和效度良好。
>
> 　　2. 怀森及格拉斯的评判性思维鉴定量表(Watson-Glaser critical thinking appraisal,WGCTA)　该量表主要测试评判性思维能力中的逻辑推理能力及创造力。量表包括80个项目,5个类别。
>
> 　　3. 其他方法　其他量表还有加利福尼亚评判性思维心智评估量表(California critical thinking disposition inventory text,CCTDIT)、恩尼斯及威尔的评判性思维短文测试(Ennis-Weir critical thinking essay test,EWCTET)、康奈尔评判性思维测试(Cornell critical thinking test,CCTT)等工具。

六、护理评判性思维的运用

(一)评判性思维在护理教学中的应用

1. 启发学生积极思考 在护理教学过程中,教师应注意在发挥自身主导作用的同时,要充分发挥学生在教育过程中的主体地位,给学生充分的自主权和选择权,使学生明确自己的学习需要,并让学生参与到评价学习过程中。

2. 培养学生的质疑能力 在课堂教学过程中创造平等、民主的师生关系,鼓励学生积极参与、思考、质疑、争论,敢于大胆提出自己的独立见解,从而创造有利于培养学生评判性思维的教学环境。

3. 将评判性思维理念融入教学过程 教师在授课过程中将评判性思维的教学融入到常规课程之中,在教授专科内容的同时教授思考策略,促进学生将所学的专科知识应用到专业实践中去。

单纯传授知识与融合护理评判性思维的教学区别在于以下几点。

(1)教师的作用 在单纯传授知识的教学活动中教师只是向学生传递知识和信息,而融合护理评判性思维的教学活动中教师是引导和鼓励学生开展有益的探讨和质疑。

(2)学生的行为 在单纯传授知识的教学活动中学生的行为主要是接受、储存知识信息并加以行动,而在融合护理评判性思维的教学活动中学生是主动质疑、探讨、评价信息。

(3)知识 在单纯传授知识的教学活动中学生对知识是理解和记忆,而在融合护理评判性思维的教学活动中学生对知识及技能是进行质疑、探究、推断。

(4)教学方法 在单纯传授知识的教学活动中教学方法是讲授、灌输、教条式的教学,在融合护理评判性思维的教学活动中是以讨论、探索、引导式的教学方式为主。

(5)教学特点 在单纯传授知识中其教学特点是学生被动在听讲,在融合护理评判性思维的教学活动中学生是主动地去学习、独立判断和选择。

(6)师生关系 在单纯传授知识的教学活动中师生关系是传统的,教师是知识的传授者,学生相信教师的权威不容置疑,但是融合护理评判性思维的教学活动中师生关系是平等、协作的关系,教师也是学习者,在教学过程中和学生一起探讨问题。

(二)评判性思维在护理临床实践中的应用

在护理临床实践中应用评判性思维可以帮助护士进行有效的临床护理决策,为患者提供高质量的护理服务。评判性思维能使临床护士在护理程序的各个步骤中做出更加合理、有效的决策。评判性思维既可以是对一个特定的患者或临床情境做出判断,也可以是对干预措施的选择做出决策。护士评判性思考临床情境时,首先要明确思维的目的,使护士的思考指向同一目标。护士的工作环境复杂多变,而且要面对人的生命,治疗、用药、服务对象的健康状态等都是处在不断变化的过程中,只有使用护理评判性思维才能在复杂的临床情况下,对服务对象变化的各种情况加以认真思考,鉴别其潜在的健康问题。护士对服务对象表现出来的症状、体征以及获得的其他资料进行合理推测,做出恰当的决策。在整个过程中,护士应该不受任何影响,特别是个人偏见的影响,严格进行逻辑推理。此外,要求护士除了学习护理专业知识外,还必须学习生物科学、社会科学以及人文科学知识以构建坚实的护理知识和技能基础。在护理实践中,护士可以请教有经验的同事、护理教育者或求助于参考专业文献资料、学术机构或医院的政策和程序规范以及相关的患者权利法案。面对复杂的临床情境,护士只有具备足够的知识储备,包括专业知识及相关领域的知识,才能评判性地理解各种资料的意义,进而做出相应的临床决策。

(三)评判性思维在护理管理中的应用

护理管理者的重要职责之一是进行各种决策,正确的决策是有效护理管理的重要保障。护理评判性思维应用于护理管理中,使护理管理者在决策过程中能够有效地对传统的管理思想、方法进行质疑,对各种复杂现象、事物与人群进行有效分析、判断,做出恰当决策。

(四)评判性思维在护理科研中的应用

护理科研本身就是对护理现象探索和研究的过程,需要对各种观点、方法、现象、常规等进行思考和质疑,并在此基础上进行调查或实验,根据新的、充分的证据得出新的观点、新的方法、新的模式。护理科研要求科研者有效运用护理评判性思维,进行质疑、假设、推理、求证。

七、护理评判性思维的发展

在复杂的临床工作环境中,护士对服务对象做出合理的临床护理决策是护士的重要临床功能之一,在此过程中,除了应用护理程序等基础的护理理论框架外,护士评判性思维能力的培养也具有重要意义。促进护士临床护理决策能力的发展,需要注意培养护士评判性思维能力,同时要帮助护士掌握临床护理决策的各种相关技巧和方法。

(一)发展护理评判性思维的步骤

评判性思维能力对高质量的护理实践十分重要,护士需要发展这些能力。但是,评判性思维并不是一夜之间就能学会的,而是通过努力工作、尽心奉献和主动探索的学习才能获得的能力。更为理想的是,将评判性思维发展成为一种思维习惯,成为个体品质的一部分。普遍认为一个愿意发展评判性思维能力的护士在面临思维的挑战时,可以通过以下5个步骤的系统运作获得帮助。

1. 明确思维目的　当护士试图评判性思考一个临床情境时,首先就是要确定思维目的。护理实践中评判性思维的目的既可以是对一个特定的患者或特定的临床情境做出判断,又可以是对如何选择最好的干预措施做出决策。根据时间限制的标准,评判性思维的目的有两类,即短期目的和长期目的。

2. 拥有适当的知识　护士在评判性地思考特定的问题时要确保拥有适当的知识。在思维一开始就判断自己所要运用的知识是否正确、完整和关联。如果运用错误的信息或在缺少重要的资料时进行推理,就不可能做出合理的结论。为确保有适当的知识,应思考4个方面的内容:相关环境、必备知识、错误允许空间和时间限制。

3. 鉴别潜在的问题　随着对评判性思维运用的日臻熟练,护士将学会鉴别并纠正一些不合理的推理,学会避免发生一些导致不合理决策的潜在问题,常见的有:按未经验证的或错误的假设来工作、接受未经证实的主张或有争议的方法、任由偏见影响自己的思维以及不符合逻辑的推理等。护士对这些评判性思维的常见障碍越熟悉,就越容易将它们从自己的思维中鉴别出来。

4. 运用有用的资源　对于所有护理专业人员而言,能快速地认识自身的局限,知道在需要的时候去寻求有用的资源以获得帮助或弥补不足至关重要。有评判性思维的护士知道要不断地更新知识,知道自己需要什么样的帮助以及寻求哪些资源来协助推理。主要的有用资源包括:有经验的同事、护理教育者、护士长、教科书和杂志上的专业文献资料、学术机构或医院的政策和程序规范、专业团体和著作以及相关法律法规等。

5. 使用判断或决策的标准　将评判性思维用于临床实践的最后思考步骤是使用判断或决策的标准。在最后做出判断或决策时,护士必须要用一定的标准来确定备择行为方案,衡量它们各自的优点,然后做出结论。

(二) 发展护理评判性思维态度和技能的策略

在临床,常常可以看见有些护士能比其他护士做出更好的评估、判断和决策,即评判性地做出合理的决策。进行评判性思维并不容易,护士应努力促进自身评判性思维态度和技能的发展,可采用以下策略。

1. 自我评估　护士要经常反思自己是否具备评判性思维的态度,如好奇、公正、谦虚、勇敢和执着等。对自己已具备哪些评判性思维的态度,还需要培养哪些态度进行严格的自我评估。这种态度评估也可以由同伴或群体来进行。在评估时,首先要确定自己哪些态度已经稳固具备、哪些态度很少具备或完全不具备。还要对那些曾经令自己后悔的决策情况进行反思,分析思维的过程和态度,或者邀请一位可信赖的同事来对这些情况进行评价。此外,对自己评判性思维技能和态度中的弱点进行鉴别也很重要。

2. 接纳不一致和不确定　为培养公正的态度,应特意去收集一些与自己的观点对立的信息,以提供理解他人观点和学习向他人观点开放的实践机会。收集和自己原有观点一致的信息,而忽视可能与自己所持观点矛盾的证据是一种正常的人性倾向。护士应增加对那些与自己原有信念相矛盾的观点的宽容度,并学会运用延迟判断。

延迟判断是指在一段时间内容纳不确定性。如果一个问题很复杂,不可能很快地或完美地解决,那就需要延迟判断。从整体上看,护士在不确定时不要急于评判,而是要释然地说"我不知道",同时进一步加深对该问题的了解。但是,延迟判断不适用于需迅速行动的急诊情况。

3. 寻找思维实践的情境　尽管评判性思维是一个复杂的思维过程,但评判性思维的发展依赖于实践。例如,参加临床或教育机构的讨论会,这类会议通常倡导和支持对所有的论点(包括对立的观点)进行公开讨论。此外,运用苏格拉底询问法或其他方法来培养质疑的态度也非常重要。护士要回顾评价思维的标准并将其应用于自己的思维,及时发现思维中的错误,这样才能有完整、正确地思维。

4. 创造评判性思维的环境　护士不可能在真空中发展和保持评判性思维,其需要自由、开放、民主的氛围。在此环境下护士才可以自由地表达观点、疑问、肯定或否定的判断并向权威挑战。创造支持评判性思维的环境对护士评判性思维的培养和专业护理至关重要。要特别注意建立思维的氛围,积极创建一个鼓励不同意见和公正检验不同观点和意见的激励性环境。护理领导者还要鼓励同事在做出结论前仔细地检验证据,要避免"群体思维",即不假思索地服从群体意愿的倾向。

(三) 发展护理评判性思维能力的条件

1. 创造评判性思维氛围　护士评判性思维的发展需要严格、自由、民主、开放的氛围,在此环境下护士才可以自由表达观点、疑问、肯定或否定的判断并向权威提出挑战。创造支持评判性思维的环境对发展专业护士的评判性思维能力至关重要。护士要积极创造鼓励不同意见和公正检验不同意见的环境,鼓励护士在做出结论前检验证据,避免盲目服从群体意愿的倾向。

2. 提高护理教师的评判性思维能力　护理教师评判性思维能力的水平会直接影响学习

者评判性思维能力的培养。在培养学习者评判性思维的过程中,教师的评判性思维行为具有很强的示范性,教师本身具有强的评判性思维能力,能够在教学过程中影响学习者用质疑的态度、评判性思维的技巧和方法进行学习和实践,学习者才会更好地获得知识。

3. 培养评判性思维的情感态度 护士在进行评判性思维活动时,应该具备积极的情感和态度。因此,在培养个体评判性思维能力之前,应该加强个人情感态度的培养,发展个体勤奋、探索、公正等个性特征。护士要经常反思自己是否具备评判性思维的态度,如好奇、公正、谦虚、执着等。对已经具备及需要培养的评判性思维的情感态度进行经常性评估。如为培养公正的态度,可以有意地去收集与自身观点对立的信息,以提供理解他人观点的实践机会。

4. 采用促进评判性思维的九个问题

(1)期望得到的主要结果是什么?护士清晰地描述期望在临床实践中观察的主要结果,使其思维目标明确。期望得到的主要结果即在护理计划终止后,期望观察到的有益结果。预期结果可来自标准护理计划或由护士提出。

(2)为得到主要结果,应提出哪些问题?为得到主要结果,护士需要提出一些相关问题,采取必要的行动去预防、控制或解决问题。回答这些问题将有助于护士确定优先顺序。在临床实践过程中,护士要面对许多现存的和潜在的健康问题,需要对这些问题进一步进行精简,把迫切需要解决的问题提出来。

(3)在什么样的环境下?问题发生的时间、地点、发生、发展情况,患者的文化背景如何等相关资料不同,评判性思维的方法也各不相同。

(4)需要哪些知识?具备相应的知识基础是进行评判性思维的必备条件。例如,如果护士不知道正常血压及血压下降常见于哪些疾病,当遇到血压降低的患者时,就很难正确处理。临床护理决策中常需要三方面的知识:与特定问题相关的知识,如健康问题的临床表现、诊断、常见病因、危险因素、并发症及其预防和处理;护理程序及相关的知识和技能,如伦理学、健康评估、人际沟通等;相关学科的知识,如解剖学、生理学、病理生理学、药学、心理学、社会学等。

(5)允许误差的空间有多大?临床上允许误差的空间通常很小,主要根据患者的健康状况和干预的风险而定。当允许误差空间较小时,护士就必须仔细地评估情况、检验所有可能的解决方案,做出审慎的决策。

(6)决策的时间有多少?当护士遇到一些很难做出决策的临床情境时,在允许决策时间充足的情况下,护士可以利用教科书等资源,从容地进行独立思考。如果允许决策的时间不够充足,就必须运用已有的知识或立即将问题提交专家以便及时实施护理措施。临床护理决策的时间主要取决于护理问题的紧迫性及与患者接触的时间,护士应根据实际情况,确定要完成的决策以及需要尽早完成的决策。

(7)可利用的资源有哪些?正确识别有用的资源,如教科书、计算机、临床专家等,能够帮助护士获取评判性思维所需要的信息。

(8)必须考虑哪些人的意见?要找到有效解决问题的方法必须考虑主要参与者的意见。在考虑过程中,患者的意见最重要,其他比较重要的还包括患者家属、其他重要的关系人、其他护士和相关的第三方人员(如保险公司)等的观点。

(9)影响思维的因素是什么?护士的思维会受到很多因素的影响,认识到影响评判性思维的因素可帮助护士客观地进行思维。

通过评判性思维的培养,使护士明白评判性思维对护理工作的重要性及扎实的专业理论知识、丰富的临床经验、全面仔细的观察及对患者关爱、负责的态度是护士培养评判性思维能力的前提,从而使护士主动去学习各科专科知识,主动关心患者、观察患者,更好地完成护理工作。作为护士,是否具有评判性思维非常重要,因为它影响到患者的治疗与康复,甚至患者的生死,只有具有评判性思维的能力才能善于思考、发现问题,不断创新和开拓,才能在临床护理工作中大大提高护士的综合能力,总结护理经验,以适应现代临床护理发展的需要。

> **知识链接**
>
> **实践反思法**
>
> 实践反思法是在临床见习或实习期间培养护生评判性思维的方法,也可用于培养年轻护士的评判性思维能力,是一种护生在护理临床实践之后,对自己的实践过程进行反思,并加以记录的方法。实践反思法要求带教护士有较强的带教意识,明确评判性思维能力在护理实践中的重要性,鼓励护生积极进行探究和质疑。具体使用时可选择有代表性的病例,要求护生在实习或见习后将自己印象最深的护理活动、感受或体会以及思维过程记录下来。
>
> 实践反思法的反思内容包括:
> (1)服务对象的健康问题,问题的依据。
> (2)临床情况与教学和学习者想象中的情况有无不同,如何评价。
> (3)在临床实践中学习者观察到的行为和态度,这些行为和态度的合理性。
> (4)与服务对象沟通的方法、技巧、效果。
> (5)运用所学知识解决的临床问题。
> (6)实践者的情感和态度发生的变化。
> (7)在实践中产生的新观点或疑问等。
>
> 通过自我反思,使护生对自己的思维过程进行质疑。同时带教护士也可以通过记录了解学生思维中存在的问题,进行针对性教学。如定期组织科室或实习组讨论会,交流在实践中的收获与体会,重点讨论遇到的疑问、看法等。也可挑选有普遍性的经验与体会,在护生中交流,提高临床见习或实习的效果。带教护士应重点关注学习者分析、推理、判断以及得出结论的思维过程,思维能力的成长状况,并及时反馈给护生。

第二节 临床护理决策

临床护理决策是护理临床实践的重要组成部分,护士对服务对象的临床实践问题做出正确决策是促进患者康复的重要保证。在临床实践中,护士必须通过评判性思维正确解决临床问题,来满足患者对康复的需要。护理评判性思维是临床护理决策的思维基础,而临床护理决策是护理评判性思维的最终目的之一。掌握临床护理决策的方法和步骤,培养护士临床护理决策能力,有助于护士了解服务对象的情况、明确服务对象的问题,进行有效决策,并对护理措施的效果进行正确评价。

一、临床护理决策的概念和分类

决策活动是人类的基本活动之一,作为管理学与护理学相结合的产物,临床护理决策于20世纪70年代开始在护理文献中出现,探讨普通决策、临床决策过程、决策与护理程序的关系、决策能力发展等相关问题。

(一)临床护理决策的概念与内涵

决策(decision making)是对不确定的问题,通过一些定量分析方法,从众多备择方案中选定最优方案的过程。临床护理决策是一种专业决策。这种专业决策可以针对服务对象个体,也可以针对服务对象群体。

临床护理决策(clinical nursing decision)的基本含义有两层:一是备选答案多样,二是通过选择消除不确定性状态。临床护理决策既是行为过程,又是思维过程。

临床护理决策是护士最重要的临床职能,如同护理评判性思维,临床护理决策对专业护理实践起着至关重要的作用,它被看作是区别专业护士和辅助人员或技术人员的一项技能。能够做出正确、适当的临床护理决策是护士最重要的职责之一。

对于临床护理决策的定义,目前尚无统一认识。临床护理决策过程要求护士进行周密的推理,以便根据服务对象的情况和首优问题选择最佳方案。临床护理决策的根本目的在于,护士在任何时候做出的临床决策都能促进或维护服务对象的健康,满足服务对象对健康的需要。

佩特及湃瑞指出,决策是一个人面对问题或情境,对行为方案做出选择的过程。而饶彻认为,临床护理决策是由护士结合理论知识和实践经验对患者的护理做出判断的复杂过程,是对服务对象病情资料及意义来源的评估,以及代表服务对象利益对应采取的护理行为的判断。

目前较为统一的观点是临床护理决策是指在临床护理实践过程中,护士对面临的现象或问题,从所拟订的若干个可供选择的方案中做出决断并付诸实施的过程,也就是护士做出关于服务对象护理的专业决策的过程,这种专业决策可以针对服务对象个体,也可以针对服务对象群体。

(二)临床护理决策的分类

护士的工作环境复杂多变,护士只有应用恰当的科学思维方法,尤其是护理评判性思维,以及通过相应的循证护理行为,才能在复杂的情况下,对服务对象变化的各种情况加以认真思考,鉴别其潜在的问题,对服务对象表现出的症状、体征及获得的其他资料进行合理推理,做出恰当决策。

1. 确定型临床护理决策 确定型临床护理决策是指在事件的结局已经完全确定的情况下护士所做出的决策。在此情况下,护士只需通过分析各种方案的最终得失,做出选择。

2. 风险型临床护理决策 风险型临床护理决策是指在事件发生的结局尚不能确定,但其概率可以估计的情况下做出的临床护理决策,风险型临床护理决策有三个基本条件:①存在两种以上的结局;②可以估计自然状态下事件的概率;③可以计算不同结局的收益和损失。

3. 不确定型临床护理决策 不确定型临床护理决策是指在事件发生的结局不能肯定,相关事件的概率也不能确定的情况下护士所做出的决策。该种类型的决策依赖于决策者的临床经验和主观判断。

二、临床护理决策的步骤

护士在临床护理决策的过程中,为了达到最佳决策的目的,要根据临床护理决策的步骤,正确分析服务对象的具体情况,预测护理临床问题的发展趋势,充分收集相关信息,缜密地进行逻辑推理,以做出有利于服务对象病情和解决首优问题的最佳决策。临床护理决策过程是由一系列既相互作用,又彼此独立的步骤组成。护士要运用这些步骤来收集信息和评价信息,并做出判断,以实现提供高质量护理的结果。

(一)明确问题

明确问题是合理决策、正确解决问题的前提。决策起于问题,当一个人面对一个需要做出决策的临床情境时,第一步就是要确定问题是什么。临床上,大多数有关服务对象需要的问题和应该采取的措施都不会自动呈现在护士面前,而是必须根据服务对象的临床症状和信息等去确定。在进行临床护理决策时,护士应密切观察病情、有效地和服务对象沟通、广泛地运用相关资源获得足够的信息,进而明确服务对象所面临的问题。护士在确定问题时,可从问题发生的时间、地点、发生情况、处理方法以及采取该处理的依据等方面进行考虑。在确定问题的过程中,护士要对服务对象的问题进行评判性分析,使用归纳推理或演绎推理等基本的逻辑思维方法。这两种认知技能有助于护士在临床护理实践中有效判断和分析复杂的问题。例如,当护士观察到服务对象面色苍白、出冷汗、脉搏细速、血压降低到 80/50 mmHg 以下时,可以推断归纳服务对象出现了休克现象。与之相反,演绎法是从一般引出个别,护士可以应用一般性的变化或问题,对服务对象的具体情况进行分类,并引出服务对象的具体问题。

(二)陈述目标

陈述目标是护理临床决策的第二步。在这一步中要确定为什么要进行决策和需要做出什么样的决策。在临床护理决策时,问题一旦确定后,就应陈述通过整个决策工作所要达到的解决目标。为了做出合适的选择,此时护士应该充分考虑达到目标的具体评价标准。护士根据具体临床情境对决策目标的重要性从低到高的顺序进行排列,并建立优先等级,首先注重最重要的目标以获得主要的结果。由于标准的权衡在具体临床情境中有所不同,因此,一种护理行为在这种情境中可以是最重要的,但在另一种情境中却不太重要。例如,一个生活不能完全自理、无法进食、大小便失禁的患者,其皮肤完整性问题就要比一个行动自如,但尿失禁、饮食正常的患者更严重。

(三)选择方案

护士进行临床护理决策,选择最佳方案前,应该充分收集信息及有用的证据,寻找各种可能的解决方案并对这些方案进行正确评估。

1. 寻找备择方案　护士根据决策目标,在提出标准并权衡标准之后,应运用评判性思维寻求所有可能的方案作为备择方案。在护理临床实践过程中,这些备择方案可来自护理干预或患者护理策略等。

2. 评估备择方案　护士对各种备择方案根据客观原则进行评估分析,确保之所以选择这个策略而不是别的策略,即根据既定的标准来选择。在此过程中护士应注意调动服务对象的积极性,与服务对象充分合作,权衡备择方案,共同选择、检验、评价各种方案。此外,还应对每一备择方案可能产生的积极或消极作用进行预测。

3. 做出选择　对所有的备择方案进行评估后,采用一定的方法选择符合标准的最佳方案。如可采用列表法,将备择方案从最佳到最差进行排列,通过比较分析做出最佳选择。但是,这并不是临床护理决策过程的最后步骤,因为后面还有许多具体的工作要去做。

(四)实施方案

在实施方案阶段,护士需要根据解决问题的最佳方案制订相应的详细计划来执行该决策。在执行过程中,护士还应尝试去确定可能会出现的不良的决策结果,并制订相应的计划去预防、减小或克服在实施方案过程中可能出现的所有情况。

(五)评价和反馈

在方案实施过程中或实施之后,护士有必要对所运用的策略进行评价,对策略积极或消极的结果进行检验,确定其效果及达到预期目标的程度。不要等到方案全部实施完毕后才加以评价,护士应该运用反馈机制在需要时对上述任何一个步骤进行调整。

尽管临床护理决策的过程看似按照顺序进行,但是在临床护理实践过程中,在考虑问题、目标、标准和方案的过程中,临床护理决策程序的每一步都不是固定不变的。而运用这一程序可使决策者得出全面的、有理有据的决策结论。

此外,护士不但要根据上述程序对个体服务对象做出决策,而且也要对群体服务对象做出决策,所以当临床护理决策的对象是群体时,护士应注意确定每个服务对象的问题,比较不同服务对象的情况,确定群体最紧要的问题,预测并解决首优问题需要的时间,确定如何在同一时间解决更多的问题,并考虑使该群体成为决策者参与到临床护理决策当中来。

一般群体服务对象的决策程序包括以下几个方面:①确定每个服务对象的问题,然后根据服务对象的基本需要、病情变化和稳定的程度以及其问题的复杂性,比较问题,确定哪个问题是最紧急需要解决的;②预测解决首优问题所需要的时间;③确定怎样联合行动,在同一时间解决一个或一个以上的问题;④考虑怎样使服务对象成为决策者并且参与到护理实践活动中来。

三、临床护理决策的模式

决策模式与一定的医学模式相适应,医学模式的转变也带来了决策模式的转变。根据护士与患者在临床护理决策中的角色定位不同,将临床护理决策分为三种:患者决策、护士决策和共同决策模式。一般情况下,由于临床护理决策涉及患者自身利益,临床护理决策应首先提倡使用共同决策模式。

(一)患者决策模式

患者决策模式是指由护士提供各种方案的优点和风险等相关信息,患者根据自身的经验以及理解独立做出选择。

(二)护士决策模式

护士决策模式是指以护士为主导,护士单独或者与其他医务人员一起考虑决策结果的利益和风险,进而替患者做出选择,告知患者的信息量由护士决定。在护士决策模式中,患者不参与决策过程。该模式决策的前提是护士知道哪种方案对患者最为合适。

(三)共同决策模式

共同决策模式是指护士向患者提供各种相关信息,患者提供自身的病情和生活方式以及自己的价值取向等,然后双方对相关的备择方案进行讨论,并结合实际情况(如社会、家庭、医院现实条件等因素)做出最优的选择。在共同决策模式的过程中,护士与患者之间始终保持互动、双向信息交流的关系,患者与护士都是决策者,护士与患者之间是一种协作关系。同时,在共同决策模式中,护士还承担教育患者的任务,在决策进行的过程中护士首先需要客观地向患者解释,使患者具有参与决策的基本知识和思想基础。

四、临床护理决策的影响因素

护理临床实践的复杂性和特殊性会增加临床护理决策的困难程度。临床护理决策的影响因素主要来自三个方面:个体因素、环境因素和情境因素。

(一)个体因素

护士在临床护理决策中,需要运用感知和评价来进行决策。护士的价值观、知识、经验及个性特征决定了护士在临床护理决策中感知和思维方式不同,因而可能对服务对象问题做出不同的决策。

1. 价值观 决策过程是基于价值观的判断。在决策过程中,备择方案的产生及最终方案的选定都受个人价值体系的影响和限制。如护士收集、处理信息和对信息重要价值的判断,会受到自身价值观的影响。护士在临床实践中应清楚地认识到个人的价值观和信念会影响临床护理决策的客观性。在临床实践中,护士应注意避免根据自己的喜好和风险倾向进行临床护理决策。

2. 知识及经验 护士在临床护理决策中,自身知识直接影响其评判性思维和临床护理决策能力。护士必须具备基础科学、人文科学和护理学知识以便做出合理的临床护理决策。此外,临床护理决策还受护士所接受的教育和先前决策经验的影响。虽然决策经验丰富有助于护士提出备择方案,但如果护士所具备的经验与当前状况存在差异,护士却仍按既往经验处理问题时,将会阻碍护理临床的正确决策。

3. 个性特征 护士的个性特征如自信、独立、公正等都会影响临床护理决策过程。自信独立的护士通常能够运用正确的方法做出决策。但是过于自信独立时,护士容易忽视决策过程中与他人的合作,因而可对临床护理决策产生不利影响。

(二)环境因素

护士在临床护理决策过程中会受到周围环境的影响,包括病房设置、气候等物理环境因素,以及机构政策(如护理专业规范)、人际关系、可利用资源等社会环境因素。建立和维护良好的护理人际关系有益于临床护理决策,例如,护士在药物治疗中进行临床护理决策时,对具体药物的知识可以通过向药师请教、查阅药物手册等方法,增加其决策的有效性。

(三)情境因素

1. 与护士本人有关的情境因素 护士在决策过程中自身所处的状态,对相关信息的把握程度会影响临床护理决策。一定程度的应激及由此而产生的心理反应能促进个体积极准备,做出恰当的临床护理决策。但是过度的焦虑、应激等会降低个人的思维能力并阻碍决策过程。护士在身体疲惫、注意力难以集中的情况下进行决策,将影响决策的正确性。护士应对所处情境中的信息进行深入了解,在临床护理决策中,不受他人影响而自主决策。

2. 与决策本身有关的因素 临床护理决策过程涉及患者的症状、体征和行为反应,护理干预及决策的环境特征等因素。各种资料和信息之间可能还存在相互干扰,这些因素的数量、因素本身具有的不确定性、因素的变化或因素之间的冲突都决定了决策本身的复杂程度。护理决策的复杂程度越高,决策的难度越大。

3. 决策时间的限制 护理工作的性质决定了护士必须快速地进行决策。决策时间的限制促使护士在规定的期限内完成任务。但是时间限制太紧,容易使护士在匆忙之中做出不满意的决策。

五、临床护理决策能力的发展

在复杂的临床环境中,对患者做出合理的临床护理决策是护士的重要临床功能之一。在此过程中,除了应用护理程序等基础的护理框架,积极培养护士评判性思维能力外,还需要加强其循证护理能力,并帮助护士掌握临床护理决策的各种相关技巧和方法。

临床护理决策是思维过程和行为过程的统一体,不同的护士在决策过程中的思维模式是不一样的。同时,临床护理决策还受到多方面因素的影响,如护士的技能、态度、情感、信心等。现有的临床护理决策的研究表明,护士临床决策能力的培养需要考虑多方面的因素,是个综合的培养过程。

(一)发展评判性思维能力

评判性思维作为一种思维习惯,是决策的基础,是有选择地获取知识的关键环节,将帮助人们预测和解决问题。临床护理决策是一个运用评判性思维的行为实践过程,是评判性思维的核心目的与在临床实践中实现的过程运用。评判性思维的核心目的就是要做出符合服务对象利益的临床决策。促进护士临床护理决策能力的发展,需注意培养护士评判性思维能力。

(二)加强护理程序的运用

在临床护理决策过程中,要提高护士运用护理程序的能力和技巧,如在护理评估的过程中,注意形成系统的评估方法,提高评估效率。在对相关问题不了解时,不要盲目行动,应注意积累相关知识,了解健康问题的症状、体征、常见原因、处理方式。

(三)提高循证护理能力

循证护理是20世纪70年代后期开始形成和发展、派生于临床流行病学的一门新兴学科。循证护理随着循证医学的形成与发展而出现,循证护理建立在对某一专题的系统综述基础上,由专题小组协作完成,系统、全面地对相关研究进行客观评价及鉴定,较以科研为基础的护理系统性更强。此外,循证护理针对护理实践的整个过程,注重连续性、动态性及终末质量评价,并且能相对节省卫生资源和经费,具有较强的实用性。循证思想使临床护理决策能够依据科学研究的结果,而不是护士个人经验,因此,提高了临床护理决策的有效性。

(四)注重人文素质的培养

临床护理决策不是纯粹的专业技术工作,它蕴含着医学固有的终极关怀精神,体现着医疗卫生工作者对服务对象的重视、关爱、负责和服务。因此,在护理教育中应该重点培养学生的人文关怀精神,使学生能够在临床护理决策的过程中始终弘扬人道主义精神,以高度负责、精益求精的职业态度,努力提高临床护理决策水平,为患者提供最好的护理服务,回应社会对护理专业的期望。

> **知识链接**
>
> **Cochrane 协作网**
>
> 1993年国际上正式成立了 Cochrane 协作网(Cochrane collaboration)。Cochrane Library,简称 CL,是以协作网光盘或 Internet 形式发表的电子刊物,一年四期向全世界发行,是临床医学各专业防治方法最全面的系统评价和临床对照试验

的资料库,是 Cochrane 协作网的主要产品,由英国牛津 Update Software 公司出版发行。在众多的临床医学数据库中,该数据库是以医护人员为对象的数据库,拥有按病种收集可能得到的全部高质量的临床试验所做的系统评价;该数据库专为临床医务工作者设计,充分考虑到他们的职业特征,因此也是循证护理重要的证据来源。

(五)促进临床护理决策能力发展的其他策略

培养护士的评判性思维能力是发展临床护理决策能力的有力措施。除此之外,护士还应注意从下列方面采取措施以促进其临床护理决策能力的发展。

1. 遵守政策和法规　与诊疗护理工作相关的政策和法规能够为护士在法律规定的范围内进行临床护理决策提供依据。护士应学习这些政策和法规,特别应该注意和服务对象健康问题相关的一些标准,如相关的协议、政策、操作步骤、临床路径,并以此来规范自己的行为,做出更好的临床护理决策。

2. 熟练运用护理程序　在临床护理决策过程中,提高护士运用护理程序的能力和技巧,如在护理评估的过程中,注意形成系统的评估方法,提高评估效率。在对相关问题不了解时,不要盲目行动,应注意积累相关知识,了解健康问题的症状、体征、常见原因、处理方式。

3. 熟悉护理常用技术　熟悉护理常用技术,如静脉注射泵、计算机、监护仪等的使用,有助于正确实施护理措施。

4. 注意运用其他资源　在日常的学习和工作中,护士还应注意学习他人的智慧,如向教师、专家、同学和其他护士学习,有意识地训练和提高自己的临床护理决策能力。

在高等护理教育中,加强临床护理决策相关知识和能力的培养,能帮助护士更好地胜任专业工作,对于提高学习者的护理实践水平有重要意义。在此过程中应注重课堂学习与社会实践相结合,改进目前的护理实践状况,培养能够有效进行临床护理决策、勇于创新实践的护理人才。

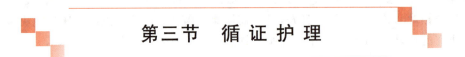

第三节　循证护理

循证护理(evidence based nursing,EBN)又称实证护理或以证据为基础的护理,是20世纪90年代受循证医学思想影响而产生的护理理念,是循证医学在护理专业中的应用,是近年来护理领域发展的新趋势。其目的是实现以循证的观念进行护理实践、护理教育、护理管理的目标,将循证护理应用到临床实践中,可针对不同人群、疾病,遵循证据、有的放矢地制订护理计划,使服务对象得到及时、有效的治疗与恢复。

一、循证护理概述

(一)循证护理的概念

循证护理(evidence based nursing,EBN)是护理人员在护理实践活动中运用现有的、最好的科学证据对服务对象实施最佳的护理。循证护理能最大限度地满足服务对象及家属的需求,同时让有限的医疗保健资源发挥出最大价值。循证护理不仅规范了护理人员的行为方式,而且规范了临床实践的思维方式。

(二)循证护理的意义

1. 提高护理工作的效率　循证护理能提高护理工作质量以及卫生资源配置的有效性,从而适应我国经济文化迅速发展下,公众医疗卫生健康服务需求增加与我国医疗卫生资源相对有限的矛盾。

2. 促进护理科研成果在护理实践中的应用　我国护理事业虽然取得了长足进步,但护理研究的成果仍未得到广泛应用。护理人员缺乏系统、集中而精简地获取科研成果的途径。医疗机构也常为确保安全而限制某些护理科研成果的推广及应用。循证护理以自我反省、审查、同行认证的方式评价护理研究结果,因而能有效促进护理科研成果在护理实践中的应用。

3. 促进护理科研和论文水平的提高　根据循证护理的一系列客观且准确评价科研文献质量的标准,将达到标准的论文列入统计分析及推广应用的范畴,能有效促进我国护理科研和论文水平的发展。

4. 促进卫生事业的发展　从社会环境考虑,目前更多的服务对象要求深入了解自身病情并参与医疗决策的制订。循证护理的实施有助于确保优质的医疗护理质量,促进我国卫生事业的发展。

知识链接

护理实践中的"实证"

在《辞海》中,"实证"一词被定义为可以证明或推翻某一结论的证据、事实或信念,因此实证必须是可探知的和可认同的。在以"实证为基础的实践"中,实证指科研结果、临床经验以及患者需求三者的有机结合,其中科研实证通过对相关的系统研究进行系统回顾获取。

根据美国卫生保健政策与研究署(AHCPR)1992年对临床实证的分类,护理实证分为以下四类。

一类实证:通过系统文献回顾或研究趋势分析获得的多项随机控制实验性科研结果,科研设计严密,并有流行病学资料,可推荐给所有医院。

二类实证:通过至少一项随机控制的实验性科研获得的实证。

三类实证:通过类实验性科研获得的实证,科研设计比较严密,科研在不同场合得以重复,可推荐给符合条件的医院。

四类实证:通过定性研究或描述性研究获得的实证,或来源于护理专家的临床经验,或专家组的报告,可供医院参考。

二、循证护理的实施程序

循证护理的实施程序包括提出循证护理问题、检索相关文献、收集与评鉴证据、传播证据、应用证据、评价证据六个实施程序。

(一)提出循证护理问题

护士应首先明确需要解决的问题,确定要解决的问题有助于护士明确需要寻找的证据,从而使循证目标明了,循证过程简捷,获得满意结果。问题一般包括实践问题和理论问题。实践问题指由护理实践提出的对护理行为模式的疑问。以一个可以回答的问题形式提出来。例如：静脉留置针的封管是使用肝素好，还是生理盐水好？对特殊人群的疼痛管理方法等。理论问题是指与实践有关的前瞻性的理论发展。例如：一名冠心病伴糖尿病患者,65岁,男性。该患者的健康教育问题，即需要为患者提供的健康教育内容是什么？通常实践和理论这两方面的问题难以截然区分。

(二)检索相关文献

根据循证护理问题检索相关文献，尤其可以检索针对这个问题的系统综述和实践指南。实践指南是以系统综述为依据，经专家讨论后由专业学会制定，具有权威性及实践指导意义，检索出相关的、现有的最好研究证据。如针对该高血压患者健康教育问题进行文献检索，查到了8篇随机对照试验(RCT)文献，评价了减轻体重、限钠摄入、补钾、补镁、补钙、补充鱼油、控制紧张情绪和体育锻炼对轻度高血压的疗效。研究发现，上述措施中仅有减轻体重、限钠摄入和体育锻炼对控制血压有效，而其他几种措施并不引起血压显著下降，或开始数月有效，几个月后效应完全消失。

(三)收集与评鉴证据

检索到的原始文献是进行系统评价的基础，每一篇文献对系统评价的贡献是不同的，在敏感性分析和定量分析时应给予文献不同的权重值，确定一篇文献权重值的大小，要用临床流行病学和循证医学中评价文献质量的原则和方法进行严格的评鉴。这是循证护理的关键环节，主要包括对研究的内在真实性和外在真实性评价。在文献评价的过程中，更强调对内在真实性的评价。高质量的研究会使结果更接近真实。如果给低质量的研究赋予较大的权重，系统评价就可能得出错误的结果。

(四)传播证据

通过各种途径和媒介，如开展培训、组织讲座、发表论文、散发材料、利用网络等形式将所获得的证据推荐给临床实践机构和专业人员。*Nursing standard* 杂志是从1996年开始组织倡导循证护理的第一个中心，总部设在英国约克大学，该中心组织进行有关护理实践活动的专题系统文献查询，并在 *Nursing standard* 上发表其结果。澳大利亚的 Joanna Briggs 循证护理中心是目前全球最大的推广循证护理的机构。1997年以来，该中心开展了系列专题活动，包括组织专题系统文献查询、举行短期讲座培训和循证护理年会、开展相关研究、编辑发行刊物等，为临床护理实践提供实证，倡导循证护理的开展。1998年加拿大与英国共同创刊，以传播循证护理研究成果，介绍循证护理实践经验，探讨循证护理实践方法等。

(五)应用证据

将收集到最有效的证据用于临床实践，并与临床专业知识和经验、服务对象需求相结合，根据临床情境，做出最佳的临床决策。设计合适的观察方法并在小范围内实施试图改变的实践模式。如临床研究、特殊人群的试验性调查、模式改变后的影响和稳定性的调查、护理新产品的评估、成本效益分析、服务对象或工作人员问卷调查等。

(六)评价证据

循证护理是一个动态发展过程，须在实施后评价证据应用后的效果。在应用证据的同时，注意观察其临床的效果，必要时开展进一步研究。效果评价的反馈有助于护理研究质量的提高，使得循证护理更丰富、更确切。

评价应用证据的效果时,要选择客观、合适的方法,并确保将评价结果反馈到护理过程中。循证护理并不单指利用系统评价后的护理文献就可作为制订护理措施的依据,还应利用医院现有的各种诊断、监护、治疗、仪器的客观指标作为制订护理计划的依据,并依据临床客观指标对护理效果进行评价。

三、循证护理的证据来源与分级

(一)循证护理的证据来源

循证护理的证据来源主要包括系统评价、实践指南、概述性循证资源等。护理专业人员用于收集、整理和评估原始研究论文的时间和精力有限,可考虑有效使用概述性循证资源。

1. 证据含义 证据是指用以证实或推翻某一推论的事实。可靠的证据必须具备三个条件,即具有普遍意义、可通过公共途径获得、所依赖的理论依据被同行广泛认可。循证护理必须以可靠的证据作为依托,才能获得理想的实施效果。

2. 证据来源 包括系统评价、实践指南和概述性循证资源等方面。

1)系统评价

(1)系统评价的基本概念

①系统评价是针对某一具体临床护理问题,系统全面地检索文献、按照科学标准筛选出合格的研究,通过统计学处理和综合分析,得出可靠的结论,用于指导护理实践。

②荟萃分析引入护理领域,为系统评价奠定了基础,也克服了传统护理综述文献缺乏明确目的、缺乏对资料的鉴定方法、较少采用定量综合方法的缺点。

③系统评价能提供一致的护理效果评价证据,研究结果能够适用于不同的人群、背景,减少了偏倚和错误的程度。

(2)系统评价的主要特点

①有清楚的评价标题和目的。

②有以评价研究为目的的全面的检索策略,从而最大限度地纳入发表和未发表的相关研究。

③有明确和合理的任何研究纳入和排除标准。

④有所有被检索研究报告的综合一览表。

⑤有被纳入的每一研究特点和方法学的质量分析。

⑥有被排除的每一研究的综合一览表及其排除理由。

⑦可能有用荟萃分析来处理的研究结果。

⑧可能有对合成的资料进行的敏感性分析。

⑨有对系统评价质量的评价。

(3)系统评价的作用

①增大样本含量,减少各种偏倚和随机误差,从而增强了检验效能,得出更为科学、可靠的结论。

②作为临床治疗护理决策的依据,循证专家认为,高质量的系统评价结果与高质量的大样本临床随机对照试验一样,可被列入质量最高的证据系列,故常作为护理实践最重要的证据基础,供护理决策。

③作为实践循证护理的重要工具,循证护理的特征就是在确定护理实践时不仅注重经验,更遵循科学证据。

④由于系统评价被认为是最佳级别的证据,故对系统评价的研究和发展成为循证护理中最重要的工作内容,所产生的系统评价结论又成为护士实践循证护理的重要工具。

⑤节省时间,系统评价是对现有的所有相关研究结果通过合成、二次分析后产生的综合性结论。

⑥应用系统评价,可免去护士花太多时间去搜索和分析、评价复杂、繁多的原始研究信息,从而为护士节省宝贵的时间。

2)实践指南 在护理实践中应用指南时,应该首先明确指南只是为了处理实践问题制定的参考性文件,不是法规。应避免不分具体情况强制、盲目且教条地照搬照用。

(1)实践指南:实践指南是以系统评价为依据,经专家讨论后由专业学会制定,具有权威性和实践指导意义。

(2)好的指南:一个好的指南应该具有两个主要成分:①证据的综合及概括,以得出一种干预措施对典型案例平均效果的证据;②对如何将这一证据应用于具体服务对象提出详细的推荐意见。

(3)指南数据库

①美国国立临床诊疗指南数据库(National Guideline Clearinghouse,NGC):由美国卫生健康研究与质量机构、美国医学会、美国卫生健康计划会联合制作。

②指南数据库(Guidelines):由英国牛津医学科学研究院制作。美国国立临床诊疗指南数据库和指南数据库,均为拥有很高可信度的循证证据,在实践中有较高的使用价值。

③在护理实践中应用指南时,应首先明确指南只是为了处理实践问题制定的参考性文件,不是法规,应避免不分具体情况强制、盲目且教条地照搬照用。

④考虑到指南是针对多数情况提供的普遍性指导原则,因此并不一定包括或解决具体服务对象所有复杂、特殊的护理实践问题。

3)概述性循证资源 由专家评估撰写而成,包括问题性质、证据来源、评估标准、评估结果。护理专业人员用于收集、整理和评估原始研究论文的实践和精力有限,可考虑有效使用概述性循证资源。

综上所述,系统评价、实践指南及概述性循证资源均属于最佳证据资源,护士收集信息并列出证据时首先应考虑这些资源。如果不能检索到相关文献,护士可以进入综合性生物医学文献数据库进行检索。

(二)循证护理的分级

Ⅰ级:强有力的证据,来自于设计严谨的随机对照试验的系统评价。从至少一项设计良好的大样本随机临床试验或多个随机临床试验的系统评价(包括荟萃分析)中获取的证据。从至少一项"全或无"的高质量队列研究中获取的数据,且必须满足下列要求:用传统方法干预,全部服务对象死亡或治疗失败,而用新的干预后有部分服务对象存活或治愈(如结核病、脑膜炎的化学治疗或心室颤动的除颤治疗);用传统方法使许多服务对象死亡或治疗失败,而用新疗法无一死亡或失败病例(如用青霉素治疗肺炎链球菌感染)。

Ⅱ级:强有力的证据,来自于适当样本量的合理设计的随机对照试验。一项中等规模随机对照试验或中等数量服务对象参与的小规模荟萃分析提供的证据。也可从高质量非随机分组观察治疗结果以及设计较好的队列病例研究数据和病例对照研究中获得。

Ⅲ级:来源于一些设计良好但非随机的研究,或某组前后对照实验。证据来自于非随机但设计严谨的试验。有缺点的临床试验或分析性观察性研究。

Ⅳ级:证据来自于多中心或研究小组设计的非实验性研究。系列病例分析和质量较差的病例对照研究。

Ⅴ级:专家个人意见、个例报告。

由此可见,传统经验式护理中所注重的专家意见在循证护理中仍被作为证据来使用,但证据的级别最低。这一点足见循证护理对传统护理观念的挑战。

循证护理将护理研究和护理实践有机地结合起来,使护理真正成为一门以研究为基础的专业,证明了护理对健康保健的独特贡献,并支持护理人员寻求进一步的专业权威和自治。

直通护考

一、单项选择题

1. 根据相关信息推测所得出的结论的认知技能是(　　)。
   A. 分析　　B. 解释　　C. 推论　　D. 说明　　E. 自我调控

2. 临床护理决策的步骤不包括(　　)。
   A. 实施方案　　B. 明确问题　　C. 评价反馈　　D. 分析猜测　　E. 选择方案

3. 下列哪项是影响临床护理决策的环境因素?(　　)
   A. 价值观　　　　　　　　　　B. 护理专业规范
   C. 决策风险性　　　　　　　　D. 个性特征
   E. 决策时间限制

4. 循证护理中,研究者通常将研究证据按其科学性和可靠程度分为5级,其中Ⅳ级证据是指(　　)。
   A. 证据来自于多中心或研究小组设计的非实验性研究
   B. 专家意见
   C. 强有力的证据,来自于一份以上设计严谨的RCT的系统评价
   D. 证据来自于非随机但设计严谨的试验
   E. 强有力的证据,来自于一份以上适当样本量、设计合理的RCT

5. 不属于护士评判性思维核心认知技能的是(　　)。
   A. 猜测　　B. 评估　　C. 解释　　D. 推论　　E. 分析

6. 护理人际关系属于影响护理临床决策的哪种因素?(　　)
   A. 社会因素　　B. 自然因素　　C. 个体因素　　D. 情景因素　　E. 环境因素

7. 下列哪项不属于循证护理的基本要素?(　　)
   A. 评判性思维能力　　　　　　B. 护士临床技能
   C. 最佳证据　　　　　　　　　D. 护士临床经验
   E. 患者实际情况和愿望

8. 对推理的结论进行陈述以证明其正确性是(　　)。
   A. 说明　　B. 分析　　C. 自我调控　　D. 推论　　E. 解释

9. 一般情况下,临床护理决策首先提倡使用哪种决策模式?(　　)
   A. 家属决策模式　　　　　　　B. 患者决策模式
   C. 护士决策模式　　　　　　　D. 医生决策模式
   E. 共同决策模式

10. 关于循证护理错误的是（　　）。
   A. 核心思想是接受现有的专业知识　　　B. 首先明确需要解决的问题
   C. 循证护理由六个步骤组成　　　　　　D. 收集相关证据很重要
   E. 应该选择及使用其中最有效的证据
11. 影响临床护理决策的个体因素通常不包括（　　）。
   A. 个人社会地位　　　　　　　　　　　B. 思维方式
   C. 个性特征　　　　　　　　　　　　　D. 既往经验
   E. 个人价值观
12. 下列影响临床护理决策的因素中属于情景因素的是（　　）。
   A. 情感倾向　　　　　　　　　　　　　B. 护理人际关系
   C. 思维方式　　　　　　　　　　　　　D. 决策时间限制
   E. 病房设置
13. 评判性思维核心的目的是（　　）。
   A. 临床决策　　B. 质疑反思　　C. 诊断推理　　D. 演绎推理　　E. 鉴别诊断

二、思考题

1. 评判性思维在护理临床实践中的作用可体现在哪些方面？
2. 循证护理的证据来源于哪些方面？
3. 常见的临床护理决策有哪几种类型？
4. 案例：患者，女，78岁，两天前在家中摔倒，虽然摔得不重，但是右髋部粗隆骨折。经急诊科收入外科骨科病房。患者健康状况处于同龄老年人的中等状态。既往史：患有高血压，1年前曾发生1次心肌梗死，一直遵医嘱服用降压药，2年前左腕关节骨折1次。请利用循证护理的方法给患者制订最佳干预方案。

（曾　娟）

第九章 医疗卫生服务体系

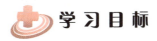

掌握：医院的任务及分类；我国医院内护理组织系统及门诊部和急诊科的护理工作。
熟悉：我国医疗卫生体系的组织设置分类情况。
了解：我国卫生服务的概况。

【案例引导】

案例：小冰是一名在读大学生，父亲在某市卫计委工作，母亲是一家三级医院的护士长，小冰的表妹今年护理专业毕业后应聘到一县城医院消化内科工作。他们常常在一起分享学习工作所得，非常愉快。

问题：1. 小冰的父母与其表妹的工作单位是同一系统吗？
2. 我国医疗卫生服务体系包括哪些？
3. 结合小冰母亲与表妹的工作描述我国的护理组织系统。

护理学的性质是一门综合的应用性的学科，其应用性主要体现其实践范畴，而护理学的实践范畴又包括临床护理、社区护理、护理教育、护理管理、护理科研，这些实践范畴都属于卫生服务，护理人员了解卫生服务及医疗卫生体系更加有利于理解护理及护理专业的内涵。世界各国基于不同的政治体制、经济体制、国民经济发展水平以及人民健康状况而建立了不同的医疗卫生体系。完善的医疗卫生服务体系是提高人民的健康水平和生命质量的有力保障。

第一节 我国医疗卫生服务体系

卫生服务的目的是通过一系列防病治病的活动，增进人类的健康。医疗卫生体系是贯彻实施国家的卫生方针政策，领导和开展全国卫生工作的专业组织机构。

医疗卫生体系是经济体系的子体系,是保护、维持人们的健康,分配社会功能和资源的社会制度之一。医疗卫生体系是指以医疗、预防、保健、医疗教育和科研工作为功能,由不同层次的医疗卫生机构所组成的有机整体,主要任务是防治疾病,保障人类健康,提高人口素质。

一、组织结构与功能

我国的医疗卫生体系,由医疗卫生服务体系、医疗卫生保障体系、医疗卫生执法监督体系组成(图9-1)。医疗卫生服务是指以治疗疾病,维持和促进健康为主要目的所采取的措施。医疗卫生服务体系是指组成这个有机整体的各个部分、要素、成分相互结合的方法或构成的形式,以及要素之间形成的相互关系。实施医疗卫生服务首先要考虑其可及性、持续性和有效性。

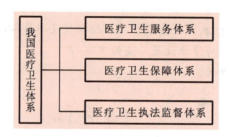

图9-1 我国医疗卫生体系

我国医疗卫生服务体系根据医疗卫生的工作性质和功能,它的组织设置大致可以分为三类:卫生行政组织、卫生事业组织和群众卫生组织(图9-2)。

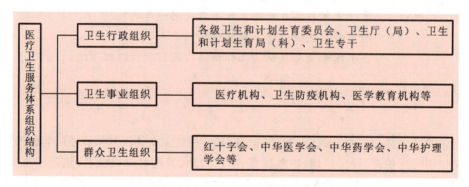

图9-2 我国医疗卫生服务体系组织结构

(一)卫生行政组织

目前我国卫生行政组织的体制为:国家设中华人民共和国国家卫生和计划生育委员会,省、自治区、直辖市设各省、自治区、直辖市卫生和计划生育委员会,地区、市、县设卫生和计划生育局(科),乡镇或城市街道办事处设卫生专职干部,负责所辖地区的卫生工作。

卫生和计划生育委员会、卫生厅、卫生局是主管省、自治区、市、县卫生工作的职能部门。主要功能:根据党和国家安全对国民经济和社会发展的统一要求,制定全国和地区卫生事业发展的总体规划、方针、政策;制定有关卫生工作的法律、法规、技术标准和重大疾病防治规划等;制定医学科研发展规划,组织科研攻关;依据卫生法规、标准对社会公共卫生、劳动卫生、食品、药品、医用生物制品和医疗器材等行使监督权,对重大疾病以及医疗质量等实行监控;制定爱国卫生方针、政策和措施并组织实施。

(二)卫生事业组织

卫生事业组织是具体开展业务工作的专业机构。按工作性能可分为以下几类。

1. 医疗机构　包括各级综合医院、专科医院、门诊部、医疗保健院(所)、康复医院等。目前是我国分布最广、任务繁重、卫生人员最集中的机构。主要承担诊疗和预防疾病的任务。

2. 卫生防疫机构　包括各级卫生防疫部门,职业病、地方病、寄生虫病防治机构及国家卫生检疫机构。对危害人体健康的影响因素进行监测和监督。主要承担预防疾病的任务。

3. 妇幼保健机构　包括妇幼保健院(所、站)、妇产科医院、儿童医院及计划生育专业机构等。主要承担保护我国妇女、儿童健康的任务,负责制定对妇女、儿童卫生保健的规划,计划生育技术质量标准的监督检查和新技术的开发研究与优生优育工作。

4. 药品检验机构　包括药品检验所、生物制品研究所等。主要承担发展我国医药学和保证安全用药的任务。依法实施药品的审批;药品质量的监督;检验和技术仲裁工作,有关药品质量、药品标准等检测制定工作。

5. 医学教育机构　包括各类医学院校、卫生学校等。主要承担发展医学教育,培养医药卫生人才的任务,并对在职人员进行专业培训。

6. 医学科学研究机构　包括医学科学院、中医研究院、预防医学中心、各种研究所等。主要承担医药卫生科学研究的任务,推动医学科学和人民卫生事业的发展,为我国医学科学的发展奠定基础。

7. 传统医学机构　包括中医药大学、中医医院、中药制药厂等。主要职能是培养中医人才,推动中西医结合的发展。

(三)群众卫生组织

群众卫生组织是由专业或非专业人员组成的机构,按人员组成和活动内容的不同,可分为以下三类。

1. 由国家机关和人民团体的代表组成的卫生组织　如血吸虫病或地方病防治委员会、爱国卫生运动委员会等。由各级党政组织和群众团体负责人参加。主要任务:组织有关单位部门共同做好卫生工作,以协调有关各方的力量,推动群众性除害灭病、卫生防病。

2. 由卫生专业人员组成的学术性团体　如中华医学会、中华药学会、中华护理学会等及全国各地成立的分会或地方性学会。主要任务:提高医药卫生技术、开展各种学术活动和培训学习、交流经验、科普咨询等。

3. 由群众卫生积极分子组成的基层群众卫生组织　中国红十字会就是这个组织的代表机构,在它的统一组织、各级政府的领导下,遍及全国各地的红十字会,已经成为基层卫生工作的主要力量。主要任务:协助各级政府的有关部门,开展群众卫生和社区福利救济工作。

二、城乡三级医疗卫生网

我国医疗卫生体系于20世纪50年代逐步建立起来,它是一种网络架构。虽然城乡间发展不太平衡,但无论城市还是农村都建立起了一个遍布全国城乡的三级医疗卫生网。

(一)城市医疗卫生网

大城市的医疗卫生机构一般分为市、区、基层三级,中小城市一般分为市、基层二级(图9-3)。

市中心医院是全市医疗业务技术指导中心,一般由技术水平较高、设备比较完善、科别比较齐全的综合医院或教学医院担任。

区中心医院是一个地区内医疗业务技术指导的中心,是市级医疗机构与基层医疗机构之间的大纽带。

社区卫生服务中心、社区卫生站等属于城市基层卫生机构,为相应管辖区内居民提供医疗预防、卫生防疫、妇幼保健及计划生育等医疗卫生服务。各机关、学校、企事业单位的医务室、卫生所、门诊部等也属于城市基层卫生机构。街道以下按居民委员会设置群众性的红十字卫生站,从群众中培训卫生员、保健员,在红十字卫生站担任群众性卫生保健工作。

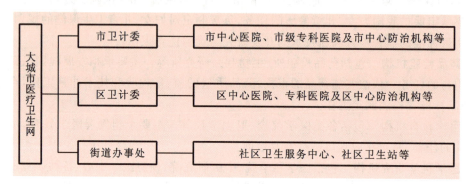

图 9-3　我国大城市医疗卫生网

(二)农村医疗卫生网

目前我国农村已形成以县级医疗卫生机构为中心,乡卫生院为枢纽,村卫生室为基础的三级医疗卫生网(图 9-4)。

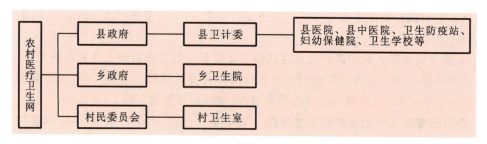

图 9-4　我国农村医疗卫生网

县级卫生机构包括县医院、疾病预防控制中心、妇幼保健院等,是全县预防、妇幼保健、计划生育的技术指导中心及卫生人员培训基地。

乡卫生院是农村的基层卫生组织,负责本地区的卫生行政管理,开展日常的医疗、预防保健、计划生育等工作,对村卫生室进行技术指导和业务培训。

村卫生室是农村最基层的卫生组织,负责基层各项卫生工作,如爱国卫生运动、环境卫生及饮水卫生的技术指导进行计划免疫、传染病管理、计划生育、卫生宣传。

近年来,我国的医疗卫生体系逐步完善。其中医疗卫生服务体系正在逐步向国际上理想的医疗卫生服务体系发展(图 9-5),即无论是城市还是农村,均是以社区为基础的正三角形结构。宽大的底部立足于社区,是被社区居民广泛利用,提供基本医疗保健和公共卫生服务的社区卫生服务机构;中部是能够处理需要住院治疗的常见疾病的二级预防保健机构,如二级综合医院或专科医院;顶部是处理疑难疾病和高技术问题的三级综合医院或大学医院等。这种结构意味着在基层用价格合理的基本技术解决大部分健康问题,仅有少数的疾病到大医院进行专科医疗。

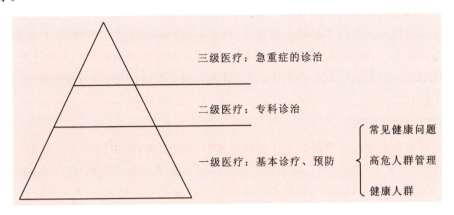

图 9-5　理想的医疗卫生服务体系

我国不只医疗卫生服务体系大力发展,医疗卫生保障体系和医疗卫生执法监督体系也逐步发展。良好的医疗保障体系是确保卫生服务健康发展的前提。医疗卫生保障制度也反映一个国家政治制度、经济文化、社会文明的发展。医疗保障是保障公民获得必要医疗卫生服务费用的机制。医疗保障的基本核心内容是医疗保险,所谓医疗保险是指当人们生病或受到伤害后,由国家或社会给予的一种物质帮助,即提供医疗服务或经济补偿的一种社会保障制度,其实质是社会共担医疗风险。除此之外还包括预防保健保障制度(如计划免疫)、母婴系统保健保障制度和全民卫生保障制度(如传染病防治)。我国目前已逐步建立起比较完善的医疗保障机制,如城市有职工医保和居民医保,农村有"新农合"医疗。同时我国的医疗卫生执法监督体系也在逐步发展和完善之中。我国现行的医疗卫生法律法规包括法律、规章、条例、规定或规范、办法或细则、标准等,如《职业病防治法》《医疗机构管理条例》《突发公共卫生事件交通应急规定》《结核病防治管理办法》《医疗事故分级标准(试行)》等。卫生监督与执法机构由国家、省、市、县级的卫生监督所(局)构成,其主要职能是负责所管辖区的卫生监督工作,具体包括对公共卫生、医疗保健、采供血、卫生许可、执业许可、健康相关产品和医疗广告以及对卫生污染、中毒事故等重大疫情和突发事件的综合性卫生监督与执法。

三、我国的护理组织系统

随着我国医疗卫生事业的不断发展,护理组织系统亦逐步健全,旨在保证我国护理工作的正常运转和护理事业的稳定发展。

(一)卫生和计划生育委员会护理管理机构

卫生和计划生育委员会下设的医政医管局医疗与护理处是我国护理管理的最高机构。其职责和任务:负责为全国城乡医疗机构制定和组织实施有关护理工作的政策、法规、人员编制、规划、管理条例、工作制度、职责和技术质量标准等;配合教育、人事等部门对护理教育、人事等各项工作进行管理;并进行护理质量控制和技术的指导、专业骨干培训和国际合作交流。

(二)各级地方卫生行政部门的护理管理机构

各级地方卫生行政部门的护理管理机构包括各省、自治区、直辖市及其下属各级卫生行政部门的护理管理机构。各省、自治区、直辖市卫生厅(局)均有一名厅(局)长分管医疗和护理工作。地(市)以上卫生厅(局)医政处(科)配有一名具有一定专业技术水平、临床护理经验和组织管理能力的主管护师(或主管护师以上技术职称),全面负责本地区的护理管理。部分县卫生和计划生育局也配备专职护理管理干部,以加强护理管理工作。

各级管理机构和人员的主要职责和任务:根据上级精神和工作实际情况,负责制定本地区护理工作的具体方针、政策、法规和护理技术标准;提出并实施发展规划和工作计划,检查执行情况;组织经验交流;负责听取护理工作汇报,研究解决存在的问题;与当地护理学会相互配合共同做好工作。

(三)中华护理学会

中华护理学会是我国护理科技工作者的学术性群众团体,是中国科学技术协会所属的一个专门学会,受国家卫生和计划生育委员会和中国科学技术协会的双重领导。全国各省、自治区、直辖市成立分会并形成网络,相互合作或独立进行各种学术活动。学会的宗旨和任务:团结全国广大护理人员,为繁荣和发展中国的护理事业,为促进护理学科出成果、出人才,积极开展国内外学术交流和技术培训;组织重点学术课题的探讨和科学研究;编辑出版《中华护理杂志》和其他护理学术资料;向广大群众普及卫生保健和护理知识;开展对会员的继续教育,努力提高会员的学术水平;推荐、奖励优秀学术论文和科普作品;对国家重要的护理技术、政策和有关问题提供咨询,提出合理化建议;反映护理科技工作者大意见和呼声,维护其正当权益。

(四)医院内护理组织结构

医院内护理组织结构是医院总系统中的一个分系统。

1. 我国医院内护理组织结构的发展过程

(1)20世纪50年代初,医院护理工作为科主任负责制,没有护理部。

(2)20世纪50年代末60年代初建立护理部,负责全院护士的管理。

(3)1978年,逐步完善护理管理组织。

(4)1986年卫生部在全国首届护理工作会议上提出《关于加强护理工作领导,理顺管理体制的意见》后,全国各地医院健全了护理管理系统。

2. 医院内护理组织结构的基本要求 300张病床以上的医院设护理部,一般设护理部主任—科护士长—病室护士长;300张病床以下的医院不设护理部,一般设科护士长—病室护士长;100张病床以上或3个护理单元以上的科室,以及任务繁重的手术室、急诊科、门诊部设科护士长;病房设护士长,其他独立的护理单元有5位以上护理人员时,设护士长1名。

护理部是医院管理中的职能部门,既是医院的参谋机构又是医院的管理机构。在院长或主管护理的副院长领导下,负责组织和管理医院的护理工作,护理部与医务、行政、后勤、教学、科研等职能部门相互配合,在医院管理和完成医疗、教学、科研和预防、保健任务中具有重要作用。

护理部对全院护理人员进行统一管理,实行目标管理,制订各种护理技术操作规程、护理常规、确立各项护理质量标准,建立完备的工作制度和规范;合理地配备和使用护理人力资源;对不同层次的护理人员进行培训、考核和奖惩,保证各项护理工作的落实和完成,并不断提高护理质量。提高临床教学和护理科研的水平;策划护理学科建设等。科护士长在护理部主任领导下,全面负责所管辖科室的业务及管理工作,并且参与护理部对全院护理工作的指导和促进工作。护士长是医院病房和基层单位的管理者,负责对护理单元的人、财、物、时间、信息进行有效管理,保证护理质量的稳定性。在护理单元设有护士长、护士、护理员。

3. 医院内护理组织系统 目前我国医院实行护理部主任、科护士长、护士长三级管理或总护士长、护士长两级管理的护理指挥系统。病室护理管理实行护士长负责制。

我国医院护理组织结构主要有几种形式。其一,在院长领导下,设护理副院长—护理部主任—科护士长—护士长,实施垂直管理;其二,在主管医疗护理副院长领导下,设护理部主任—科护士长—护士长;其三,床位不满300张的医院,不设护理部主任,只设立总护士长—护士长的二级管理;其四,在主管院长的领导下,设立护理部主任—科护士长—护士长,但科护士长纳入护理部合署办公,实行扁平化的二级管理模式。

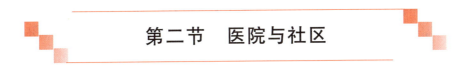

第二节 医院与社区

一、医院

医院需配有一定数量的病床设施、医务人员和必要的医疗设备,它是医务人员运用医学理论与技术对广大民众或社会特定人群进行防病、治病的场所,并为其提供诊疗和护理服务的医疗卫生机构。医院是社会系统中一个有机组成部分,必须适应社会环境的改变和发展。

(一)医院的性质

卫生部于1982年1月12日颁发《全国医院工作条例》指出:"医院是治病防病、保障人民健康的社会主义卫生事业单位,必须贯彻国家的卫生工作方针政策,遵守政府法令,为社会主义现代化建设服务。"这是我国医院的基本性质。医院具有公益性、生产性、经营性等特点。

(二)医院的任务

原卫生部颁发的《全国医院工作条例》指出,医院的任务是以医疗为中心,在提高医疗质量的基础上保证教学和科研任务的完成,并不断提高教学质量和科研水平。同时做好扩大预防,指导基层和计划生育的技术工作。

1. 医疗工作 医疗工作是医院的最主要任务,它以诊疗与护理两大业务为主体,与医院医技部门密切配合,形成一个医疗整体为患者服务。医院医疗分为门诊医疗、住院医疗、急救医疗和康复医疗。门诊、急诊医疗是第一线,住院医疗是中心。

2. 教学工作 每个不同专业不同层次的专业人员、技术人员的培养,都必须经过学校教育和临床实践两个阶段。医院要为医学相关专业学生提供实践场所,也为在职人员接受继续教学的场所。

3. 科学研究 医院是医疗实践的场所,也是发展医学科学的阵地。临床上的许多问题都是科学研究的课题,通过开展科学研究,一方面为临床实践提供新技术、新方法、新手段,解决医疗和护理中的难题,推动医学事业的发展;另一方面,科研成果也将不断充实教学内容,促进医学教育的发展。

4. 预防和社区卫生服务 医院不仅要诊治患者,还须进行预防保健工作。各级医院要发挥预防保健功能,指导基层医院做好计划生育工作;进行健康教育、健康咨询及疾病普查工作,倡导健康的生活方式,增强人们的健康意识,以延长人们的寿命和提高生活质量。

(三)医院的工作特点

医院的服务对象是广大人民群众,特别是患病的人群,医院应始终围绕人民的健康开展工作。具有以下特点。

1. 以患者为中心 医院各个部门的工作都要围绕患者进行,为患者提供整体的医疗、护理,保证患者安全,满足其需要,强调医疗质量和效果。

2. 科学性、技术性 人具有生物性和社会性。医务人员要有全面的医学理论知识、熟练的技术操作能力、丰富的人文科学知识、良好的沟通能力、团结协作精神和高尚的职业道德。医院要重视人才培训和技术建设、设备的更新和管理。

3. 规范性、随机性 医院工作关系到人的生命安全,必须有严格的规章制度,在医疗、护理工作程序、技术操作上严格规范,一丝不苟。同时医院各科的病种繁多,患者病情千变万化,需要严密观察和及时处理。

4. 连续性、紧迫性 疾病是一个连续过程,医生和护士需对患者的病情变化连续观察,因此,医院工作是常年日夜不间断的。同时,时间就是生命,在诊治抢救工作中必须分秒必争,以挽救患者生命,体现了时间的紧迫性特点。

5. 群众性、社会性 医院是一个复杂的开放系统,与社会、家庭和个人都发生着联系,医务人员要满足社会对医疗、护理的需求,同时,医院工作又受到社会条件的限制,需要全社会的支持。

6. 复合型劳动 医院工作既是脑力与体力劳动相结合的劳动,同时也是复杂的创造性劳动,因此,医院要充分调动医务人员的积极性、主动性和创造性。

随着社会的发展,生活水平的提高,生活方式的改变,再加上现代医学的发展,我国处于经济转型期,人们的维权意识增强等,医院(特别是三级医院)工作的特点也悄然发生着如下的变化:各类急诊危重患者多,医疗设备多样、复杂,管理难度大,各类基础和专科护理技术广泛应用,各个学科和科室间需要配合工作等。所以护士需要不断提高自身素质,以适应医院的工作特点变化,做到与时俱进。

(四)医院的类型

根据划分条件,可将医院分为以下类型。

1. 按分级管理分类 1989年,我国医院实行分级管理制度。医院分级管理是按照医院的功能和任务的不同,以及技术质量水平和管理水平、设施条件的不同,将其划分为三级(一、二、三级)、十等(每级分甲、乙、丙等,三级医院增设特等)。

(1)一级医院:直接为一定人口的社区提供医疗卫生服务的基层医院。主要指农村乡、镇卫生院和城市街道卫生院。主要功能是直接对人群提供一级预防,并进行多发病、常见病的管理,对疑难重症做好正确转诊,协助高层次医院搞好住院前后的服务。

(2)二级医院:向多个社区提供医疗卫生服务并能承担一定教学、科研任务的地区性医院。主要指一般市、县医院及省辖市的区级医院和相当规模的厂矿、企事业单位的职工医院。主要功能是提供医疗护理、预防保健和康复服务,参与指导对高危人群的监测,接受一级医院转诊,对一级医院进行业务指导,进行一定程度的教学和科研。

(3)三级医院:向几个地区甚至全国范围提供医疗卫生服务的医院。主要指国家、省、市直属的市级大医院及医学院校的附属医院。主要功能是提供全面连续的医疗护理、预防保健、康复服务和高水平的专科医疗服务,解决危重疑难病症,接受二级医院转诊,对下级医院进行指导和培训,并承担教学、科研任务。

2. 按收治范围分类

(1)综合性医院:综合性医院是设有一定数量的病床,分内、外、妇、儿、眼、耳鼻喉、皮肤、中医科等各专科及药剂、检验、影像等医技部门和相应人员、设备的医院。对患者具有综合整体治疗、护理能力,通过医务人员的协作,解决急、难、危、重患者的健康问题。

(2)专科医院:专科医院是为诊治专科疾病而设置的医院,如传染病院、结核病防治院、精神病防治院、妇产科医院、眼科医院、口腔医院、胸科医院、肿瘤医院等。设置专科医院有利于集中人力、物力,发挥技术设备优势,开展专科疾病大预防、治疗和护理。

3. 按特定任务分类 有特定任务和服务对象的医院,如军队医院、企业医院、医学院附属医院等。为了资源的充分利用,方便群众就医,按照特定任务划分已经不是很清晰,大部分的军队医院、企业医院也已经接待地方百姓就医。

4. 按所有制分类 可分为全民、集体、个体所有制医院,如中外合资医院、股份制医院等。

5. 按经营目的分类 可分为营利性医院和非营利性医院。

6. 按地区分类 可分为城市医院、农村医院。

(五)医院的组织机构

虽然不同级别的医院所承担的社会职能和服务功能有所不同,但我国医院的组织机构是按照国家卫生和计划生育委员会统一颁布的组织编制原则规定设置的。包括两类机构,即行政管理组织机构和业务组织机构(图9-6、图9-7)。

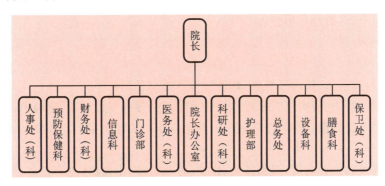

图 9-6　三级医院行政管理组织机构

(六)医疗服务设置及护理工作

根据医院的性质和任务,其业务科室设置及护理工作归纳如下。

1. 门诊部 门诊部是医院面向社会的窗口,是直接对社区居民进行诊断、治疗、预防保健、卫生宣教及行政管理等于一体的功能部门,是医疗工作的第一线。门诊部的工作直接反映医院的质量与水平,因此医护人员应努力为患者提供优质的就医环境和服务。

1)门诊部的设置和布局　门诊部工作来往人员多,病种杂,人员流动性大,季节随机性强,交叉感染发生的可能性大。因此,医院要创造良好的门诊环境,以突出公共卫生,方便患者为原则,做到布局合理、备有醒目的标志和路牌,尽量美化、绿化、安静、整洁,使患者感到亲切、宽松,对医院有信任感。

门诊部设有挂号收费处、化验室、药房、综合治疗与分科诊察室等。诊察室应备诊察床,床

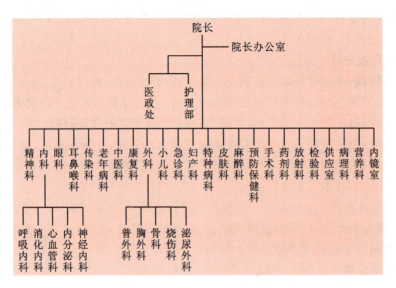

图9-7 三级医院业务组织机构

前有遮隔设备;室内设洗手池,桌面整洁,各种检查用具及化验单、检查申请单、处方等应放置有序。综合治疗室内设有必要的急救设备,如氧气、电动吸引器、急救药品等。

2)门诊部的护理工作

(1)预检分诊:预检分诊护士需由临床经验丰富的护士担任,应热情、主动接待来医院就诊的患者,在扼要询问病史、观察病情的基础上,做出初步判断,给予合理分诊指导和传染病管理。做到先预检分诊,后挂号治疗。

(2)安排候诊与就诊:患者挂号后,分别到各科候诊室依次就诊。护士应做好候诊、就诊患者的护理工作。

①开诊前,检查候诊、就诊环境,备好各种检查器械及用物等。

②开诊后,按挂号先后次序安排就诊。收集整理初诊和复诊病案,化验单、检查报告等。

③根据病情测量体温、脉搏、呼吸、血压,并记录于门诊部病案上。必要时应协助医生进行诊查工作。

④随时观察候诊患者病情,遇到高热、剧痛、呼吸困难、出血、休克等患者,应立即安排提前就诊或送急诊室处理;对病情较重或年老体弱者,可适当调整就诊顺序,让其提早就诊。

⑤门诊结束后,回收门诊病案,整理、消毒环境。

(3)健康教育:利用候诊时间开展形式多样的健康教育,如采用口头、图片、黑板报、电视录像或赠送有关手册等不同形式;内容可根据不同季节、不同科室、不同病种特点灵活掌握。对患者提出的问题应耐心、热情地给予解答。

(4)治疗:根据医嘱执行治疗,如注射、换药、导尿、灌肠、穿刺等,严格执行操作规程,确保治疗安全、有效。

(5)消毒隔离:门诊部人群流量大,患者集中,易发生交叉感染。因此,要认真做好空气、地面、墙壁、各种用品的清洁、消毒工作。对传染病或疑似病患者,应分诊到隔离门诊就诊,并做好疫情报告。

(6)做好保健门诊的护理工作:护士经培训后可参加健康体检、疾病普查、预防接种、健康教育等保健工作。

2. 急诊科　急诊科是医院诊治急重症患者（有威胁生命的疾病或伤害）的场所，是抢救生命的第一线，24 h开放。由于急诊科工作具有患者发病急、病情重、变化快、突发事件多、不可预料性强等特点，急诊科护士应有良好的素质，具备各种急救抢救知识和经验，技术熟练、动作敏捷。急诊科护理组织管理和技术管理应达到标准化、程序化、制度化。

1）急诊科的设置和布局　急诊科是一个相对独立的单元，能较独立地完成各项救治工作。一般设有预检分诊处、诊疗室、治疗室、抢救室、监护室、观察室、扩创室等，此外，还配有药房、化验室、治疗室、抢救室、挂号室及收款室等。

急诊科环境设置要以方便急诊患者就诊为目的和最大限度地缩短就诊前的时间为原则，以保证患者尽快得到救治。要求光线明亮，空气流通，安静整洁，有专用路线和宽敞的通道，标志和路标醒目。

2）急诊科的护理工作

（1）预检分诊：患者被送到急诊科，要有专人负责出迎。预检护士要掌握急诊科就诊标准，做到一问、二检查、三分诊、四登记。遇有危重患者立即通知值班医生及抢救室护士；遇意外灾害事件应立即报告有关部门组织抢救；遇有法律纠纷、刑事伤害案件、交通事故等事件，应迅速与医院保卫部门或直接与公安部门取得联系，并请家属或陪送者留下。

（2）抢救工作

①物品准备：要备好各种抢救设备和急救药品。一切抢救物品要做到"五定"，即定数量品种、定点安置、定人保管、定期消毒灭菌和定期检查维修。护士需熟悉所有抢救物品的性能和使用方法，并能排除一般性故障，使急救物品完好率达100%。

②配合抢救：严格按操作规程实施抢救措施，做到分秒必争。在医生未到之前，护士应根据病情做出初步判断，给予紧急处理，如测血压、给氧、吸痰、止血、配血、建立静脉输液通道、进行人工呼吸和胸外心脏按压等；医生到达后，立即汇报处理情况，积极配合抢救，正确执行医嘱，密切观察病情变化，为医生提供有关资料。

③做好抢救记录：记录内容包括时间（患者和医生到达的时间、抢救措施落实时间（如用药、吸氧、人工呼吸等执行和停止时间））、执行医嘱的内容和病情的动态变化。记录要求字迹清晰、及时、准确。

④严格查对制度：在抢救过程中，如为口头医嘱则按规定执行。各种急救药品的空安瓿、输血空袋须经两人核对后方可弃去。

（3）病情观察：急诊科设有一定数量的观察床，置于急诊观察室。收治暂不能确诊或已明确诊断、病情危重但暂时住院困难者，或需短时间留观或可以返家者。留观时间一般为3～7天。护理人员应对留观患者进行入室登记，建立病案，认真填写各项记录，书写留观室病情报告；对留观患者要主动巡视、密切观察，及时处理医嘱，做好晨晚间护理，加强心理护理；做好出入室患者及家属的管理工作。

3. 病区　病区是医护人员全面开展医疗、预防、教学、科研活动的重要基地，也是住院患者接受诊疗、护理、康复及休养的场所。

1）病区的设置和布局　每个病区设有病室、治疗室、抢救室、危重病室、医护办公室、配膳室、盥洗室、浴室、库房、厕所、洗涤间及医护休息室、示教室等。有条件应设置健康教育室、娱乐室、会客室、健身室等。每个病区设30～40张病床为宜，每间病房设2～4张床或单床，尽量配有卫生间。病床之间最好有屏风或布帘，以便在必要时遮挡患者。普通病室两床之间的距离不少于1 m。病区实行科主任、科护士长领导下的主治医生、护士长分工负责制。

2)病区护理工作 临床护理的核心内容是以患者为中心,运用护理程序对患者实施整体护理,满足其生理、心理和社会的需要,促使其早日康复。主要内容可归纳为以下几点。

(1)客观评估患者健康状况,正确确认患者的护理问题,及时制订护理计划,全面落实护理措施,及时评价护理效果,并适时补充修改护理计划。

(2)密切观察,了解患者的病情变化及治疗效果。了解患者心理需求及变化,认真做好心理护理。

(3)做好患者的生活护理,满足患者舒适、清洁、安全方面的需要。做好病区消毒隔离工作,预防医院感染的发生。做好入院、出院、转院及死亡患者的护理工作。做好病区环境管理工作,避免和消除一切不利于患者康复的环境因素。

(4)执行医嘱,协助医生完成各项诊疗护理技术操作和抢救工作,杜绝各种差错事故的发生。

(5)严格按要求书写和保管各种护理文件。

(6)开展健康教育,指导患者进行功能锻炼等活动。

(7)开展临床护理科研,不断提高临床护理的质量水平。

(七)医疗护理的行业特点

1. WTO行业分类 医疗护理属于专业服务。2004年7月1日,国家规定属于消费者权益保护法保护范围,可受理消费者投诉,按消费者权益保护法处理。

2. 高技术行业 临床医疗护理技术复杂和多样性。

3. 高风险行业 疾病种类多,情况复杂、患者情况不同、医院和医护人员水平差异较大。

4. 医患双方护患双方所掌握的信息的绝对不对称 患者的选择完全依赖于医护人员。

5. 服务评价 服务评价的尺度和标准不同。

(八)医院的发展与变化

纵观医院从形成到现在,一直在不断发展,尤其是现代医院,变化很大,主要变化体现在以下几个方面。

1. 规模 从慈善机构到医院独立;从小到大,即从诊所到医院;从小医院到综合医院;从综合医院到专科医院;从单个医院到医院集团;从医院集团到联网医院(诊所、社区医院、综合医院、专科医院分工协作)。

2. 工作过程

(1)人员:从医护人员到各类专业人员。

(2)物品:从生活用品到大型医疗设备。

(3)技术:从简单随意到规范操作规程;流程,从自然流程到设计优化流程;体系,从逐步建立到体系不断完善;手术切口小,复杂精细程度很高,手术设备数字化程度越来越高;质量,从被动管理到主动持续改进。

3. 患者 住院治疗逐步减少,门诊手术治疗越来越多;医院内的治疗时间越来越少,医院外的康复治疗越来越多;平均住院日越来越少,门诊咨询解决问题越来越多;医院患者周转时间越来越短,需长期照顾的患者越来越多,延伸医疗社区服务越来越多。

4. 功能 现代医院的功能越来越多元化。由单纯医疗型逐渐变化为医疗预防康复型;由封闭型管理逐渐变化为开放型管理;由单经验型管理逐渐变化为标准化管理。

5. 局面 多种形式的医院共同保障的局面正在形成;多种学科的合作发展已成为趋势;

传统观念的内科与外科界限正在打破,如内科做手术、外科做化疗,内科开展心血管介入手术治疗,腹腔镜及胃镜十二指肠镜下手术,外科开展基因治疗和围手术期化学治疗;新理论、新技术、新方法层出不穷,知识更新时间越来越短,各类专门人才的需求非常紧迫。

(九)医院管理

随着现代医院的发展与变化,医院管理也发生着明显的变化。

1. 目前医院管理中的问题　慢性患者多,系统治疗少;急诊患者多,床位周转少;老年患者多,临终关怀少;先进设备多,管理维护少;引进技术多,适用评估少;重复检查多,成本核算少;技术操作多,资质准入少。

2. 管理要适应发展改变　技术难度越来越高,培训要求越来越多,资质准入越来越严,管理范围越来越宽,技能操作数字化多,人员流动越来越快。

3. 现代医院管理的发展趋势　医院建筑人性化,医院设备一体化,医院功能多元化,医院服务网络化,医院管理信息化,新兴学科边缘化,医护质量标准化,医疗护理社会化。

(十)医院的变革与挑战

随着现代医院的发展与变化,卫生健康组织目前遇到越来越多的挑战迫使医疗卫生机构经历一场深刻的变革,不断寻求一种新的方法来提高工作效率、提升服务质量,以谋求医院的可持续发展。

二、社区

(一)社区定义

"社区"一词源于拉丁文,世界各国学者根据本国的具体应用,从不同的角度拟订社区的定义。世界卫生组织(WHO)认为,社区是由共同地域、价值或利益体系所决定的社会群体。其成员之间互相认识,相互沟通及影响,在一定的社会结构及范围内产生及表现其社会规范、社会利益、价值观念及社会体系,并完成其功能。该组织曾提出:社区是一个有代表性的区域,其人口数在10万~30万,面积为5000~50000 km^2。

"社区"一词在20世纪30年代由我国著名社会学家费孝通先生引入我国。因此,我国目前多采用费孝通先生为社区拟订的定义,即社区是若干社会群体(家族、氏族)或社会组织(机关、团体)聚集在某一地域里所形成的一个生活上相互关联的大集体。在实际应用中,我国社区一般指城市的街道、居委会或农村的乡、镇、村,社区人口一般在2万左右。

社区既是构成社会的基本单位,也可以被视为宏观社会的一个缩影。社区是由一定数量的、具有某些共性的人群构成,人群所具有的共性如共同的地理环境、生活服务设施、文化背景、生活方式、生活制度和管理机构、利益、问题或需求等。

(二)社区卫生

社区卫生是以确定和满足社区居民的健康照顾需要为主要目的的人群卫生保健活动,包括采用流行病学及卫生统计学等方法实施社区调查,通过社区分析和诊断,确定社区居民的群体健康问题及卫生保健的需求,拟订社区的保健计划,动用社区内的资源,通过社区卫生保健工作预防疾病,促进社区居民的健康。

社区卫生保健的特点是将个体的健康与卫生需求归入社会群体,与家庭、社区及整个社会联系起来进行认真的分析及处理。

(三)社区卫生服务

社区卫生服务从属于医疗卫生服务体系,为理想的初级卫生保健模式。

1. 定义 我国卫生部在1999年7月发表的《关于发展城市社区卫生服务的若干意见》,对社区卫生服务的定义:社区在政府领导、社区参与、上级卫生机构指导下,以基层卫生机构为主体,根据社区内存在的主要健康问题,合理使用社区的资源和适宜技术,主动为社区居民提供的基本卫生服务。

社区卫生服务是以人群健康为中心、家庭为单位、社区为范围、需求为导向,以妇女、儿童、老年人、慢性病患者、残疾人等为重点,以解决社区主要卫生问题、满足基本卫生服务需求为目的,融预防、医疗、保健、康复、健康教育、计划生育技术服务等为一体的、有效、经济、方便、综合、连续的基层卫生服务,即为社区居民提供"六位一体"的服务。

从宏观角度看,还包括组织建设、供求关系、服务评价、初级卫生保健等其他方面的卫生工作。

2. 特点

(1)广泛性:社区卫生服务的对象是社区全体居民,包括健康人群、高危人群、慢性病患者、老年人、妇女及儿童等。

(2)综合性:社区卫生服务为社区居民提供"六位一体"的服务,并涉及健康的生物、心理、社会各个层面,故具有综合性。

(3)连续性:社区卫生服务覆盖生命的整个周期以及疾病发生、发展的全过程,始于生命的准备阶段直至生命结束。社区卫生服务不因某一健康问题的解决而结束,而是根据生命各周期及疾病各阶段的特点及需求,提供针对性的服务,故具有连续性。

(4)可及性:社区卫生服务必须从各方面满足服务对象的各种需求,如时间、地点、内容及价格等,从而真正达到促进和维护社区居民健康的目的。

3. 内容 2001年,我国卫生部研究制定了《城市社区卫生服务基本工作内容(试行)》,概括起来,当前我国社区卫生服务的主要内容如下。

(1)社区卫生诊断:在社区管理部门组织领导以及卫生行政部门的指导下,了解社区居民健康状况,针对社区主要健康问题,制订和实施社区卫生工作计划,建立居民健康档案并进行计算机管理。

(2)健康教育:针对社区主要健康问题,明确社区健康教育的重点对象、主要内容及适宜方式。开展面向群众和个人的健康教育,指导社区居民纠正不利于身心健康的行为和生活方式,开设健康处方。配合开展免疫接种、预防疾病、无偿献血、生殖健康、禁烟及控烟等宣传教育。

(3)社区防治:开展传染病、地方病及寄生虫病的社区防治,执行法定传染病登记与报告制度,配合有关部门对传染源予以隔离以及对疫源地进行消毒;开展计划免疫等预防接种工作;开展健康指导、行为干预、重点慢性非传染性疾病的高危人群监测、对重点慢性非传染性疾病的患者实施规范化管理以及对恢复期患者进行随访;开展慢性病患者社区系统管理和保健。

(4)精神卫生:开展精神卫生咨询、宣传与教育的社区保健。早期发现精神病患者,根据需要及时转诊。配合开展康复期精神病患者的监护和社区康复。

(5)妇女保健:包括围婚期保健、产前保健、产后保健、更年期保健以及配合上级医疗保健机构开展妇科疾病的筛查。

(6)儿童保健:包括新生儿期保健、婴幼儿期保健、学龄前期保健,儿童各期常见病、多发病以及意外伤害的预防指导。

(7)老年保健:了解社区老年人的基本情况和健康状况,指导老年人进行疾病预防、自我保健以及指导意外伤害的预防、自救和他救,建立老年社区系统管理和服务。

(8)社区医疗:提供一般常见病、多发病和诊断明确的慢性病的医疗服务;提供家庭出诊、家庭护理、家庭病床等家庭医疗服务以及疑难病症的转诊、急危重症的现场紧急救护及转诊。

(9)社区康复:了解社区残疾人等功能障碍患者的基本情况和医疗康复需求,提供康复治疗和康复咨询。

(10)计划生育技术服务:指导夫妻双方避孕、节育,提供避孕药具以及相关咨询。

(11)社区卫生信息:开展社区卫生服务信息的收集、整理、统计、分析与上报工作。

(12)基层卫生服务工作及就医指导:根据居民需求、社区卫生服务功能和条件,提供其他适宜的基层卫生服务和就医指导相关服务。

(13)社区卫生管理:配合疾病预防和控制中心、爱国卫生运动委员会等机构,做好食品卫生监督检查、环境保护和公共场所卫生管理。

4. 我国社区卫生服务现状 目前我国的社区卫生服务组织形式主要有:社区卫生服务中心、社区卫生服务站。社区卫生服务中心或社区卫生服务站的设置根据当地的规划和群众的需求。社区卫生服务中心一般以街道办事处所辖范围设置,可由基层医院(卫生院)或其他基层医疗卫生机构改造而成。

社区卫生服务主要依托现有的基层卫生机构,以上级卫生机构为指导,与上级卫生机构实行双向转诊,条块结合,以块为主,使各项基层卫生服务逐步形成有机融合的基层卫生服务网络。

社区卫生服务人员主要由全科医师、预防保健医师、社区护士等有关专业卫生技术和管理人员组成。

我国的社区卫生服务突出社区预防与保健,强调了促进社区卫生和个体卫生健康相结合,是有中国特色的社区卫生服务。它不完全等同于国外的全科医学或全科医疗。

(四)社区护理

社区护理是社区卫生的一个重要组成部分,该词源于英文,也可称为社区卫生护理或社区保健护理。

1. 社区护理定义 目前较多学者引用美国护理协会(ANA)的定义:社区护理是将公共卫生学及护理学理论相结合,用以促进和维护社区人群健康的一门综合学科。

2. 特点

(1)预防保健为主:社区护理的服务宗旨是提高社区人群的健康水平,以预防疾病,促进健康为主要工作目标。相对医院护理工作而言,社区护理服务更侧重于积极主动的预防。

(2)强调群体健康社区:护理是以社区整体人群为服务对象,以家庭及社区为基本的服务单位。

(3)社区护理工作范围的分散性及服务的长期性:社区护理的服务对象居住相对比较分散,使得社区护士的工作范围更广,对交通的便利性提出了一定要求;另外,社区中的慢性病患者、残疾人、老年人等特定服务对象对护理的需求具有长期性。

(4)综合性服务:由于影响人群健康的因素是多方面的,要求社区护士要从整体全面的观点出发,从卫生管理、社会支持、家庭和个人保护、咨询等方面对社区人群、家庭、个人进行综合服务。

(5)可及性护理服务:社区护理属于初级卫生保健范畴,其护理服务具有就近性、方便性、主动性,以满足社区人群的健康需求。

(6)具有较高的自主性与独立性:社区护士的工作范围广,而且要运用流行病学的方法来预测和发现人群中容易出现健康问题的高危人群。在许多情况下,社区护士需要单独解决面临的健康问题,因此,社区护士较医院护士有较高的独立性,需要具有一定的认识问题、分析问题和解决问题的能力。

(7)多学科协作性:社区护理是团队工作。为了实现社区健康的目标,社区护士除了需与医疗保健人员密切配合外,还要与社区的行政、福利、教育、厂矿、机关等各种机构的人员合作,才能完成工作。也需要利用社区的各种组织力量,如家政学习班、社区事业促进委员会、准父母学习班等,提高公众的参与度来开展工作。

3. 社区护理的工作范围

(1)社区健康教育:以促进和维护居民健康为目标,向社区各类人群提供有计划、有组织、有评价的健康教育活动,从而提高居民对健康的认识,养成健康的生活方式及行为,最终提高其健康水平。

(2)社区保健服务:向社区各类人群提供不同年龄阶段的身心保健服务,其重点人群为妇女、儿童、老年人,服务内容包括计划免疫、计划生育、合理营养、体育锻炼、健康体检等。

(3)社区预防性卫生服务:针对社区的环境、饮食、学校及职业卫生等方面提供相应的预防性服务,如三废的处理,居民环境的保护与改善,水源、饮用水及饮食业的卫生监督,学生健康状况监测,生产环境监测及从业人员安全与劳动保护指导。

(4)家庭访视和家庭护理:为了促进和维护个人及家庭的健康,在服务对象家中进行有目的的交往活动。其主要目的是预防疾病和促进进步。家庭护理是在有医嘱的前提下,社区护士直接到患者家中,应用护理程序,向社区中有疾病的个人,即出院后的患者或长期进行家庭疗养的慢性病患者、残疾人、精神障碍者,提供连续的、系统的基本医疗护理服务。在我国多数以家庭病床的形式进行家庭护理。

(5)社区急、重症患者的转诊服务:帮助那些在社区无法进行适当的护理或管理的急重疾病患者转入适当的医疗机构,以得到及时、必要的救治。

(6)社区慢性身心疾病患者的管理:向社区的所有慢性疾病、传染病及精神疾病患者提供他们所需要的护理及管理服务,如提供家庭医疗护理、指导家属或照顾者正确进行生活护理、合理用药、识别疾病早期或病变早期症状等。

(7)社区康复护理:向社区内因急慢性疾病、创伤及残疾所致的身心功能障碍者提供康复护理任务,以帮助他们改善健康状况,恢复功能。

(8)社区临终服务:向社区的临终患者及其家属提供他们所需要的各类身心服务,以帮助患者走完人生的最后一步,同时尽量减少对家属其他成员的影响。

(9)院前急救护理:入院前及现场的急救护理直接关系患者的生命安危。因此,社区护士需要掌握专业急救的知识和技能,从而提高社区现场的急救能力和救护质量。社区护士通过开展健康教育,普及急救知识,提高社区居民自救互救的能力和水平。

4. 社区护士 根据2002年卫生部关于《社区护理管理的指导意见》精神,社区护士的定义和基本条件如下。

1)社区护士的定义 社区护士是指在社区卫生服务机构及其他有关医疗机构从事社区护理工作的社区护理专业人员。

2)社区护士的基本条件

(1)具有国家护士执业资格并经注册。

(2)通过地(市)以上卫生行政部门规定的社区护士岗位培训。

(3)独立从事家庭访视护理工作的社区护士,应具有在医疗机构从事临床护理工作5年以上的工作经历。

3)社区护士的角色 根据社区护理对象的特性,社区护士的主要角色如下。

(1)护理提供者(健康监护人):向居民提供各种护理服务。

(2)咨询者:向社区居民解答居民的疑问和难题,提供有关卫生保健及疾病防治咨询服务。

(3)教育者:社区居民提供患者教育、健康人群教育、患者家属的指导等各种健康指导。

(4)卫生服务协调者:协调社区内务类人群的关系,包括社区卫生服务机构内各类卫生服务人员的关系、卫生服务人员与居民或社区管理者的关系等。

(5)管理者:根据社区的具体情况及居民的需求,设计、组织各种有益于健康促进和健康维护的活动。

(6)研究者:社区护士不仅要向社区居民提供各种卫生保健服务,同时还要注意观察、探讨、研究与社区护理相关的问题,为护理学科的发展及社区护理的发展做出不懈的努力。

(7)社区资源的开发者。

(8)社区居民的代言者。

4)社区护士的职责

(1)参与社区护理诊断工作,负责辖区内人群护理信息的收集、整理及统计分析,了解社区人群健康状况及分布情况,注意发现社区人群的健康问题和影响因素,参与对影响人群健康不良因素的监测工作。

(2)参与对社区人群的健康教育与咨询,行为干预和筛查,建立健康档案和高危人群监测,规范管理工作。

(3)参与对社区传染病预防与控制工作,参与预防传染病的知识培训,提供一般消毒、隔离技术等护理技术指导与咨询。

(4)参与完成社区儿童社区免疫任务。

(5)参与社区康复、精神卫生、慢性病防治与管理、营养指导工作。重点对老年患者、慢性患者、残疾人、婴幼儿、围生期妇女提供康复及护理服务。

(6)承担诊断明确的居家患者的访视、护理工作,提供基础或专科护理服务,配合医生进行病情观察与治疗,为患者与家属提供健康教育、护理指导和咨询服务。

(7)承担就诊患者的护理工作。

(8)为临终患者提供临终关怀护理服务。

(9)参与计划生育技术指导的宣传教育与咨询。

5)社区护士的能力要求 社区护理的工作范围、社区护士的角色对社区护士的能力提出了更高的要求,要求社区护士不仅仅要具备一般护士所应具备的护理基本能力,而且还要特别加强以下几种能力的培养。

(1)人际交往、沟通能力的培养:社区护理工作既需要其合作者的支持、协助,又需要其护理对象的理解、配合。社区护士的主要合作者包括其他社区卫生服务人员、社区的管理者、服务对象及服务对象的家属或照顾者,面对这些具有不同的年龄、家庭、文化及社会背景的合作者,社区护士必须具有社会学、心理学及人际沟通技巧方面的知识,掌握与各种对象交往、沟通的技能,从而更好地开展工作。

(2)综合护理能力的培养:社区护士为"全科护士",面对各种服务对象,如外科术后的患者、中风恢复期的患者、精神病患者或临终患者等,只有具备了综合护理能力,才能胜任社区护理工作,要熟练掌握各专科护理技能及中西医结合的护理技能,才能满足社区人群的需求。

(3)独立判断、解决问题能力的培养:社区护士在工作中,常常处于独立工作状态,即独立地进行各种护理操作、独立地运用护理程序、独立地开展健康宣教、独立地进行咨询或指导。此外,无论是社区的服务站还是患者的家里,其护理条件及设备均不如医疗机构,这就要求社区护士具备较高的独立判断、解决问题或应变能力。

(4)预见能力的培养:预见能力主要应用于预防性的服务,而预防性服务是社区护士的主要职责之一。社区护士有责任向患者或残疾人、家庭及健康人群提供预防性指导和服务,即在问题发生之前,找出可能导致问题发生的潜在因素,从而提前采取措施,避免或减少问题的发生。因此,预见能力也是社区护士所应必备的能力之一。

(5)组织、管理能力的培养:社区护士在向社区居民提供直接护理服务的同时,还要调动社区的一切积极因素,开展各种形式的健康促进活动。社区护士有时要负责人员、物资和各种活动的安排;有时要组织本社区有同类兴趣或问题的机构人员学习,如老人院中服务员的培训或餐厅人员消毒餐具的指导,这些均需要一定的组织、管理能力。

(6)调研、科研能力的培养:社区护士不仅担负着向社区居民提供社区护理服务的职责,同时也肩负着发展社区护理、完善护理学科的重任。因此,社区护士应具备科研的基本知识,能独立或与他人共同进行社区护理科研活动。在社区护理实践中,善于总结经验提出新的观点,探索适合我国国情的社区护理模式,推动我国社区护理事业的发展。

(7)自我防护能力的培养:社区护士的自我防护能力主要包括两个方面,即法律的自我防护及人身的自我防护。首先,社区护士常常在非医疗机构场提供有风险的医疗护理服务,所以应特别加强法律意识,不仅要完整记录患者病情,还要在提供一些医疗护理服务前与患者或家属签订有关协议书,以作为法律依据。其次,社区护士在非医疗机构场所提供护理服务时,应避免携带贵重物品,并注意自身的防护。

(8)应对急性事件能力的培养:社区护士的能力将直接影响社区护理的质量。

6)社区护理的发展趋势

(1)社区护理管理的标准化、科学化、网络化:目前,一些发达国家及地区已经形成了完善的社区护理组织及管理体系。这种完善的组织管理标准无疑对社区护理的组织、管理及协调起到了非常重要的作用,同时对控制及提高社区护理质量有非常积极的作用。使社区护理人员在有效的管理及组织下,能够团结一致,密切协作,互相交流以不断推广及完善社区护理工作。

(2)完善的社区护理人员培养及教育体系:为了保证社区护理质量,对社区护理人员的教育具有一定的要求。一般各大学护理系或护理学院都设有社区护理专业,社区护理人员的培养形成了本科、硕士及博士教育等完善的教育体系。从事社区护理的人员须具有社区护理专业学历或其他护理专业毕业后再经过社区护理的培训,并经过相关的考试才能从事社区护理工作。

(3)社区护理人员的专业化及角色分工越来越细:随着人们对健康的要求越来越高,社区护士不仅需要在各种社区保健服务机构中从事护理服务,而且需要对社区居民进行各种类型的护理保健服务。社区护士的角色功能范围不断扩大,专业化分工越来越细。现在西方不仅有普通的社区护士,而且有单独开业的社区临床护理专家、家庭开业护士、社区开业护士、社区保健护士、高级妇幼保健护士、社区治疗护士等。这些高级社区护士主要从事社区护理管理、临床护理实践、社区护理咨询、社区健康教育及护理研究等工作。

(4)重点发展方向:居家护理、老年护理、精神护理、临终护理。

知识链接

卫生保健

卫生保健越来越引起人们的重视,卫生保健干预措施越来越成为人们维持健康、促进健康的重要手段。WHO秘书处的报告:卫生保健干预措施的目的是使患者受益,但是它们也可能造成危害。它也不可避免地产生不良事件风险,这种情况经常发生。

欧洲医院质量保健工作组的估计,欧洲医院每10个患者中就有1人遭受与其保健有关的可预防的危害或不良事件。

医疗保健过程中的不安全因素主要体现在以下:药物的危害、医疗器械产生的危害、人为的事故、系统运转中的故障。以上可能因操作、产品、程序或系统的问题而产生不良事件。

因此医务工作者需重新认识医院安全问题:保证患者安全是基本准则,是质量管理的关键。包括环境安全和风险管理,包括感染控制、安全用药、设备安全、安全的临床操作、安全的医疗护理环境。这都需要在全系统范围内做出综合努力。

直通护考

一、单项选择题

1. 对培养合格的医疗技术人员,医院承担的任务是( )。
   A. 教学　　B. 医疗　　C. 科研　　D. 疾病预防　　E. 健康促进
2. 对前来门诊的患者护士首先应进行( )。
   A. 健康教育　　B. 卫生指导　　C. 预检分诊　　D. 治疗　　E. 消毒隔离
3. 门诊护士在巡视候诊患者时发现患者面色及巩膜黄染,应指导该患者( )。
   A. 到隔离门诊就诊　　　　　　　　B. 提前就诊
   C. 立即抢救　　　　　　　　　　　D. 按挂号顺序就诊
   E. 安排患者先休息
4. 抢救物品管理的"五定"不包括( )。
   A. 定数量品种　　　　　　　　　　B. 定点安置
   C. 定期更换　　　　　　　　　　　D. 定人保管
   E. 定期检查维修
5. 医院的任务不包括( )。
   A. 医疗工作　　B. 教学　　C. 科学研究　　D. 制定卫生政策
   E. 预防和社区卫生服务
6. 属于三级医院的是( )。

A. 镇卫生院 B. 城市街道卫生院
C. 县医院 D. 直辖市的区级医院
E. 省直属大医院

7. 门诊开诊前,门诊护士应(　　)。
A. 检查候诊、就诊环境 B. 测量生命体征
C. 收集初诊病案 D. 回收门诊病案
E. 消毒就诊环境

8. 门诊护士安排候诊和就诊时,错误的是(　　)。
A. 开诊前,检查候诊环境,备齐各种检查器械
B. 开诊后,按挂号顺序安排就诊
C. 根据医嘱测量生命体征,并记录于门诊部病案上
D. 如遇高热可送急诊室处理
E. 年老体弱者适当安排提前就诊

9. 门诊护士虽经过培训,但不可直接参与的工作是(　　)。
A. 健康体检 B. 疾病普查
C. 开具常规药物的处方 D. 预防接种
E. 健康教育

10. 遇有危重患者,急诊预检护士应立即通知(　　)。
A. 家属 B. 总值班
C. 值班医生和抢救室护士 D. 护士长
E. 医务科

11. 急救物品完好率需达到(　　)。
A. 90% B. 92% C. 96% D. 98% E. 100%

12. 急诊护士在抢救过程中,正确的是(　　)。
A. 不执行口头医嘱
B. 口头医嘱向医生复述一遍,经双方确认无误后方可执行
C. 抢救完毕,请医生第2天补写医嘱与处方
D. 急救药品的空安瓿经患者检查后方可丢弃
E. 输液瓶、输血袋用后及时丢弃

二、思考题

1. 结合案例归纳我国医院内护理组织系统。
2. 举例说明我国医疗卫生体系的组织设置分类情况。
3. 根据我国社区卫生服务的现状思考我国社区护理的发展重点。

(王　霞)

附录 A

一、NANDA-Ⅰ 201项护理诊断(2009—2011)

领域一:健康促进

1. 健康维护能力低下
2. 自我健康管理无效
3. 持家能力障碍
4. 有免疫状态改善的趋势
5. 忽视自我健康管理
6. 有营养改善的趋势
7. 家庭执行治疗方案无效
8. 有自我健康管理改善的趋势

领域二:营养

9. 无效性婴儿喂养型态
10. 营养失调:低于机体需要量
11. 营养失调:高于机体需要量
12. 有营养失调的危险:高于机体需要量
13. 吞咽障碍
14. 有血糖不稳定的危险
15. 新生儿黄疸
16. 有肝功能受损的危险
17. 有电解质失衡的危险
18. 有体液平衡改善的趋势
19. 体液不足
20. 体液过多
21. 有体液不足的危险
22. 有体液失衡的危险

领域三:排泄

23. 排尿障碍
24. 功能性尿失禁
25. 溢出性尿失禁
26. 反射性尿失禁
27. 压力性尿失禁
28. 急迫性尿失禁
29. 有急迫性尿失禁的危险
30. 尿潴留
31. 有排尿功能改善的趋势
32. 排便失禁
33. 便秘
34. 感知性便秘
35. 有便秘的危险
36. 腹泻
37. 胃肠动力失调
38. 有胃肠动力失调的危险
39. 气体交换障碍

领域四:活动/休息

40. 失眠
41. 睡眠型态紊乱
42. 睡眠剥夺
43. 有睡眠改善的趋势
44. 有废用综合征的危险
45. 缺乏娱乐活动
46. 久坐的生活方式
47. 床上活动障碍
48. 躯体活动障碍
49. 借助轮椅活动障碍
50. 移动能力障碍
51. 行走障碍
52. 术后康复迟缓
53. 能量场紊乱
54. 疲乏
55. 活动无耐力

56. 有活动无耐力的危险
57. 有出血的危险
58. 低效性呼吸型态
59. 心排出量减少
60. 外周组织灌注无效
61. 有心脏组织灌注不足的危险
62. 有脑组织灌注无效的危险
63. 有胃肠道灌注无效的危险
64. 有肾脏灌注无效的危险
65. 有休克的危险
66. 自主呼吸障碍
67. 呼吸机依赖
68. 有自理能力增强的趋势
69. 沐浴/卫生自理缺陷
70. 穿着/修饰自理缺陷
71. 进食自理缺陷
72. 如厕自理缺陷

领域五：感知/认知

73. 单侧身体忽视
74. 环境认知障碍综合征
75. 漫游状态
76. 感知觉紊乱
77. 急性意识障碍
78. 慢性意识障碍
79. 有急性意识障碍的危险
80. 知识缺乏
81. 有知识增进的趋势
82. 记忆功能障碍
83. 有决策能力增强的趋势
84. 活动计划无效
85. 语言沟通障碍
86. 有沟通增进的趋势

领域六：自我感知

87. 有个人尊严受损的危险
88. 无望感
89. 自我认同紊乱
90. 有孤独的危险
91. 有能力增强的趋势
92. 无能为力感

93. 有无能为力感的危险
94. 有自我概念改善的趋势
95. 情境性低自尊
96. 长期性低自尊
97. 有情境性低自尊的危险
98. 体像紊乱

领域七：角色关系

99. 照顾者角色紧张
100. 有照顾者角色紧张的危险
101. 养育功能障碍
102. 有养育功能改善的趋势
103. 有养育功能障碍的危险
104. 有依附关系受损的危险
105. 家庭运作过程失常
106. 家庭运作过程改变
107. 有家庭运作过程改善的趋势
108. 母乳喂养有效
109. 母乳喂养无效
110. 母乳喂养中断
111. 父母角色冲突
112. 有关系改善的趋势
113. 无效性角色行为
114. 社会交往障碍

领域八：性

115. 性功能障碍
116. 性生活型态无效
117. 有生育进程改善的趋势
118. 有母体与胎儿双方受干扰的危险

领域九：应对/应激耐受性

119. 创伤后综合征
120. 有创伤后综合征的危险
121. 强暴创伤综合征
122. 迁移应激综合征
123. 有迁移应激综合征的危险
124. 焦虑
125. 对死亡的焦虑
126. 有威胁健康的行为
127. 妥协性家庭应对
128. 无能性家庭应对

129. 防卫性应对

130. 应对无效

131. 社区应对无效

132. 有应对增强的趋势

133. 有社区应对增强的趋势

134. 有家庭应对增强的趋势

135. 无效性否认

136. 恐惧

137. 悲伤

138. 复杂性悲伤

139. 有复杂性悲伤的危险

140. 个人恢复能力障碍

141. 有恢复能力受损的危险

142. 有恢复能力增强的趋势

143. 持续性悲伤

144. 压力负荷过重

145. 自主性反射失调

146. 有自主性反射失调的危险

147. 婴儿行为紊乱

148. 有婴儿行为紊乱的危险

149. 有婴儿行为调节改善的趋势

150. 颅内调适能力降低

领域十：生活准则

151. 有希望增强的趋势

152. 有精神安适增进的趋势

153. 抉择冲突

154. 道德困扰

155. 不依从行为

156. 宗教信仰减弱

157. 有宗教信仰增强的趋势

158. 有宗教信仰减弱的危险

159. 精神困扰

160. 有精神困扰的危险

领域十一：安全/防护

161. 有感染的危险

162. 清理呼吸道无效

163. 有误吸的危险

164. 有婴儿猝死综合征的危险

165. 牙齿受损

166. 有跌倒的危险

167. 有受伤害的危险

168. 有手术期体位性损伤的危险

169. 口腔黏膜受损

170. 有外周神经血管功能障碍的危险

171. 防护能力低下

172. 皮肤完整性受损

173. 有皮肤完整性受损的危险

174. 有窒息的危险

175. 组织完整性受损

176. 有外伤的危险

177. 有血管损伤的危险

178. 自伤

179. 有自伤的危险

180. 有自杀的危险

181. 有对他人施行暴力的危险

182. 有对自己施行暴力的危险

183. 有受污染的危险

184. 受污染

185. 有中毒的危险

186. 乳胶过敏反应

187. 有乳胶过敏反应的危险

188. 有体温失调的危险

189. 体温过高

190. 体温过低

191. 体温调节无效

领域十二：舒适

192. 有舒适增进的趋势

193. 舒适度减弱

194. 恶心

195. 急性疼痛

196. 慢性疼痛

197. 社交孤立

领域十三：生长/发展

198. 成人身心功能衰退

199. 生长发展迟缓

200. 有发展迟缓的危险

201. 有生长比例失调的危险

二、常用的医护合作性问题

1. 潜在并发症:心/血管系统
①局部缺血性溃疡
②心排出量减少
③心律失常
④肺水肿
⑤心源性休克
⑥深静脉血栓形成
⑦血容量减少性休克
⑧外周血液灌注不足
⑨高血压
⑩先天性心脏病
⑪心绞痛
⑫心内膜炎
⑬肺栓塞
⑭脊髓休克

2. 潜在并发症:呼吸系统
①低氧血症
②肺不张/肺炎
③支气管狭窄
④胸腔积液
⑤气管坏死
⑥呼吸机依赖性呼吸
⑦气胸
⑧喉水肿

3. 潜在并发症:肾/泌尿系统
①急性尿潴留
②肾灌注不足
③膀胱穿孔
④肾结石

4. 潜在并发症:消化系统
①肠麻痹性梗阻/小肠梗阻
②肝功能异常
③高胆红素血症
④内脏切除术
⑤肝(脾)大
⑥柯林溃疡
⑦腹水
⑧胃肠出血

5. 潜在并发症:代谢/免疫/造血系统
①低血糖/高血糖
②负氮平衡
③电解质紊乱
④甲状腺功能障碍
⑤体温过低(严重的)
⑥体温过高(严重的)
⑦败血症
⑧酸中毒(代谢性、呼吸性)
⑨碱中毒(代谢性、呼吸性)
⑩甲状腺功能减退/甲状腺功能亢进
⑪变态反应
⑫供体组织排斥反应
⑬肾上腺功能不全
⑭贫血
⑮血小板减少症
⑯免疫缺陷
⑰红细胞增多症
⑱镰状细胞危象
⑲弥散性血管内凝血

6. 潜在并发症:神经/感觉系统
①颅内压增高
②脑卒中
③癫痫
④脊髓压迫症
⑤重度压迫症
⑥脑膜炎
⑦脑神经损伤(特定性)
⑧瘫痪
⑨外周神经损伤
⑩眼压增高
⑪角膜溃疡
⑫神经系统疾病

7. 潜在并发症:肌肉/骨骼系统
①骨质疏松
②腔隙综合征
③关节脱位
④病理性骨折

8. 潜在并发症:生殖系统
①胎儿窘迫
②产后出血
③妊娠高血压
④月经过多
⑤月经频繁
⑥梅毒
⑦产前出血
⑧早产

9. 潜在并发症:药物治疗不良反应
①肾上腺皮质激素治疗的不良反应
②抗焦虑治疗的不良反应
③抗心律失常治疗的不良反应
④抗凝治疗的不良反应
⑤抗惊厥治疗的不良反应
⑥抗抑郁治疗的不良反应
⑦抗高血压治疗的不良反应
⑧抗肿瘤治疗的不良反应
⑨抗精神病治疗的不良反应

三、九项常用护理诊断的定义、诊断依据、预期目标和护理措施

(一)营养失调:高于机体需要量

【定义】
个体处于营养物质的摄入量超过代谢需要量,有超重危险的状态。

【诊断依据】

1. 主要依据
(1)形体改变(超重或肥胖)。
(2)按体重指数计算,超过正常平均值的 $10\%\sim20\%$。
(3)不正常的饮食型态,进食需求的食物量大,不良的饮食习惯。

2. 次要依据
(1)把进食当作应对机制,如在社交场合下、焦虑存在时等。
(2)代谢紊乱。
(3)活动量少。

【预期目标】
(1)患者能叙述减轻体重的主要措施。
(2)患者能描述如何选择适当的饮食,以达到减轻体重的目的。
(3)患者能认识到体重超重的危害。
(4)患者能自觉执行锻炼计划。
(5)患者体重下降。

【护理措施】
(1)与患者/家属共同探讨患者可能导致肥胖的原因。
(2)讲解基本饮食知识,使患者认识到长期摄入高于消耗量的食物会导致体重增加,对健康有很大危害。
(3)与医师、营养师共同制订患者在住院期间的饮食计划及减肥措施,指导患者制订一周内每天的食谱。
(4)指导患者选择食物,鼓励患者改善进食行为的技巧,如限定地点,餐前喝水,制定容量小的餐具,不吃别人餐具中的食品,充分咀嚼,慢慢吞咽等。
(5)鼓励患者实施减轻体重的行为。

(二)营养失调:低于机体需要量

【定义】

非禁食的个体处于摄入的营养物质摄入不足,不能满足机体代谢需要的状态。

【诊断依据】

1. 主要依据

(1)形体改变。

(2)按体重指数计算,较正常平均值下降10%~20%或更多。

2. 次要依据

(1)不能获得足够的食物。

(2)有吞咽和咀嚼肌肉软弱无力、口腔疾病不能进食。

(3)各种引起厌恶进食的患者。

(4)不能消化食物和肠道吸收/代谢障碍。

(5)缺乏饮食知识。

【预期目标】

(1)患者能描述已知的病因。

(2)患者能叙述保持/增加体重的主要措施。

(3)患者能叙述保持/增加体重的有利性。

(4)患者接受所规定的饮食。

(5)患者体重增加。

【护理措施】

(1)监测并记录患者的进食量。

(2)按医嘱使用能够增加患者食欲的药物。

(3)和营养师一起商量、确定患者的热量需要,制订患者饮食计划。

(4)根据患者的病因制订相应的护理措施。

(5)鼓励适当活动以增加营养物质的代谢和作用,从而增加食欲。

(6)防止餐前发生不愉快或痛苦的事件;提供良好的就餐环境。

(三)有感染的危险

【定义】

个体处于易受内源或外源性病原体侵犯的危险状态。

【诊断依据】

1. 主要依据

(1)有利于感染的情况存在,并有明确的原因。

(2)有促成因素和危险因素存在。

2. 次要依据

(1)有急、慢性疾病。

(2)营养不良。

(3)药物因素。

(4)避免与病原体接触的知识不足。

(5)新生儿缺少母体抗体,老年人与感染性增加有关。

【危险因素】

(1)第一道防线不完善:如皮肤破损、组织损伤、体液失衡、纤毛的作用降低、分泌物 pH 值变化、肠蠕动变化。

(2)第二道防线不完善:如粒细胞减少、血红蛋白下降、免疫抑制、免疫缺陷或获得性免疫异常等。

【预期目标】

(1)患者住院期间无感染的症状和体征,表现为生命体征正常,伤口、切口和引流周围无感染表现。

(2)患者能描述可能会增加感染的危险因素。

(3)患者表示愿意改变生活方式以减少感染的机会。

(4)患者能保持良好的生活卫生习惯。

【护理措施】

(1)确定潜在感染的部位。

(2)监测患者受感染的症状、体征。

(3)监测患者化验结果。

(4)指导患者/家属认识感染的症状、体征。

(5)帮助患者/家属找出会增加感染危险的因素。

(6)帮助患者/家属确定需要改变的生活方式和计划。

(7)指导并监督搞好个人卫生;对患者进行保护性隔离;加强各种管道护理,仔细观察各种引流管及敷料的消毒日期,保持管道通畅,观察引流液的性质。

(8)各种操作严格执行无菌技术,避免交叉感染。

(9)给患者供给足够的营养、水分和维生素。

(10)根据病情指导患者做适当的活动,保持正确体位。

(11)观察患者生命体征及有无感染的临床表现(如发热、尿液混浊、脓性排泄物等)。

(12)对新生儿监测感染征象,给予脐带护理并观察。

(13)对孕产妇解释孕期易于感染的原因,识别产后危险因素(如贫血、营养不良等)。

(四)便秘

【定义】

个体处于一种正常排便习惯有改变的状态,其特征为排便次数减少和/或排出干、硬便。

【诊断依据】

1. 主要依据

(1)干、硬的粪便。

(2)排便每周少于三次。

2. 次要依据

(1)肠蠕动减弱。

(2)自述在直肠部有饱满感和下坠感。

(3)腹部可触及硬块。

(4)活动量减少。

3. 可能出现的现象

(1)腹痛。

(2)食欲减退。

(3)背痛或头痛。

(4)日常生活受干扰。

(5)使用缓泻剂。

【预期目标】

(1)患者排便型态正常。

(2)患者/家属能描述预防便秘的措施和治疗便秘方法。

【护理措施】

(1)与营养师商量增加饮食中的纤维素含量,并介绍含纤维素多的食物种类;讲解饮食平衡的重要性。

(2)鼓励每天至少喝1500 mL的液体(水、汤、饮料)。

(3)鼓励患者适当的活动以刺激肠蠕动促进排便。

(4)建议早餐前30 min喝一杯水,可刺激排便。

(5)要强调避免排便时用力,以预防生命体征变化以及头晕或出血。

(6)患者排便期间,提供安全而隐蔽的环境,并避免干扰。

(7)交代可能会引起便秘的药物。

(8)指导患者进行腹部按摩,辅助肠蠕动,促进最佳的排便型态。

(9)给患者解释长期使用缓泻剂的后果。

(10)记录大便的次数和颜色、形状。

(11)对儿童、孕妇、老年人,根据不同的原因制订相应的措施。

(五)腹泻

【定义】

个体处于正常的排便习惯有改变的状态,其特征为频繁排出松散的水样、不成形便。

【诊断依据】

1. 主要依据

(1)排便次数、量增加,形状呈水样或松散便,每天在三次以上。

(2)腹部疼痛。

2. 次要依据

(1)食欲下降。

(2)恶心、腹部不适。

(3)体重下降。

【预期目标】

(1)描述所知道的致病因素。

(2)患者主诉排便次数减少。

(3)患者能够描述为保持正常大便形状所需的饮食以及有关药物副作用的知识。

(4)食欲逐渐恢复正常。

【护理措施】

(1)评估记录大便次数、量、性状及致病因素。

(2)根据致病因素采取相应措施,减少腹泻。

(3)观察并记录患者肛门皮肤情况,有无里急后重感。

(4)评估患者脱水体征。
(5)注意消毒隔离,防止交叉感染。
(6)提供饮食指导,逐渐增加进食量,以维持正常尿比重,注意摄入含钾、钠量高的饮食。
(7)按医嘱给患者用有关药物。
(8)按医嘱给患者补足液体和热量。
(9)告诉患者有可能导致腹泻的药物。
(10)指导患者良好卫生、生活习惯。
(11)对患儿采取相应措施,如指导正确的母乳喂养知识等。

(六)体液过多

【定义】
个体经受的液体滞留增加和水肿状态。

【诊断依据】
1.主要依据
(1)水肿。
(2)皮肤绷紧且亮。

2.次要依据
(1)液体摄入量大于排出量。
(2)呼吸困难。
(3)体重增加。

【预期目标】
(1)陈述水肿的原因及预防方法。
(2)表现出局部的水肿减轻。

【护理措施】
(1)针对水肿:①监测皮肤压疮迹象。②轻柔地清洗皮肤皱褶处,小心地擦干。③如果可能,避免用胶带。④最少每2 h更换体位一次。
(2)评估静脉淤滞的迹象。
(3)在可能情况下(没有心力衰竭的禁忌证),将水肿的肢体置高于心脏的水平。
(4)评估饮食摄入量和可能引起液体潴留的饮食习惯(如盐的摄入)。
(5)教患者:①读食品商标上盐的含量。②避免食用方便食品、罐装食品、冷冻食品。③烹调不用盐,用调料(如柠檬、薄荷等)增加味道。④用醋代替食盐。
(6)指导患者不穿连体裤袜或紧身衣、到膝盖的长袜,避免两膝盖交叉,尽量使两腿抬高。
(7)针对上肢淋巴回流受阻:①将上肢放于枕头上抬高。②在健侧量血压。③不在患侧注射或静脉点滴。④保护患肢以免受伤。⑤教患者避免用强性能洗涤液、持重物、戴首饰或表等。⑥提醒患者如出现患肢红、肿、硬等异常情况时及时就诊。
(8)保护水肿的皮肤,避免损伤。

(七)体液不足

【定义】
个体所经受的血管的、细胞间的或细胞内的脱水状态。

【诊断依据】
1. 主要依据
(1)经口摄入液体量不足。
(2)摄入与排出呈负平衡。
(3)体重减轻。
(4)皮肤/黏膜干燥。
2. 次要依据
(1)血清钠升高。
(2)尿量增加或减少。
(3)尿浓缩或尿频。
(4)皮肤充盈度下降。
(5)口渴、恶心、食欲不振。

【预期目标】
(1)增加液体摄入量,每天至少摄入 2000 mL(除非有禁忌证)。
(2)叙述在应急或高温的情况下摄入量增加的需要。
(3)维持尿比重在正常范围内。
(4)无脱水的症状和体征。

【护理措施】
(1)评估患者对食物的喜好,在膳食允许的范围内给予患者喜欢的饮品。
(2)做 8 h 摄入计划(如白天 1000 mL,傍晚 800 mL,夜间 300 mL)。
(3)评价患者是否懂得维持适当液体量的原因和达到液体摄入量的方法。
(4)如有必要让患者记录液体摄入量和尿量。
(5)监测摄入量:保证患者每 24 h 最少经口摄入 1500 mL 液体量。
(6)监测出水量:保证患者每 24 h 出水量不少于 1000 mL。监测尿比重降低的迹象。
(7)每天在同一时间,穿同样衣服测体重,体重降低 2%~4%,提示轻度脱水;体重降低 5%~9%,提示中度脱水。
(8)监测血电解质水平、血尿素氮、尿和血浆渗透压、肌酐、血细胞比容、血红蛋白。
(9)告诉患者:咖啡、茶、葡萄汁具有利尿作用,可能与体重减轻有关。
(10)考虑是否因为呕吐、腹泻、高热、插管、引流管引起液体丧失。
(11)伤口引流的处理:①认真记录引流量和性质。②必要时,称量换下的敷料以估计液体丧失量。③覆盖伤口,减少液体丧失。

(八)清理呼吸道无效

【定义】
个体处于不能清理呼吸道中的分泌物和阻塞物以维持呼吸道通畅的状态。

【诊断依据】
(1)呼吸音异常。
(2)呼吸增快。
(3)有效或无效的咳嗽和有痰或无痰的咳嗽,发绀,呼吸困难。

【预期目标】

患者呼吸道保持通畅,表现为以下几点。

(1)呼吸音清,呼吸正常。

(2)皮肤颜色正常。

(3)经治疗和深呼吸后能有效地咯出痰液。

【护理措施】

(1)保持室内空气新鲜,每天通风2次,每次15~20 min,并注意保暖。

(2)保持室温在18~22 ℃,湿度在50%~60%。

(3)经常检查并协助患者摆好舒适的体位,如半卧位,应注意避免患者翻身滑向床尾。

(4)如果有痰鸣音,帮助患者咳嗽:①在操作前,必要时遵医嘱给止痛药。②用绷带固定切口,伤口部位。③指导患者有效咳嗽。④利用恰当的咳嗽技巧,如拍背等。⑤在患者咳嗽的全过程中进行指导。

(5)排痰前可协助患者翻身、拍背,拍背时要由下向上,由外向内。

(6)向患者讲解排痰的意义,指导有效的排痰技巧:①尽量坐直,缓慢地深呼吸。②做膈式呼吸。③屏住呼吸2~3 s,然后慢慢地尽量由口将气体呼出(当吸气时,肋骨下缘会降低,并且腹部会凹下去)。④做第二次深呼吸,屏住气,用力地自肺的深部咳出来,做两次短而有力的咳嗽。⑤做完咳嗽运动后休息。

(7)如果咳嗽无效,必要时吸痰:①向患者解释操作步骤。②使用软的吸痰管预防损伤呼吸道黏膜。③严格无菌操作。④指导患者在每一次鼻导管吸痰前后进行几次深呼吸,预防吸痰引起的低氧血症。⑤如果患者出现心率缓慢、室性早搏,停止吸痰并给予吸氧。

(8)遵医嘱给予床旁雾化吸入和湿化吸氧,预防痰液干燥。

(9)遵医嘱给药,注意观察药物疗效和药物副作用。

(10)在心脏功能耐受的范围内鼓励患者多饮水。

(11)指导患者经常交换体位,如下床活动,至少每2 h翻身一次。

(12)做口腔护理,q4h 或必要时。

(13)保持呼吸道通畅,如果分泌物不能被清除,预测患者是否需要气管插管。

(14)如果病情允许,必要时进行体位引流,注意体位引流的时间应在饭前或进食后至少间隔1 h,以预防误吸。

(九)有皮肤完整性受损的危险

【定义】

个体的皮肤处于可能受损的危险状态。

【诊断依据】

1. 外部(环境的)依据

(1)温度过高或过低。

(2)化学物质。

(3)机械因素(压力、约束力)。

(4)放射因素。

(5)躯体不能活动。

(6)排泄物或分泌物。

(7)潮湿。

2. 内部(躯体的)依据

(1)服药。

(2)营养状况(肥胖、消瘦)。

(3)代谢率改变。

(4)循环改变。

(5)色素沉着改变。

(6)皮肤充盈度改变。

(7)免疫因素。

(8)心理因素。

【预期目标】

(1)患者能叙述压疮的原因及预防方法。

(2)患者表示愿意参与对压力性溃疡的预防。

(3)患者皮肤保持完整,不发生压疮。

【护理措施】

(1)评估患者皮肤状况。

(2)维持足够的体液摄入以保持体内充分的水分。

(3)制订翻身表,一种体位不超过 2 h。

(4)受压发红的部位在翻身后 1 h 仍未消失时,必须增加翻身次数。

(5)病情允许时鼓励下床活动。

(6)避免局部长期受压。

(7)翻身避免托、拉、拽等动作,防止皮肤擦伤。

(8)骨隆突部位可垫气圈或海绵垫。

(9)指导患者每 30 min 至 2 h 变化一下身体重心。

(10)避免局部刺激,保持床铺平整、清洁、干燥、无皱褶、无渣屑。

(11)促进局部血液循环,每天温水擦浴皮肤,受压部位用热毛巾按摩,或用 50% 酒精或红花酒按摩受压部位。

(12)放取便盆时避免推、拉动作,以免损伤皮肤。

(13)每次更换体位时应观察容易发生压疮的部位。

(14)使用压力缓解工具:质量好的泡沫褥垫、水褥垫、气垫床等。

(15)保持功能体位。

(16)每次坐椅子时间不超过 2 h。

(17)鼓励摄入充足的营养物质和水分。

附录 B

中华人民共和国国务院令
第 517 号

《护士条例》已经 2008 年 1 月 23 日国务院第 206 次常务会议通过,现予公布,自 2008 年 5 月 12 日起施行。

总　理　温家宝
二〇〇八年一月三十一日

护 士 条 例

第一章　总　　则

第一条　为了维护护士的合法权益,规范护理行为,促进护理事业发展,保障医疗安全和人体健康,制定本条例。

第二条　本条例所称护士,是指经执业注册取得护士执业证书,依照本条例规定从事护理活动,履行保护生命、减轻痛苦、增进健康职责的卫生技术人员。

第三条　护士人格尊严、人身安全不受侵犯。护士依法履行职责,受法律保护。

全社会应当尊重护士。

第四条　国务院有关部门、县级以上地方人民政府及其有关部门以及乡(镇)人民政府应当采取措施,改善护士的工作条件,保障护士待遇,加强护士队伍建设,促进护理事业健康发展。

国务院有关部门和县级以上地方人民政府应当采取措施,鼓励护士到农村、基层医疗卫生机构工作。

第五条　国务院卫生主管部门负责全国的护士监督管理工作。

县级以上地方人民政府卫生主管部门负责本行政区域的护士监督管理工作。

第六条 国务院有关部门对在护理工作中做出杰出贡献的护士,应当授予全国卫生系统先进工作者荣誉称号或者颁发白求恩奖章,受到表彰、奖励的护士享受省部级劳动模范、先进工作者待遇;对长期从事护理工作的护士应当颁发荣誉证书。具体办法由国务院有关部门制定。

县级以上地方人民政府及其有关部门对本行政区域内做出突出贡献的护士,按照省、自治区、直辖市人民政府的有关规定给予表彰、奖励。

第二章 执业注册

第七条 护士执业,应当经执业注册取得护士执业证书。

申请护士执业注册,应当具备下列条件:

(一)具有完全民事行为能力;

(二)在中等职业学校、高等学校完成国务院教育主管部门和国务院卫生主管部门规定的普通全日制3年以上的护理、助产专业课程学习,包括在教学、综合医院完成8个月以上护理临床实习,并取得相应学历证书;

(三)通过国务院卫生主管部门组织的护士执业资格考试;

(四)符合国务院卫生主管部门规定的健康标准。

护士执业注册申请,应当自通过护士执业资格考试之日起3年内提出;逾期提出申请的,除应当具备前款第(一)项、第(二)项和第(四)项规定条件外,还应当在符合国务院卫生主管部门规定条件的医疗卫生机构接受3个月临床护理培训并考核合格。

护士执业资格考试办法由国务院卫生主管部门会同国务院人事部门制定。

第八条 申请护士执业注册的,应当向拟执业地省、自治区、直辖市人民政府卫生主管部门提出申请。收到申请的卫生主管部门应当自收到申请之日起20个工作日内做出决定,对具备本条例规定条件的,准予注册,并发给护士执业证书;对不具备本条例规定条件的,不予注册,并书面说明理由。

护士执业注册有效期为5年。

第九条 护士在其执业注册有效期内变更执业地点的,应当向拟执业地省、自治区、直辖市人民政府卫生主管部门报告。收到报告的卫生主管部门应当自收到报告之日起7个工作日内为其办理变更手续。护士跨省、自治区、直辖市变更执业地点的,收到报告的卫生主管部门还应当向其原执业地省、自治区、直辖市人民政府卫生主管部门通报。

第十条 护士执业注册有效期届满需要继续执业的,应当在护士执业注册有效期届满前30日向执业地省、自治区、直辖市人民政府卫生主管部门申请延续注册。收到申请的卫生主管部门对具备本条例规定条件的,准予延续,延续执业注册有效期为5年;对不具备本条例规定条件的,不予延续,并书面说明理由。

护士有行政许可法规定的应当予以注销执业注册情形的,原注册部门应当依照行政许可法的规定注销其执业注册。

第十一条 县级以上地方人民政府卫生主管部门应当建立本行政区域的护士执业良好记录和不良记录,并将该记录记入护士执业信息系统。

护士执业良好记录包括护士受到的表彰、奖励以及完成政府指令性任务的情况等内容。护士执业不良记录包括护士因违反本条例以及其他卫生管理法律、法规、规章或者诊疗技术规范的规定受到行政处罚、处分的情况等内容。

第三章 权利和义务

第十二条 护士执业,有按照国家有关规定获取工资报酬、享受福利待遇、参加社会保险的权利。任何单位或者个人不得克扣护士工资,降低或者取消护士福利等待遇。

第十三条 护士执业,有获得与其所从事的护理工作相适应的卫生防护、医疗保健服务的权利。从事直接接触有毒有害物质、有感染传染病危险工作的护士,有依照有关法律、行政法规的规定接受职业健康监护的权利;患职业病的,有依照有关法律、行政法规的规定获得赔偿的权利。

第十四条 护士有按照国家有关规定获得与本人业务能力和学术水平相应的专业技术职务、职称的权利;有参加专业培训、从事学术研究和交流、参加行业协会和专业学术团体的权利。

第十五条 护士有获得疾病诊疗、护理相关信息的权利和其他与履行护理职责相关的权利,可以对医疗卫生机构和卫生主管部门的工作提出意见和建议。

第十六条 护士执业,应当遵守法律、法规、规章和诊疗技术规范的规定。

第十七条 护士在执业活动中,发现患者病情危急,应当立即通知医师;在紧急情况下为抢救垂危患者生命,应当先行实施必要的紧急救护。

护士发现医嘱违反法律、法规、规章或者诊疗技术规范规定的,应当及时向开具医嘱的医师提出;必要时,应当向该医师所在科室的负责人或者医疗卫生机构负责医疗服务管理的人员报告。

第十八条 护士应当尊重、关心、爱护患者,保护患者的隐私。

第十九条 护士有义务参与公共卫生和疾病预防控制工作。发生自然灾害、公共卫生事件等严重威胁公众生命健康的突发事件,护士应当服从县级以上人民政府卫生主管部门或者所在医疗卫生机构的安排,参加医疗救护。

第四章 医疗卫生机构的职责

第二十条 医疗卫生机构配备护士的数量不得低于国务院卫生主管部门规定的护士配备标准。

第二十一条 医疗卫生机构不得允许下列人员在本机构从事诊疗技术规范规定的护理活动:

(一)未取得护士执业证书的人员;

(二)未依照本条例第九条的规定办理执业地点变更手续的护士;

(三)护士执业注册有效期届满未延续执业注册的护士。

在教学、综合医院进行护理临床实习的人员应当在护士指导下开展有关工作。

第二十二条 医疗卫生机构应当为护士提供卫生防护用品,并采取有效的卫生防护措施和医疗保健措施。

第二十三条 医疗卫生机构应当执行国家有关工资、福利待遇等规定,按照国家有关规定为在本机构从事护理工作的护士足额缴纳社会保险费用,保障护士的合法权益。

对在艰苦边远地区工作,或者从事直接接触有毒有害物质、有感染传染病危险工作的护士,所在医疗卫生机构应当按照国家有关规定给予津贴。

第二十四条 医疗卫生机构应当制定、实施本机构护士在职培训计划,并保证护士接受培训。

护士培训应当注重新知识、新技术的应用；根据临床专科护理发展和专科护理岗位的需要，开展对护士的专科护理培训。

第二十五条　医疗卫生机构应当按照国务院卫生主管部门的规定，设置专门机构或者配备专(兼)职人员负责护理管理工作。

第二十六条　医疗卫生机构应当建立护士岗位责任制并进行监督检查。

护士因不履行职责或者违反职业道德受到投诉的，其所在医疗卫生机构应当进行调查。经查证属实的，医疗卫生机构应当对护士做出处理，并将调查处理情况告知投诉人。

第五章　法律责任

第二十七条　卫生主管部门的工作人员未依照本条例规定履行职责，在护士监督管理工作中滥用职权、徇私舞弊，或者有其他失职、渎职行为的，依法给予处分；构成犯罪的，依法追究刑事责任。

第二十八条　医疗卫生机构有下列情形之一的，由县级以上地方人民政府卫生主管部门依据职责分工责令限期改正，给予警告；逾期不改正的，根据国务院卫生主管部门规定的护士配备标准和在医疗卫生机构合法执业的护士数量核减其诊疗科目，或者暂停其6个月以上1年以下执业活动；国家举办的医疗卫生机构有下列情形之一、情节严重的，还应当对负有责任的主管人员和其他直接责任人员依法给予处分：

(一)违反本条例规定，护士的配备数量低于国务院卫生主管部门规定的护士配备标准的；

(二)允许未取得护士执业证书的人员或者允许未依照本条例规定办理执业地点变更手续、延续执业注册有效期的护士在本机构从事诊疗技术规范规定的护理活动的。

第二十九条　医疗卫生机构有下列情形之一的，依照有关法律、行政法规的规定给予处罚；国家举办的医疗卫生机构有下列情形之一、情节严重的，还应当对负有责任的主管人员和其他直接责任人员依法给予处分：

(一)未执行国家有关工资、福利待遇等规定的；

(二)对在本机构从事护理工作的护士，未按照国家有关规定足额缴纳社会保险费用的；

(三)未为护士提供卫生防护用品，或者未采取有效的卫生防护措施、医疗保健措施的；

(四)对在艰苦边远地区工作，或者从事直接接触有毒有害物质、有感染传染病危险工作的护士，未按照国家有关规定给予津贴的。

第三十条　医疗卫生机构有下列情形之一的，由县级以上地方人民政府卫生主管部门依据职责分工责令限期改正，给予警告：

(一)未制定、实施本机构护士在职培训计划或者未保证护士接受培训的；

(二)未依照本条例规定履行护士管理职责的。

第三十一条　护士在执业活动中有下列情形之一的，由县级以上地方人民政府卫生主管部门依据职责分工责令改正，给予警告；情节严重的，暂停其6个月以上1年以下执业活动，直至由原发证部门吊销其护士执业证书：

(一)发现患者病情危急未立即通知医师的；

(二)发现医嘱违反法律、法规、规章或者诊疗技术规范的规定，未依照本条例第十七条的规定提出或者报告的；

(三)泄露患者隐私的；

(四)发生自然灾害、公共卫生事件等严重威胁公众生命健康的突发事件,不服从安排参加医疗救护的。

护士在执业活动中造成医疗事故的,依照医疗事故处理的有关规定承担法律责任。

第三十二条 护士被吊销执业证书的,自执业证书被吊销之日起 2 年内不得申请执业注册。

第三十三条 扰乱医疗秩序,阻碍护士依法开展执业活动,侮辱、威胁、殴打护士,或者有其他侵犯护士合法权益行为的,由公安机关依照治安管理处罚法的规定给予处罚;构成犯罪的,依法追究刑事责任。

第六章 附 则

第三十四条 本条例施行前按照国家有关规定已经取得护士执业证书或者护理专业技术职称、从事护理活动的人员,经执业地省、自治区、直辖市人民政府卫生主管部门审核合格,换领护士执业证书。

本条例施行前,尚未达到护士配备标准的医疗卫生机构,应当按照国务院卫生主管部门规定的实施步骤,自本条例施行之日起 3 年内达到护士配备标准。

第三十五条 本条例自 2008 年 5 月 12 日起施行。

References 参考文献

[1] 姜安丽.新编护理学基础[M].2版.北京:人民卫生出版社,2013.

[2] 李小妹.护理学导论[M].3版.北京:人民卫生出版社,2012.

[3] 吴蓉,赵国琴.护理学导论[M].西安:第四军医大学出版社,2010.

[4] 赵佛容,王玉琼,宋锦平.护理临床案例精选——经验与教训[M].北京:人民卫生出版社,2012.

[5] 李春卉,张晓明.护理美学与礼仪[M].2版.西安:第四军医大学出版社,2012.

[6] 陶莉,宋博,叶玲.护理学基础[M].北京:北京大学医学出版社,2011.

[7] 耿洁.护理礼仪[M].2版.北京:人民卫生出版社,2008.

[8] 周更苏,石玉.护理学导论[M].2版.西安:第四军医大学出版社,2011.

[9] 朱红,邹金梅.护理导论(临床案例版)[M].武汉:华中科技大学出版社,2016.

[10] 李晓松.护理学导论[M].3版.北京:人民卫生出版社,2014.

[11] 周更苏,刘淑霞.护理学导论[M].3版.西安:第四军医大学出版社,2015.

[12] 李丽娟,邢爱红.护理学导论[M].北京:高等教育出版社,2012.

[13] 郭宏,左慧敏.护理学导论[M].武汉:华中科技大学出版社,2016.

[14] 姜国和.医患沟通[M].北京:新华出版社,2005.

[15] 冯先琼.护理学导论[M].2版.北京:人民卫生出版社,2006.

[16] 罗先武,王冉.2016护士执业资格考试轻松过[M].北京:人民卫生出版社,2015.

[17] 邵阿末.护理学概论[M].北京:科学出版社,2006.

[18] 王峰.卫生法律法规[M].2版.北京:人民卫生出版社,2008.

[19] 高玉萍.护理伦理与法规[M].北京:高等教育出版社,2009.

[20] 李建光.卫生法律法规[M].2版.北京:人民卫生出版社,2011.

[21] 中华人民共和国卫生部.2010中国卫生统计年鉴[M].北京:中国协和医科大学出版社,2010.

[22] 郝少君,刘德煦,王灵.现代医院感染管理与控制[M].北京:人民军医出版社,2010.

[23] 方秀新,王庆华.护理临床实习教学指南[M].北京:人民卫生出版社,2009.

[24] 《护士条例》编写组.护士条例解读[M].北京:中国法制出版社,2008.

[25] 常香凤.浅谈护理差错发生的原因及防范措施[J].全科护理,2010,8(2):436-437.

[26] 戴丽丽.提高护理质量减少护理差错事故的防范措施[J].临床合理用药,2010,3(21):144-145.

[27] 廖琼.护理差错事故的原因分析及防范对策[J].中国社区医师:医学专业,2009,11(16):251.